本书以《古今医统正脉全书》本为蓝本，参考明代万历年间赵开美校刊《仲景全书》本以及涵芬楼藏明刊本校对而成，并且结合自己的教学体会和临床经验，仿照《伤寒论诠解》的体例对《金匮要略》原文进行了全面阐释。

全书共25篇，前22篇共有条文399条，除了系统地对原文进行诠解外，还附有相应的选注和医案，最后3篇论述了《杂疗方》《禽兽鱼虫禁忌并治》和《果实菜谷禁忌并治》。本书在保持作者独到的学术观点和临床经验的同时，精选历代注家观点，着重于理法方药的分析、病机的探讨、病证的鉴别比较等。本书文字通俗易懂，在阐发理论的同时密切联系临床实际，对于《金匮要略》学习者有较大的参考价值。

刘渡舟医书七种

王庆国　刘燕华　闫军堂　主　编

金匮要略诠解

第 2 版

刘渡舟　苏宝刚　庞　鹤　编　著

人民卫生出版社
·北　京·

图书在版编目（CIP）数据

金匮要略诠解 / 刘渡舟，苏宝刚，庞鹤编著. — 2版. — 北京：人民卫生出版社，2025.9

ISBN 978-7-117-36005-0

Ⅰ. ①金… Ⅱ. ①刘… ②苏… ③庞… Ⅲ. ①《金匮要略方论》—研究 Ⅳ. ①R222.3

中国国家版本馆 CIP 数据核字（2024）第 057392 号

刘渡舟医书七种

金匮要略诠解

Liu Duzhou Yishu Qizhong

Jingui Yaolüe Quanjie

第 2 版

丛书主编： 王庆国　刘燕华　闫军堂
编　　著： 刘渡舟　苏宝刚　庞　鹤
出版发行： 人民卫生出版社（中继线 010-59780011）
地　　址： 北京市朝阳区潘家园南里 19 号
邮　　编： 100021
E - mail： pmph @ pmph.com
购书热线： 010-59787592　010-59787584　010-65264830
印　　刷： 北京盛通印刷股份有限公司
经　　销： 新华书店
开　　本： 710 × 1000　1/16　　**印张：** 27
字　　数： 429 千字
版　　次： 2013 年 9 月第 1 版　　2025 年 9 月第 2 版
印　　次： 2025 年 10 月第 1 次印刷
标准书号： ISBN 978-7-117-36005-0
定　　价： 85.00 元

打击盗版举报电话：010-59787491　E-mail：WQ @ pmph.com
质量问题联系电话：010-59787234　E-mail：zhiliang @ pmph.com
数字融合服务电话：4001118166　E-mail：zengzhi @ pmph.com

《刘渡舟医书七种》再版
编写委员会

主　编　王庆国　刘燕华　闫军堂

副主编　黄英华　刘晓倩　马小娜　李长香

编　委（按姓氏笔画排序）

马小娜　马春雷　王东华　王庆国
王雪茜　白茹云　刘　敏　刘丹彤
刘晓倩　刘燕华　闫小翠　闫军堂
孙晓东　孙晓光　李　欣　李　浩
李长香　邱　浩　邹慧琴　张　欢
张　娜　张秀平　邵　奇　林连美
郑丰杰　郑宇屹　赵宇明　郝素梅
倪胜楼　徐鹏飞　黄英华　睢丛璐

《刘渡舟医书七种》再版

整理说明

刘渡舟(1917—2001),北京中医药大学已故终身教授、“伤寒论”专业首批博士研究生导师,当代著名的中医学家、中医教育家。刘老行医、执教60余年,上溯岐黄之道,下逮诸家之说,力倡仲景之学,博采众长,学验宏富,形成了鲜明的学术思想和医疗风格,被誉为“伤寒泰斗”“经方大家”;其学术成就为中医同仁所公认,在中医学界享有盛誉。刘老以振兴中医、培育桃李为己任,在繁忙的医、教、研之余,坚持著书立说,笔耕不辍,培养后学。刘老一生著述颇丰,曾出版学术著作20余部,发表论文100余篇,为传承发扬中医药事业作出了杰出贡献。

为了系统总结刘渡舟教授的学术思想和临证经验,我们精选了最能反映刘老“治伤寒、用经方、妙用药、精临证”的学术著作,经撰次整理,辑而成帙,名为《刘渡舟医书七种》,以飨读者。这7种代表性医书分别是《伤寒论十四讲》《伤寒论通俗讲话》《新编伤寒论类方》《经方临证指南》《肝病证治概要》《伤寒论诠解》《金匮要略诠解》。这些著作集中反映了刘老行医60余年的学术经验和心血结晶,贯彻了理论和实践相结合的方针。通过阅读刘老文稿,读者可窥其学术思想和临床经验之一斑,并有助于系统地掌握刘老的临证特色和诊治经验。编撰者也希望通过这些文字全面展示刘渡舟教授的成长经历和学术成就,将一代名家的人格品质、宝贵经验以及为中医药事业不屈不挠的奋斗精神传给后世,为中国医学史树起一座不朽的丰碑。

《刘渡舟医书七种》于2013年首次出版后,由于学术质量上乘,密切联系临床,集中体现刘老学术精华,因而深受广大读者欢迎,反响良好,好评如潮。**本次修订再版主要做了以下几方面工作:①核对了原书中引用的古代医著和现代文献,并对引用有误和疏漏之处进行了更正;②对于原著中出现的文字、标点错误予以改正;③在尽量保持书稿原貌的前提下,对于文句不通顺、读之拗口之处,在不影响文字原意的前提下进行了润**

色；④原书中出现的古今字、异体字、繁体字等统一修改为现在通行的简化汉字，但是对于以往的病名、药名、计量单位等则未予改动，保持原貌。

总之，将刘老积累多年的著作、文章、讲稿等整理出版是名医工作室的重要工作之一，《刘渡舟医书七种》即是在燕京刘氏伤寒流派传承工作室（国家中医药管理局第一批全国中医学术流派传承工作室建设项目）、国医大师王庆国传承工作室，以及刘渡舟名家研究室（北京市中医管理局首批中医药“薪火传承3+3工程”室站建设项目）骨干成员的共同努力之下完成的。在此，谨向参与此次修订工作的各位同仁致以谢意。

第四届国医大师
燕京刘氏伤寒流派传承工作室负责人
刘渡舟名家研究室主任
北京中医药大学终身教授、博士研究生导师

王庆国

2023年10月

前言

《金匮要略方论》一书是东汉著名医学家张仲景所著，是我国医学文献中最早的一部辨治杂病的方书。但因其文字古奥，不加讲解，很难掌握全貌，领会原著精髓。为此，我们在编写《金匮要略诠解》时参阅了有关注家的注释，并结合自己的教学和临床体会，对原文作了较深入的分析和讲述。在诠解原文时，力求按照疾病的客观规律，阐述疾病的病因、病机、证候特点，以及疾病的传变规律。遵照张仲景辨证论治的思维方法，说明《金匮要略方论》辨证、立法、处方用药的规律。为了进一步探讨张仲景的学术思想，在诠解原文时指出书中的治略思想和意义。对于一些前人存有疑问的条文、附方，我们通过学习、考证，作了一些必要的解释和校勘，以供读者参考。

《金匮要略方论》原书共 25 篇，第一篇《脏腑经络先后病脉证》相当于全书的总论；第二篇《痉湿暍病脉证》至第十七篇《呕吐哕下利病脉证治》广泛地论述了内科方面的各种疾病；第十八篇《疮痈肠痈浸淫病脉证并治》论述了外科疾病；第十九篇《趺蹶手指臂肿转筋阴狐疝蛔虫病脉证治》论述了几种不便归纳的病证。第二十篇至第二十二篇论述了妇科疾病。以上 22 篇共有条文 399 条。对上述条文除系统地进行了诠解外，并附有相应的选注和医案。最后三篇论述了《杂疗方》和《禽兽鱼虫禁忌并治》《果实菜谷禁忌并治》。但仲景原著因受历史条件所限，其中不免杂有一定的封建迷信糟粕，尤其在最后三篇，其中不少内容还有待商榷。鉴于其对研究我国古代的饮食卫生和食物中毒的防治仍有一定的参考价值，故未加删节，希望读者遵照“古为今用”“推陈出新”的方针，去粗取精，有分析批判地阅读。

因我们水平有限，本书一定有许多缺点和不足之处，敬希读者批评指正。

编著者

1983 年于北京中医学院

《金匮要略方论》序

张仲景为《伤寒卒病论》合十六卷，今世但传《伤寒论》十卷，杂病未见其书，或于诸家方中载其一二矣。翰林学士王洙在馆阁日，于蠹简中得仲景《金匮玉函要略方》三卷（上则辨伤寒，中则论杂病，下则载其方，并疗妇人），乃录而传之士流，才数家耳。尝以对方证对者，施之于人，其效若神。然而或有证而无方，或有方而无证，救疾治病其有未备。国家诏儒臣校正医书，臣奇先校定《伤寒论》，次校定《金匮玉函经》，今又校成此书，仍以逐方次于证候之下，使仓卒之际，便于检用也。又采散在诸家之方，附于逐篇之末，以广其法。以其伤寒文多节略，故断自杂病以下，终于饮食禁忌，凡二十五篇，除重复合二百六十二方，勒成上、中、下三卷，依旧名曰《金匮方论》。臣奇尝读《魏志·华佗传》云：出书一卷曰"此书可以活人"。每观华佗凡所疗病，多尚奇怪，不合圣人之经。臣奇谓活人者，必仲景之书也。

大哉！炎农圣法，属我盛旦，恭惟主上，丕承大统，抚育元元，颁行方书，拯济疾苦，使和气盈溢，而万物莫不尽和矣。

太子右赞善大夫臣高保衡
尚书都官员外郎臣孙　奇
尚书司封郎中充秘阁校理臣林　亿等传上

凡例

一、本书编写是以《医统正脉》本为蓝本（即人民卫生出版社 1972 年 8 月重印《金匮要略方论》）。

二、本书编写体例

1. 每篇前冠以概说，介绍本篇讲述的重点内容。

2. 每篇末有结语，总结本篇的主要精神。

3. 条文词解　对条文中难懂的名词、术语用白话文加以解释。

4. 条文诠解　力求通俗易懂地对条文的内容从理论到实践予以注解。

5. 选注　选用历代名注作为理解条文的参考。

6. 医案举例　选用有关病案，以达到理论与实践相结合。

7. 校勘　参阅一些古籍作了部分校勘。校勘统一放在正文之后。

目 录

脏腑经络先后病脉证第一

概说

本篇为全书的总论，内容相当广泛，对疾病的病因、病机、诊断、治疗、预防，以及季节气候对人体脏腑的影响等，都作了一些原则性的论述。篇中共有条文17条，其中第1、2、7、8、10条以整体观念论述了疾病发生的原因、传变规律、气候对人体的影响，提出了"不治已病治未病"的观点，强调预防疾病重于治疗疾病的思想；第3~6条阐述了望诊与闻诊在诊断疾病上的各种方法；第9、11、12条阐述了脉诊对判断各种疾病的性质、部位、转归的方法；第13条叙述了疾病的分类方法；第14~17条阐明了对各种疾病总的治疗原则和方法。

本篇着重说明脏腑经络病理变化所产生的不同证候，并提示辨证应根据脏腑经络的病机反映进行分析，然后确定治疗法则。又根据疾病传变的整个过程，确定出全面的治略思想，还根据疾病的部位、性质而确定具体的治疗方法。以上这些内容是全书的主要精神。

1. 问曰：上工[①]治未病，何也？师曰：夫治未病[②]者，见肝之病，知肝传脾，当先实脾[③]，四季脾王[④]不受邪，即勿补之。中工不晓相传，见肝之病，不解实脾，惟治肝也。夫肝之病，补用酸，助用焦苦，益用甘味之药调之。酸入肝，焦苦入心，甘入脾。脾能伤[⑤]肾，肾气微弱，则水不行；水不行，则心火气盛则伤肺；肺被伤，则金气不行；金气不行，则肝气盛，则肝自愈。此治肝补脾之要妙也。肝虚则用此法，实则不在用之。经曰：虚虚实实，补不足，损有余，是其义也。余脏准此。

【词解】

①上工：指高明的医生。中工：指普通的医生。

②治未病：治未病的脏腑，如见肝之病，当先实脾之例。

③实脾：补脾。

④四季脾王：王同旺。四季脾王，指春、夏、秋、冬每季的最后十八天，为脾土旺时，脾气得王时而不虚，这样就不要先实脾。

⑤伤：在这里有制伏的意思。

【诠解】

本条是以整体观念论述疾病的治疗法则。人体五脏六腑之间存在着生克制化的关系，在正常时有相互资生的一面，发病时又有相互克制的一面。如一脏有病，并不局限本脏，还可以影响其他的脏腑发病，而且有一定的传变规律。为此，我们治病时，就不能只看见已病的脏腑，还应注意未病之脏腑。那么，怎样去辨知未病的脏腑，以防止疾病的传变？张仲景提出了脏腑经络疾病传变的规律，就解决了这一问题。如见肝之病，便知肝病最易传之于脾。所以，在治病时当先实脾，而先治未病之脾，以防止疾病传脾，这样考虑问题是上工的水平。但是，如果在四季脾旺的时候，而脾不受肝邪，即勿用补脾之法。另一说：凡是一年四季脾脏正气充实而不受邪侵的，则可不必拘泥治肝实脾之说，至于一般的中工，他们不解治肝实脾之理，见到肝病，只知一味去治肝，不了解实脾的意义，就不能做到杜绝疾病传变的途径。只有知道疾病相传的规律，才能胸怀治未病的要略，才可以取得满意的疗效。

以上为肝伤脾后肝实证的治疗规律。而肝虚证又分三种治法，即肝虚病要补用酸，助用焦苦，益用甘味之药调之。夫酸味入肝，可补肝之体，此其一。焦苦入心，使心气旺，而有助于肝，此其二。益用甘味之药，则有实脾以制肾的思想，而使肾水弱则心火旺，心火旺则肺气亦衰，而肝木不受其制，则肝旺而自愈，此其三。这种治肝补脾的方法具有微妙的哲理在内。归纳起来讲：肝虚用酸补之，此为正治法；助用焦苦，补心气，“子能令母实”，此为隔一治法；甘药入脾，益脾所以胜肾，而使火旺以刑金，则使肺金不伤肝木，此为隔二的治法。凡临床治病以此为例，必须明确上述的三治方法，才能提高医疗水平。

最后，作者引用了《内经》之文，并指出：对虚实之证如果不是这样的治法，那就难免虚证而反用泻法，实证而反用补法，成为治疗之逆。应当是虚者补之，实者泻之，补其不足，损其有余，才是虚实两证的正确治疗方法。肝病如此，心、肺、脾、肾等脏以此类推，所以说：“余脏准此”。

【选注】

《金匮要略方论本义》：“所以肝病必传于脾，上工必先实脾，使肝病以不得传而可愈也。然脏气之衰旺，与时令相流通。四季之月，每季土旺十八日，合算畸零，以应五行各旺七十二日之数，若适当其际，则脾旺自不受邪，即勿补之，而肝自不得肆其侮也。设过补脾，又犯实实之戒矣。但此衰旺消息之理，上工方知之，若中工以下，即不能晓识矣。不晓相传之义，见肝之病不解实脾，惟治肝也。所谓头病治头，脚病治脚，一病执一方，如庸医之学也。夫肝之病，必肝虚者多，虚者补之，补必用酸，正治也。若夫助其子势，即以助母之势也。焦苦入心，助心必用焦苦，此旁治也。更有益其所胜之势，即以衰其病之势矣。甘入脾，益脾必用甘味以调济之，此又反治也。明乎三治之治而预图之，何病不已乎？所以然者，脾能伤肾，肾气微弱则水不行，此水为阴寒之水气，足以入厥阴而伤及少阳者，故水不行而心火气足，不食肝母之气，而肝自安，故心火足而肝阳畅达，木得火而欣欣向荣必也。且于是而肺金畏火制而不敢来侮肝，故曰伤，然非真伤肺也。使顽燥之气不伐厥阴生意，而肺金常得温，故云和，金气乃不行也。金气不行，则肝木畅茂条达而病自愈矣。一治肝之法，而辗转顾虑于五行之理，盖如是之周详缜密，而后可善其治肝之用也。此治肝必补脾之要妙也，非上工庸易明哉？肝之虚者必用此法……师又为明肝实者则不在此例，用此治。然实邪易泄，虚病难调，知补虚之法，而泻实之法自能类推矣。师又引经以总结之，经曰：虚虚实实，补不足损有余。盖虚者复攻之是犯虚虚之禁也，实者复补之是犯实实之禁也。惟虚而不足者补之，实而有余者损之，方合于经言之义也乎。学者再能邪正标本之间，辨虚实而为补损，则于师神明之旨方有契焉。师更明余脏准此，举一隅而可以三隅反矣。”

2. 夫人禀五常①，因风气②而生长，风气虽能生万物，亦能害万物。如水能浮舟，亦能覆舟。若五脏元贞③通畅，人即安和，客气邪风④，中人多死。千般疢难⑤，不越三条：一者，经络受邪，入脏腑为内所因也；二者，四肢九窍，血脉相传，壅塞不通，为外皮肤所中也；三者，房室金刃，虫兽所伤，以凡详之，病由都尽。若人能养慎，不令邪风干忤经络，适中经络，未流传脏腑，即医治之，四肢才觉重滞，即导引吐纳⑥，针灸膏摩⑦，勿令九窍闭塞。更能无犯王法，禽兽灾伤，房室勿令竭之，服食⑧节其冷、热、苦、酸、辛、甘，不遗形体有衰，病则无由入其腠理。腠者，是三焦通会元贞之处，为血气所注；理者，是皮肤脏腑之文理也。

【词解】

①五常：即水火金木土的五行，五行上应天之五气，下应地之五味，中应人之五脏。

②风气：狭义的风气，指春天的风气。广义的风气，指自然界的气候，

本文当以后者为是。

③元贞：应作“元真”，指五脏的元气和真气。

④客气邪风：对主气而叫客气，对正气而叫邪气，总的是指致病的不正常气候而言。

⑤疢难：疢音趁。疢难即疾病。

⑥导引吐纳：用意识引导呼吸吐故纳新的方法，而使五脏元真通畅。

⑦膏摩：用药膏贴敷或以手按摩等外治之法。

⑧服食：服，指衣服。食，指饮食。

【诠解】

本条论述人与自然环境是一个统一的整体，“人禀五常”是说人禀五行之常，而其生长存活则胥赖于风气。所以，“因风气而生长”这句话，指出了生命的条件离不开空气。空气，也就是风气。四时风气流行，适宜于自然界气候的要求，便能生长万物；若是不正常的自然气候，则能毒害万物，对人来说，就将变为一种致病因素。虽然如此，致病因素能否导致疾病的发生，还决定于人体的正气抗邪能力。只要五脏的元真之气充实，营卫通畅，抗病力强，就能适应反常气候，而不受邪气影响。反之，邪气病毒才能乘虚而入，侵害人的机体，甚至造成死亡。致病原因有三：一是正气已虚，经络受邪传入脏腑；二是正气未虚，客气邪风中于皮肤，传于血脉，使四肢九窍脉络壅塞不通；三是由于房室过度，内损其精。另外，金刃、虫兽外伤其形，则是另一种致病因素，与上述的原因不同。

若人能内养正气，使得正气充实，风寒邪气不致侵犯经络。若有不慎，外邪中于经络，在其尚未内传脏腑之时，就及早治疗。比如邪中经络，四肢才觉重滞，即用导引、吐纳、针灸、膏摩等方法治疗，邪气不能内传，不使九窍闭塞不通。平时更要遵守国法，要避免禽兽灾伤，不要房室过度，耗损精液。饮食要寒热适中，不伤脾胃；五味不偏，营养得宜，使身体强壮，则使致病因素不能侵入腠理。什么是腠理？“腠”，是三焦通会元真之处；“理”，是皮肤、脏腑之纹理也。腠理有防御疾病的功能而为人体之外藩。

【选注】

《医宗金鉴》：“五常者，五行也。五行之气——风、暑、湿、燥、寒也；五行之味——酸、苦、甘、辛、咸也。夫人禀此而有其形，则脏腑日与气味相通，不曰五气，而曰风气者，该他气而言也。盖风贯四气，犹仁贯四德，故曰：因风气而生长也。然风气虽能生万物，亦能害万物者，盖主气正风，从其所居之乡而来，主长养万物者也。客气邪风，从其冲后而来，主杀害万物者也。人在气交之中，其生其害，犹水能浮舟亦能覆舟也。天之五气，人得之则为五脏真元之气，若通畅相生，虽有客气邪风，勿之能害，人自安和；如不通畅，则客气邪风，乘隙而入，中人多死……若人能慎养形气，不令客气邪风干忤经络，即适中经络，未传脏腑，遂医治之，自可愈也。四肢九窍，才觉重滞，尚未闭塞，即导引、吐纳、针灸、按摩，亦可愈也。更能无犯王法，禽兽灾伤，房室勿令竭乏，服食节其冷热，五味各得其宜，不使形气有衰，万病疢难无由而入其腠理矣。腠者，一身空隙，血气往来之处，三焦通会真元之道路也。理者，皮肤脏腑，内外井然，不乱之条理也。”

3. 问曰：病人有气色见于面部，愿闻其说。师曰：鼻头色青，腹中痛，苦冷者死一云：腹中冷，苦痛者死。**鼻头色微黑者，有水气；色黄者，胸上有寒；色白者，亡血也。设微赤非时者死。其目正圆者痉，不治。又色青为痛，色黑为劳，色赤为风，色黄者便难，色鲜明者有留饮。**

【诠解】

本条是论述上工望诊之法。医师通过观察患者的面部气色，可以判断疾病的部位和性质，因为精血藏于五脏，通过经络血脉而外荣于面。如果面部相应部位的光泽与颜色发生变化，则可反映五脏六腑的疾病。如鼻部内应于脾，鼻部出现青色，又见腹中痛的，则为肝邪乘脾；如再见腹中拘急疼痛而又苦冷的，则属脾阳衰败，寒凝水聚的重证。若鼻部色现微黑，水色为黑，此属肾阳衰弱，寒水凝聚不化之象，所以主水气之病。黄为土色，内应于脾，若面色黄暗，主脾气衰弱，谷精不能四布，水饮停于胸膈之间，所以主胸上有寒。若面色白者主亡血；如亡血之人，面色反见微赤，而时在冬令，则叫“非其时而有其色”，为阴阳两伤，虚阳外浮之色，故预后不良。还有失血更多，阴绝血亡，不能滋润眼睛和肌肉，先见两眼正圆，直视不瞑，如鱼眼不闭，同时又发“痉”的，为肝阴内竭，证属不治。“色青为痛”，因青为血脉凝涩不通，所以青色主痛。“色黑为劳”，黑为水色，内应于肾，若肾精不足，阳衰不温，阴寒重布，所以黑色主肾劳之病。“色赤为风”，风为阳邪，多从火化，阳热上浮，故面赤主风。“色黄者便难”，面黄为脾虚不运，津液不布，不能滋润大肠，故主便难。“色鲜明者有留饮”，面色鲜明为水饮内停，溢于皮表，面部水肿，故见面部明亮光泽之色。

【选注】

《金匮要略心典》:“此气色之辨,所谓望而知之者也。鼻头,脾之部;青,肝之色;腹中痛者,土受木贼也;冷则阳亡而寒水助邪,故死。肾者主水,黑,水之色,脾负而肾气胜之,故有水气。色黄者,面黄也,其病在脾,脾病则生饮,故胸上有寒。寒,寒饮也。色白亦面白也,亡血者不华于色,故白;血亡则阳不可更越,设微赤而非火令之时,其为虚阳上泛无疑,故死。目正圆者,阴之绝也;痉为风强病,阴绝阳强,故不治。痛则血凝泣而不流,故色青。劳则伤肾,故色黑。经云:肾虚者,面如漆柴也。风为阳邪,故色赤。脾病则不运,故便难。色鲜明者,有留饮。经云:水病,人目下有卧蚕,面目鲜泽也。”

4. 师曰:病人语声寂然①,喜惊呼者,骨节间病;语声喑喑然②不彻者,心膈间病;语声啾啾然③细而长者,头中病一作痛。

【词解】

①寂然:谓寂然不语,或语声低而不可闻。

②喑喑然:指语声不响亮,而不清彻。

③啾啾然:谓唧唧哝哝,语声小而悠长。

【诠解】

本条论述闻诊在临床上的应用。病人寒凝血滞在骨节,关节不利,安静不动则病轻,故语声寂然,若动而疼痛则喜惊呼;若痰湿浊邪窒塞心膈而气机不畅,故患者发声则喑喑然而不彻;若病人语声啾啾然小而悠长,为头中有病,因高声则震动头部,痛必愈甚,所以声不敢扬也。

【选注】

《金匮发微》:“无病之人,语声如平时,虽高下疾徐不同,决无特异之处。寒湿在骨节间,发为酸痛,故怠于语言而声寂寂,转侧则剧痛,故喜惊呼。心膈间为肺,湿痰阻于肺窍,故语声喑喑然不彻。头痛者,出言大则脑痛欲裂,故语声啾啾然细而长,不敢高声语也。”

5. 师曰:息摇肩者,心中坚;息引胸中上气者咳;息张口短气者,肺痿唾沫。

【诠解】

本条是论从呼吸形态的变化来诊察疾病的方法。息指呼吸。呼吸而摇肩,是呼吸发生困难,故有抬肩举肋的状态。“心中坚”,指心胸中有邪气壅满而坚实,故使人喘也。若呼吸引胸中之气上逆而作咳,则为咳病,乃邪气阻肺之病；若呼吸张口短气的，乃上焦有热，肺叶枯萎，肺气不足。肺痿则津液不行，所以常吐涎沫。

【选注】

《金匮要略心典》："心中坚者，气实而出入阻，故息则摇肩；咳者气逆而肺失降，则息引胸中上气。肺痿吐沫者，气伤而布息难，则张口短气，此因病而害于气者也。"

6. 师曰：吸而微数，其病在中焦，实也，当下之即愈，虚者不治。在上焦者，其吸促；在下焦者，其吸远，此皆难治。呼吸动摇振振者，不治。

【诠解】

本条是从呼吸形态的不同辨别病位之上下，以判断病势之轻重。吸而微数，是吸气短促，多由于中焦阻滞，气不得降，故吸而微数。若下其中实，则脾胃气利，呼吸自可恢复正常。若吸而微数，由于宗气衰竭，肾不纳气，为游息无根，则属不治。"在上焦者，其吸促"，指心肺宗气衰竭，气不得入则还，吸气浅而短。"在下焦者，其吸远"，指肝肾元气衰微，肾不纳气，气欲归而不骤及，则吸气长而远。在上焦和下焦的吸而微数乃正气不支之象，属于难治的证候。在呼吸时，全身动摇振振，为极端衰弱，形衰气弱，不能擎身之象，故曰不治。

【选注】

《金匮要略心典》："息兼呼吸而言，吸则专言入气也。中焦实，则气之入者不得下行，故吸微数。数，犹促也。下之则实去气通而愈。若不系实而系虚，则为无根失守之气，顷将自散，故曰不治。或云中焦实而元气虚者，既不任受攻下，而又不能自和，故不治，亦通。其实在上焦者，气不得入而辄还，则吸促，促，犹短也；实在下焦者，气欲归而不骤及，则吸远，远，犹长也，上下二病，并关脏气，非若中焦之实，可从下而去者，故曰难治。呼吸动摇振振者，气盛而形衰，不能居矣，故亦不治。"

7. 师曰：寸口脉动者，因其王时而动，假令肝王色青，四时各随其色。肝色青而反色白，非其时色脉，皆当病。

【诠解】

本条是论述色、脉合于四时，而有当时和非时的不同。四时气候的变化，可以影响人体五脏的生理变化，因而面部的气色和寸口的脉象也有变化。如在春季，气候温和，一阳之气上升，为木气当令之时，故脉弦而面色青；盛夏气候炎热，火气当令之时，故脉来洪而面色赤；秋季气候凉燥，金气当令之时，故脉浮而面色白；冬季气候寒冷，水气当令之时，故脉沉而面色黑，此为应时五脏之正常色脉。假如春令而面色反白，脉反浮涩而短，是春令反见秋之色脉，而为异常表现，这是属于异常的病理反应，故曰："非其时色脉，皆当病。"

【选注】

《医宗金鉴》："寸口者，统言左右三部脉也。脉动法乎四时，命乎五脏，然必因其王时而动，则为平脉也。假令肝旺于春，随其时，色当青，脉当弦，此不病之色脉也。若色反白，脉反浮，此非其时，乃病之色脉也。四时准此。"

8. 问曰：有未至而至①，有至而不至，有至而不去，有至而太过，何谓也？师曰：冬至之后，甲子②夜半少阳起，少阳之时③阳始生，天得温和。以未得甲子，天因温和，此为未至而至也；以得甲子而天未温和，为至而不至也；以得甲子而天大寒不解，此为至而不去也；以得甲子而天温如盛夏五六月时，此为至而太过也。

【词解】

①未至而至：时令未至，而气候已至。前"至"字指时令，后"至"字指气候。

②甲子：指冬至之后，经过六十天的第一个甲子日。

③少阳之时：三阴三阳各旺六十日，共三百六十日。冬至之后，正是少阳当令之时。

【诠解】

本条指出气候与节气应该相适应，气候的太过或不及都会影响人体而发生疾病。一年有二十四个节气，每个节气的气候各不相同。冬至之后的雨水节（即第一个甲子日的夜半），正是少阳当令的时候，阳气开始生长，气候转为温和，这是正常的气候规律。如未到雨水节，而气候已转温和，此为未至而至，是时令未到，气候先到；如已至雨水节，而气候未转温和，此为至而不至，是时令已到，气候未到。如已至雨水节，气候仍然很冷，此为至而不去，是时令已至雨水节，而寒冬之气犹然不去；如已至雨水节，气候变得太热如盛夏之时，此为至而太过，是时令已超过雨水节，则为至而太过。总之，凡是气候先至、不至、不去、太过皆属异常之气候，都会影响人体的气血而发生疾病。

【选注】

《金匮要略心典》:“云少阳起者,阳方起而出地;阳始生者,阳始盛而生物,非冬至一阳初生之谓也,窃尝论之矣。夏至一阴生,而后有小暑、大暑;冬至一阳生,而后有小寒、大寒,非阴生而反热,阳生而反寒也。天地之道,否不极则不泰;阴阳之气,剥不极则不复。夏至六阴尽于地上,而后一阴生于地下,是阴生之时,正阳极之时也;冬至六阳尽于地上,而后一阳生于地下,是阳生之时,正阴极之时也。阳极而大热,阴极而大寒,自然之道也,则所谓阳始生天得温和者,其不得与冬至阳生同论也,审矣。至未得甲子而天已温,或已得甲子而天反未温,及已得甲子而天大寒不解,或如盛夏五六月时,则气之有盈有缩,为候之或后或先,而人在气交之中者,往往因之而病,惟至人为能与时消息而无忤耳!”

9. 师曰:病人脉浮者在前,其病在表;浮者在后,其病在里。腰痛背强不能行,必短气而极也。

【诠解】

本条举例说明:同一脉象出现的部位不同,主病也就不同。“病人脉浮者在前”,指浮在寸口,这是正气向外,抗病于表的现象。如外感表证,寸口脉浮而有力,又伴有恶寒发热,头疼身痛等表证。“浮者在后”,指浮在尺部,这是肾阴不足,虚阳外浮的现象。阴虚而阳张,脉浮而必无力,又伴有肾亏骨弱引起的腰疼背强,骨痿行走无力,以及肾不纳气引起的呼吸气短而甚等证候。总之,脉浮为气血向上向外之势,有外感表证和内伤虚证的不同,必须认清浮脉的部位、强弱以及其他症状,才能认识疾病的本质。

【选注】

《金匮要略心典》:“前,谓关前,后,谓关后;关前为阳,关后为阴,关前脉浮者,以阳居阳,故病在表;关后脉浮者,以阳居阴,故病在里,然虽在里而系阳脉,则为表之里,而非里之里,故其病不在肠肾,而在腰背膝胫,而及其至,则必短气而极。所以然者,形伤不去,穷必及气;表病不除,久必归里也。”

10. 问曰:经云:厥阳独行,何谓也?师曰:此为有阳无阴,故称厥阳。

【诠解】

本条是论述厥阳的病机。“厥阳独行”,指人体肝肾之阴血枯竭,而阳气失去依附,则阳气偏胜。有阳无阴,有升无降,故厥阳独行,症见面赤眩晕、神昏不语等。

【选注】

《医宗金鉴》:“阴阳偕行,顺也;阴阳独行,逆也。厥,逆也,逆阳独行,此为有阳无阴,故称厥阳也。”

11. 问曰;寸脉沉大而滑,沉则为实,滑则为气。实气相搏,血气入脏即死,入腑即愈,此为卒厥[①]。何谓也?师曰:唇口青,身冷,为入脏即死;如身和,汗自出,为入腑即愈。

【词解】

①卒厥:突然昏倒。

【诠解】

本条举“卒厥”证为例,说明疾病传变的规律,预断疾病发展的方法。两手的寸部脉沉大而滑,沉大为里实,滑为痰气郁滞。若邪随血气内入于心,血瘀气滞而不流通,则神去机息,故唇口青,身冷,忽然昏倒而死。若邪气入腑,则传而不藏,气还血行,阳气外达,则身和,汗自出,故愈。

【选注】

《医宗金鉴》:“沈明宗曰:邪气入脏,神明昏愦,卒倒无知,谓之卒厥。若唇口青,身冷,神机不能出入,脏气垂绝,所以主死。经曰:血气并走于上,则为大厥、暴厥是也。若身和汗出,乃邪气入腑,不得出入,一时卒倒,非脏绝之比,顷时阳机外达,邪气随之外泄,故知入腑即愈。”

12. 问曰:脉脱[①]入脏即死,入腑即愈,何谓也?师曰:非为一病,百病皆然。譬如浸淫疮[②],从口起流向四肢者,可治;从四肢流来入口者,不可治;病在外者,可治;入里者,即死。

【词解】

①脉脱:邪气乍加,气血不通,脉绝似脱。

②浸淫疮:指皮肤之黄水疮,能从局部波及全身。

【诠解】

本条举例论述疾病传变有顺逆的不同。“脉脱”为正邪相争,邪气遏于经脉,正气被遏,经脉不通,故脉绝似脱。若邪气入脏者,则深而难出,故气竭不复则死;邪气入腑者,浅而易通,故气行脉出即愈。

浸淫疮为湿热火毒之邪浸淫肌表,发为皮肤湿疮。若正气衰弱,从四肢流来入口者，为毒邪从外入里，故不可治；若从口而流向四肢者，则为毒邪从里达表，故为可治。总之，病由外传内者难治，由内传外者易治，这是诊断疾病的普遍规律，所以说："非为一病，百病皆然。"

【选注】

《金匮要略正义》："脏为阴，腑为阳，阴主里，阳主外。凡病以出阳为浅，入阴为深，故即死、即愈之机所由别也。浸淫疮显而易见，可知非独卒中为然，内外百病，皆作如是论治耳。"

13. 问曰：阳病十八，何谓也？师曰：头痛，项、腰、脊、臂、脚掣痛。阴病十八，何谓也？师曰：咳，上气，喘，哕，咽，肠鸣胀满，心痛拘急。五脏病各有十八，合为九十病；人又有六微，微有十八病，合为一百八病，五劳、七伤、六极、妇人三十六病，不在其中。清邪居上，浊邪居下，大邪中表，小邪中里，槃饪[①]之邪，从口入者，宿食也。五邪中人，各有法度，风中于前，寒中于暮，湿中于下，雾中于上，风令脉浮，寒令脉急，雾伤皮腠，湿流关节，食伤脾胃，极寒伤经，极热伤络。

【词解】

①饪：音拖，即馎饪，是属于汤饼一类的食物。

【诠解】

本条是论述病症的分类方法，以及邪气伤人的规律。阳病是指外表经络的病证，包括头、项、腰、脊、臂、脚等六个部位，每个部位又有营病、卫病、营卫交病三种性质，三乘六得一十八，故曰阳病十八。阴病是指内部脏腑的病证，包括咳、上气、喘、哕、咽、肠鸣、胀满、心痛、拘急等九种病，每个病又分虚病、实病两种，二乘九得一十八，故曰阴病十八。五脏病各有十八，合为九十病，谓五脏受风寒暑湿燥火六淫之邪而为病，有在气分、血分、气血兼病三者之别，三乘六为五脏各有十八病，十八乘五为九十病。"六微"指六腑病，有六淫之邪中于六腑，又有气分、血分以及气血兼病三者之别，三乘六为六微有十八病，综上所述，六个十八合为一百零八病。五劳，为五脏劳伤之病，如久视伤血，久卧伤气，久坐伤肉，久立伤骨，久行伤筋；又指心劳、肺劳、脾劳、肾劳、肝劳，叫五脏劳伤。七伤，即食伤、忧伤、饮伤、房室伤、饥伤、劳伤、经络营卫气伤。六极（极，是极度劳损的意思），即气极、血极、筋极、骨极、肌极、精极。妇人三十六病，据《千金》所载，为十二瘕、九痛、七害、五伤、三痼等，均是妇科杂病。

“清邪居上”“雾伤于上”“雾伤皮腠”，谓雾露轻清之邪，伤于上部皮腠为病。“浊邪居下”“湿伤于下”“湿流关节”，谓水湿重浊之邪，伤于下部流入关节为病。“大邪中表”“风中于前”“风令脉浮”，谓风为阳邪，午前伤人，引起伤风，脉浮缓等表证。“小邪中里”“寒中于暮”“寒令脉急”，谓寒为阴邪，旦暮伤人，引起寒邪外中，脉紧急等表证。“槃饪之邪，从口入者，宿食也”，谓饮食不节则伤脾胃，引起腹痛胀满等证。“极寒伤经”，谓寒邪归于阴经而主静，引起经脉不通，疼痛等证。“极热伤络”，谓热邪入于脉络主动，引起脉络血奔、出血等证。“五邪中人，各有法度”，谓所伤之部位，受伤之时间，所表现之脉证，都有一定的客观规律性。

【选注】

《医宗金鉴》：“头痛，项、腰、脊、臂，脚掣痛，病皆在外，故为阳病也；咳、上气、喘、哕、咽、肠鸣、胀满、心痛、拘急，病皆在内，故为阴病也。清邪居上，谓雾邪本乎天也；浊邪居下，谓湿邪本乎地也。六淫天邪，故名大邪，六淫伤外，故曰中表也；七情人邪，故名小邪，七情伤内，故曰中里也。槃饪者，饮食也。饮食之邪，从口而入，食伤隔夜不化，故名曰宿食也。五邪，谓风、寒、湿、雾、饮食也。夫五邪之中人，莫不各以类而相从。前者早也，风中于早，从阳类也。寒中于暮，从阴类也。雾邪清轻，故伤皮肤。湿邪浊重，故流关节。饮食失节，故伤脾胃。极寒之食伤经，以经属阴也；极热之食伤络，以络属阳也。”

14. 问曰：病有急当救里、救表者，何谓也？师曰：病，医下之，续得下利清谷不止，身体疼痛者，急当救里，后身体疼痛，清便自调者，急当救表也。

【诠解】

本条是论述表里同病，急则先治的原则。病，而医误下之，损伤脾胃，续发下利清谷不止，此时虽有身体疼痛等表证不解，也要急当救里。因为下利清谷不止，则阳气虚惫可知，故急当救里，宜四逆汤。如服药后大便调和，脾胃恢复正常，此时则应急当救表，以免表邪传里，宜桂枝汤。前者先救里，在于护正为急，后者急当救表，则在于祛邪以杜其传也。

【选注】

《金匮要略心典》：“治实证者，以逐邪为急；治虚证者，以养正为急。盖正气不固，则无以御邪而却疾；故虽身体疼痛，而急当救里。表邪不去，势必入里而增患，故既清便自调，则仍当救表也。”

15. **夫病痼疾，加以卒病，当先治其卒病，后乃治其痼疾也。**

【诠解】

本条是论述久病新病同时存在，要以先治新病为原则。痼疾是难治的久病，病势已经缓和，治已不易，更难除根，不能急治；卒病是新得之病，病势急迫，变化多端，但是容易治愈，故以先治为妙。

【选注】

《金匮玉函经二注》："痼疾，谓病已沉痼，非旦夕可取效者。卒病，谓卒然而来，新感而可取效于旦夕者，乘其所入未深，急去其邪，不使稽留而为患也。且痼疾之人，正气素虚，邪尤易传，设多瞻顾，致令两邪相合，为患不浅。故仲景立言于此，使后之学者，知所先后也。"

16. **师曰：五脏病各有得①者愈；五脏病各有所恶②，各随其所不喜③者为病。病者素不应食，而反暴思之，必发热也。**

【词解】

①有得：指五脏得其所宜之气、之味、之时，则以助脏气而祛病。

②所恶：指五脏所厌恶之气，如心恶热，肺恶寒，肝恶风，脾恶湿，肾恶燥。

③所不喜：指五脏之所禁，如心病禁温食热衣；脾病禁温食饱食，湿地濡衣；肺病禁寒饮，寒衣；肾病禁热食，温炙。

【诠解】

本条是论述护理原则。五脏疾病的性质是不同的，因而适应病情的饮食居处也是不同的。病人的所得、所恶、所不喜，要随疾病的性质不同而变化。如病人脾胃虚寒，适合病人的饮食是以热熟易消化的食物为好，温暖的居处，又服温补脾胃的药物，则脾胃虚寒能够治愈。反之，给病人以生冷黏滑不易消化的食物，寒冷潮湿不良的居处，加以苦寒伤胃气的药物，有此所恶和所不喜则使疾病有异常变化，医生亦不可不加注意。如病人素不应食，而突然反暴思之，是乃病邪之气，变其脏气使然，故食之则适以助病气而增发热。

【选注】

《金匮要略方论本义》："五脏病各有所得，如其喜者而与之，能助其正而息其邪，其病可愈也；五脏病又各有所恶，各随其所不喜者而为病，犯其所忌而与之，能伤其正而益其邪，其病必增也。此病之性情，亦因人之性情为性情，而人之性情各有嗜好，百事皆然，食物又易于观辨。病者素不应食者，不喜食之物也，因病而复暴思欲食，此病为饥渴以害之也，因与食之，其脏与之不相宜，食之必发热，无益于气血，而徒长其病邪。可见所喜者应与之，而所忌者应远之之理矣。”

17. 夫诸病在脏欲攻之，当随其所得[①]而攻之，如渴者与猪苓汤，余皆仿此。

【词解】

①所得：指无形之邪入结于脏必有所得之物。

【诠解】

本条是举例说明“随其所得而攻之”的道理。病在脏腑，如水、血、痰、食之实邪皆可攻下以去，然当随其所得之邪，如渴者，水与热得，而热结在水，故用猪苓汤利其水而热亦除矣。

【选注】

《金匮要略心典》：“无形之邪，入结于脏，必有所据，水、血、痰、食，皆邪薮也。如渴者，水与热得，而热结在水，故与猪苓汤利其水，而热亦除；若有食者，食与热得，而热结在食，则宜承气汤下其食，而热亦去；若无所得，则无形之邪，岂攻法所能去哉。”

结语

本篇论述疾病的预防、病因、病机、诊断以及治疗等内容，首先提出的重要治略思想就是“治未病”。治未病的关键是要掌握疾病相传的规律，如能掌握这一规律，就可以控制病势的传变。另外，也要掌握治疗虚证的“补”“助”“调”三个方法，和“补不足，损有余”的治病大法。

本篇科学地论述了构成生命的基本元素是五常，生命存在的条件是风气。因此说，人与自然息息相关。不正常的气候能影响人体而发生疾病，关键还决定于正气的强弱，如五脏元真通畅，人即安和，病则无由入其腠理。关于病因分类方面，则有内生、外中和其他方面。

本篇还论述了诊断疾病、预防疾病和护理原则等内容。

本篇在治疗方面提出：表里同病的治疗原则是急者先治；久病、新病同时存在，治疗原则是先治新病；以及“随其所得而攻之”的灵活的辨证论治思想。

本篇条文虽不多，但都是一些原则性的提示，这在全书中具有纲领性的意义。

痉湿暍病脉证第二

概说

本篇论述痉、湿、暍三病的辨证论治。篇中共有条文27条，载方11首。其中第1~10条为痉病的总论，说明了痉病的病因、病理、脉证、分类以及治疗原则和转归；第11~13条则为痉病的各论，对痉病的辨证论治进行了阐述；第14~19条乃是湿病的总论，说明了湿病的病因、病理与症状，以及治疗原则和转归；第20~24条则为湿病的各论，对湿病的辨证论治进行了阐述；第25~27条阐述暍病的脉证、治疗法则和方证。由于痉、湿、暍三病，均为感受风寒暑湿之邪而与太阳表证有关，故合为一篇加以论述。

痉病是以项背强急，口噤不开，甚至角弓反张为主证的病证；湿病是以关节不利，身体肿痛为主证的病证；暍，又名伤暑，而以发热恶寒，口渴身疼为主证的病证。

1. 太阳病，发热无汗，反恶寒者，名曰刚痉一作痓，余同。

【诠解】

本条是论述刚痉的辨证。“刚痉”由太阳中风重感于寒，外寒闭塞营卫，故出现恶寒、无汗、头疼、发热、脉浮而紧等证。风寒之邪滞郁经脉，经脉气血不利，则出现筋脉紧急的项背强急，口噤不开等证。因其无汗，故称“刚痉”。考《甲乙经·卷七》无“反”字为是。

【选注】

《注解伤寒论》：“《千金》曰：太阳中风，重感寒湿则变痉。太阳病，发热无汗为表实，则不当恶寒，今反恶寒者，则太阳中风，重感于寒，为痉病也。以表实感寒，故名刚痉。”

2. 太阳病，发热汗出，而不恶寒，名曰柔痉。

【诠解】

本条是论述柔痉的辨证。“柔痉”由太阳中风，风邪化热，热伤血脉，筋无所荣，故颈项强急，甚则反张。太阳中风，卫强荣弱，正邪相争，表气不固，出现发热，汗出，头疼，而不恶寒，脉浮缓等证。刚、柔二痉的区别：

“刚痉”为表实无汗，“柔痉”为表虚有汗。外感风寒引起痉病，一方面为风寒邪气客于太阳经脉，另一方面为平素阴血虚少，感邪之后容易化燥伤阴，阴血不濡，筋脉拘急则成痉。

【选注】

《注解伤寒论》：“太阳病，发热汗出为表虚，则当恶寒，其不恶寒者为阳明病。今发热汗出而不恶寒者，非阳明证，则是太阳中风，重感于湿，为柔痉也。表虚感湿，故曰柔痉。”

3. 太阳病，发热脉沉而细者，名曰痓，为难治。

【诠解】

本条是论述痉病的预后。太阳病为表证，表证则发热，其脉浮，方为应病。今脉沉而细，是太阳证而见少阴之脉。此时，如见项背强直的证候则名曰痉。因正虚不能胜邪，故为难治。何哉？此证若发散在表之邪气，可损伤少阴精血；若补养精血之虚，又恐碍太阳之表，而恐有留邪之弊。

【选注】

《医门棒喝 · 伤寒论本旨》：“太阳伤风寒，其脉浮，以邪浅在营卫也。痉病邪深伤筋，故脉沉紧弦，直上下行也；其不紧弦而沉细，则邪入深，而气血大虚，正不胜邪，邪何能出，故为难治。”

4. 太阳病，发汗太多，因致痓。

【诠解】

本条是论述误汗成痉。太阳病属于表证，应发汗解表，而以微似汗出者为得法。若太阳病发汗太多，则必耗伤阴血，阴血先虚，不能濡养筋脉，则可发生项背强直的痉病。

【选注】

《医宗金鉴》：“太阳病当发汗，若发汗太过，腠理大开，表气不固，邪风乘虚而入，因成痉者，乃内虚所召入也，宜以桂枝加附子汤主之，固表温经也。由此推之，凡病出汗过多，新产、金疮破伤出血过多，而变生此证者，皆其类也。”

5. 夫风病下之则痓，复发汗必拘急。

【诠解】

本条是论述误下成痉。因外感风邪，入里化热，热蒸汗出，津液已伤，又误下伤阴，营血更弱，不能濡养筋脉，则使筋脉拘急，形成痉病。复发汗，更伤阴血阳气，阴阳两虚，则更不能温润，引起四肢筋脉拘挛强急而成痉。

【选注】

《医宗金鉴》:"亦有因风邪为病,不应下而下之伤液,不应汗而汗之伤津,以致津液枯燥,筋失所养而病痓者,故曰:风病下之则痓,复发汗必拘急。此不可以外感痓病治之,当以专养津液为务也。"

6. **疮家虽身疼痛,不可发汗,汗出则痓。**

【诠解】

本条是论述久患疮疡的病人气血已伤,而误汗成痓之理。患疮疡的病人虽有表证,亦不可发汗解表。因为疮家津血已经亏损,此时虽有身体疼痛的表证,但为伤寒挟虚,故不能发汗。如发汗解表,则重伤津液,筋脉失去津血的濡养,因而发生痓病。

【选注】

《医宗金鉴》:"疮家初起,毒热未成,法当汗散。已经溃后,血气被伤,虽有身痛表证,亦不可发汗,恐汗出血液愈竭,筋失所养,因而成痓,或邪风乘之,亦令痓也。"

7. **病者,身热足寒,颈项强急,恶寒,时头热,面赤目赤,独头动摇,卒口噤,背反张者,痓病也。若发其汗者,寒湿相得,其表益虚,即恶寒甚。**

【诠解】

本条论痓病的主证及汗后的脉证反映。痓病不离乎表,故身热恶寒。痓为风强病,而筋脉受之,故口噤,头项强,背反张而筋脉拘急。《内经》说"诸暴强直,皆属于风",故头热、足寒、面目赤、头动摇,反映了风阳上行而又掉动,此痓病之主证,不可不知也。此证若发其汗,汗沾衣被变化为湿,又与外寒之气相搏不解,则卫阳以汗出而益虚,寒邪得湿而转增,故恶寒为甚。

【选注】

《金匮要略直解》:"身热头热,邪在太阳也;面赤目赤,邪在阳明也。颈属阳明,项属太阳,邪在二经,则颈项强急恶寒也。阳明之脉挟口,故卒口噤;太阳之脉循背上头,故头独摇,背反张也。此其人必汗下亡血之后,正气已虚,而邪气但胜于上,其足则寒,此痓之证俱见也。"

8. **发其汗已,其脉如蛇**一云:其脉浛浛。**暴腹胀大者,为欲解,脉如故;反伏弦者痓。**

【诠解】

本条继上文言痓脉本直,汗后则风解而湿仍存,故脉不直而曲如蛇行之状。魏荔彤云："风去不与湿相丽，则湿邪无所依著，必顺其下坠之性，而入腹作胀矣。风寒外解，而湿下行，所以为欲解也。如是诊之，其脉必浮而不沉，缓而不弦矣。乃其脉如故，而反加伏弦，知其邪内连太阴，里病转增，而表病不除，乃痉病诸证中之一变也。"

【选注】

《医宗金鉴》："发寒湿汗后，其脉不直紧，如蛇之曲缓，则为邪退，不成痉病，为欲解也。若脉仍直紧不缓，或不直紧反伏坚弦急者，为邪不退，成痉病矣。"

9. 夫痓脉，按之紧如弦，直上下行一作：筑筑而弦。《脉经》云：痓家其脉伏坚，直上下。

【诠解】

本条是论述痉病的主脉。痉病是重感风寒湿邪，邪气外束，筋脉强急，气血由内向外而抵抗有力，故见脉弦紧劲急，直上下行。

【选注】

《金匮要略心典》："紧如弦，即坚直之象。李氏曰：上下行者，自寸至尺，皆见紧直之脉也。《脉经》亦云：痉病脉坚伏，直上下行。"

10. 痓病有灸疮，难治。

【诠解】

本条是论述痉病有灸疮的预后情况。病人灸后成疮，一则流失脓液，津血已经亏损，二则火热内盛，经穴不闭，再感风寒，成为痉病。本病若用发汗解表，又恐热伤阴血，更助风燥；若用泻下实热之法，更虑内伤阴液，汗下皆不可为，故曰难治。

【选注】

《金匮要略心典》："有灸疮者，脓血久溃，穴俞不闭，楼全善云：即破伤风之意。盖阴伤而不胜风热，阳伤而不任攻伐也。故曰难治。"

11. 太阳病，其证备，身体强，几几然[①]，脉反沉迟，此为痓。栝楼桂枝汤主之。

栝楼桂枝汤方

栝楼根二两　桂枝三两　芍药三两　甘草二两　生姜三两　大枣十二枚

上六味，以水九升，煮取三升，分温三服，取微汗。汗不出，食顷啜热粥发。

【词解】

①几几然：背强连颈，拘急不伸之状。

【诠解】

本条是论述痉病的辨证论治。太阳病，其证备，指太阳之脉自足上行，循背至头顶，凡所过之处，而为拘紧强急以成痉。如风邪居表，则脉必浮数。此证虽身体强几几，而脉反沉迟，沉迟之脉，乃津液不足而荣卫不利，故筋脉失于濡润，是以作痉。

治用栝楼桂枝汤。方中栝楼根清热生津，柔润筋脉，通行经气；桂枝利卫通阳，芍药和营敛阴；甘草、生姜、大枣则能健脾气，和营卫，使经气流畅，筋燥得润，而痉病自愈。

【选注】

《金匮要略心典》："沉本痉之脉，迟非内寒，乃津液少而营卫之行不利也。伤寒项背强几几，汗出恶风者，脉必浮数，为邪风盛于表；此证身体强几几然，脉反沉迟者，为风淫于外而津伤于内，故用桂枝则同，而一加葛根以助其散，一加栝楼根兼滋其内，则不同也。"

12. 太阳病，无汗，而小便反少，气上冲胸，口噤不得语，欲作刚痉，葛根汤主之。

葛根汤方

葛根四两　麻黄三两，去节　桂二两，去皮　芍药二两　甘草二两，炙　生姜三两　大枣十二枚

上七味，㕮咀[①]，以水一斗，先煮麻黄、葛根减二升，去沫，内诸药，煮取三升，去滓，温服一升，复取微似汗，不须啜粥。余如桂枝汤法将息及禁忌。

【词解】

①㕮咀：捣碎药物。

【诠解】

本条是论述刚痉的辨证论治。刚痉是重感风寒湿邪，卫阳闭郁，营阴郁滞，正邪交争，故见发热、恶寒、无汗、头疼、身疼、脉浮紧等证。太阳病无汗，湿邪闭郁胸中，气机不得通利，故小便反少。里气既不能外达，又不能下行，势必逆上冲胸，故胸满。湿热闭郁胸中，损伤津液，不能滋润筋脉，故口噤不得语。如斯则可知刚痉即将发作。

治以葛根汤开泄腠理，发汗祛邪，滋养津液，舒缓筋脉。方中葛根能透达表邪，启胃气而生津液，滋润筋脉，舒缓强急；麻黄配桂枝、生姜外散风寒，以开玄府之闭塞；芍药、甘草、大枣和营生津，以缓拘急。

【选注】

《金匮要略心典》:“无汗而小便反少者,风寒湿甚,与气相持,不得外达,亦并不下行也。不外达,不下行,势必逆而上冲,为胸满,为口噤不得语,驯至面赤头摇,项背强直,所不待言,故曰欲作刚痉。葛根汤,即桂枝汤加麻黄、葛根,乃刚痉无汗者之正法也。”

【病案举例】

张女,13岁。1977年9月13日初诊:起初偶有外感症状,身体不适,2天后猝然抽搐,先口噤,继而项背强急,角弓反张,无汗,神清,自觉憋气,困倦酸重,舌苔薄白,脉紧数。检查:体温37.5℃,血压110/70毫米汞柱,生理反射正常,无病理反射。化验血象:白细胞15 200/立方毫米。

诊断:刚痉,由风寒壅阻脉络,气血滞阻,故筋脉挛急,项背强直,治以祛风散寒,解肌和营。

处方:葛根1克,麻黄3克,桂枝5克,白芍12克,天花粉12克,甘草3克,生姜3片,大枣4枚(擘)。送服解痉散3克(全蝎、蜈蚣等分,共研细末,每服1.5~3克),覆被取汗。

复诊:服药1剂,遍身漐漐微似有汗,痉止,嘱其再进1剂而愈。[薛近芳.治疗流行性痉病的经验介绍[J].江苏医药:中医分册,1979(1):24.]

13. **痉为病**一本痉字上有刚字,**胸满口噤,卧不着席,脚挛急,必龂齿**[①]**,可与大承气汤。**

大承气汤方

大黄四两,酒洗　厚朴半斤,炙,去皮　枳实五枚,炙　芒硝三合

上四味,以水一斗,先煮二物取五升,去滓,内大黄煮取二升,去滓;内芒硝,更上火微一二沸,分温再服,得下止服。

【词解】

①龂齿:龂,音械,齿相切,俗称咬牙。

【诠解】

本条是论述实热痉的辨证施治。肠胃实热积滞,壅盛郁塞,所以胸腹胀满。燥热劫烁津液,不能濡养筋脉,筋脉强急,故角弓反张,卧

不着席，四肢挛急。阳明热盛，变燥化风，掣动筋脉，故口噤，齘齿。

本证为痉病实热重证，可与大承气汤急下存阴，通腑泄热。方中大黄、芒硝泄其实热；枳实、厚朴破其壅塞。本方峻泻肠胃实热积滞，则阴可复而津液可存，痉强之证可以缓解。

【选注】

《医宗金鉴》："此申痉病入里，以明其治也。痉病而更胸满，里气壅也；卧不着席，反张甚也；脚挛急，劲急甚也；必齘齿，牙紧甚也。此皆阳明热盛灼筋，筋急而甚之象，故以大承气汤直攻其热，非攻阳明之实也。其曰可与，非尽言其可与，有慎重之意。"

【病案举例】

某医院一破伤风患儿，病起迄4日，曾用祛风镇痉之玉真散，不效，邀余会诊。热不退，便不通，痉不止，舌燥苔黄，脉见数实。

证属热结阳明，热极生风，法当下。即予大承气汤：

大黄15克（后下），芒硝12克（冲），厚朴24克，枳实12克。

越日再诊，证情未减。硝黄当显效，何迟迟未下？心疑不解！询知乃病家恐前方过峻，自行减半以进。由于病重药轻，服后便结如故，当此风热正盛，燥结如石，非借将军之力下之不为功。遂照方急煎迭进，药后四五小时，肠中漉漉，先排出石硬色黑如鸡卵大粪块，随下秽物半便盆，如鼓之腹得平。再剂又畅行3次，痉止身凉，病痊。继用养血舒肝剂调理巩固。［麦冠民．承气可以治痉［J］．新中医，1981（6）：47.］

14．太阳病，关节疼痛而烦①，脉沉而细一作缓者，此名湿痹《玉函》云：中湿。湿痹之候，小便不利，大便反快，但当利其小便。

【词解】

①疼痛而烦：烦，疼得很重的意思。

【诠解】

本条是论述湿痹的证治原则。湿邪伤于太阳之表，而见一身关节烦疼；若脉浮细者，为湿在于外，应当用汗解之。若其人小便不利，而大便反痛快，脉又沉细者，病名叫"湿痹"，湿痹忌汗，而应利其小便，以使湿邪得去。

【选注】

《医门法律》:"其湿流关节之痛,脉见沉细者,则非有外风与之相搏,只名湿痹。湿痹者,湿邪痹其身中之阳气也。利其小便,则阳气通行无碍,而关节之痹并解矣。"

15. 湿家之为病,一身尽疼一云:疼烦,发热,身色如熏黄也。

【诠解】

本条是论湿郁发黄的辨证。湿家之为病:湿盛于外者,阳必郁于内,湿盛于外,则一身尽疼;阳郁于内,则发热;湿热郁于肌肉之间,则身色如烟之熏黄而带黑。

【选注】

《医宗金鉴》:"湿家,谓病湿之人。湿之为病,或因外受湿气,则一身尽痛;或因内生湿病,则发热身黄。若内外同病,则一身尽痛,发热,身色如熏黄也。湿家之身痛发黄,不似伤寒之身痛发黄者,以无六经之形证也。"

16. 湿家,其人但头汗出,背强,欲得被复向火,若下之早则哕。或胸满,小便不利一云利,舌上如胎者,以丹田有热,胸上有寒,渴欲得饮而不能饮,则口燥烦也。

【诠解】

本条是论述湿家误下的变证。湿家头汗出,为上有湿下有热,蒸而使然,非阳明内实之热,蒸而上越之比。背强者,乃湿家重着之强,非风寒拘急之强。欲复被向火,乃湿盛伤阳,阳受伤则恶寒。此证如误以阳旺内热上越之头汗而误下之,则湿从寒化,如寒邪入于肺,则胸满;寒邪入于胃,则为哕;寒邪入于膀胱,则气化不行,而小便不利。至于舌上白滑之苔,乃误下而热陷于下,寒聚于上之故。胸中有寒则不欲饮,下有热而口中干燥,此乃为津液不化之咎。

【选注】

《金匮要略心典》:"寒湿居表,阳气不得外通而但上越,为头汗出,为背强,欲得被覆向火,是宜驱寒湿以通其阳。乃反下之,则阳更被抑,而哕乃作矣;或上焦之阳不布,而胸中满;或下焦之阳不化,而小便不利,随其所伤之处而为病也。舌上如胎者,本非胃热,而舌上津液燥聚如胎之状,实非胎也。盖下后阳气反陷于下,而寒湿仍聚于上,于是丹田有热而渴欲得饮,胸上有寒而复不能饮,则口舌燥烦而津液乃聚耳。"

17. 湿家，下之，额上汗出，微喘，小便利一云不利者死；若下利不止者亦死。

【诠解】

本条亦论湿家误下的死证。湿家误下变证百出，至其甚者，而又有死证，医者亦不可不知。湿家如邪在表当发汗，邪在里当利小便，苟非湿热蕴结成实，则未可用之。如误用，则无的放矢，必先伤正气，额上汗出微喘，乃重伤阳气，孤阳上越，故额上汗出而微喘；若脾阳大伤，清阳不升，则下利不止，此乃阴阳离决之象，其预后不抱乐观。若其人小便利者，见于下后额汗而喘，反映了阳离而上行，阴孤而下走，故亦主死。

【选注】

《金匮要略浅注补正》："此总见湿证无下法也。上节言误下变证为寒热郁结，此节言误下伤肾，则小便自利，气喘而死。误下伤脾，则大便下利不止而死。观仲景方，皆是补土以治湿，则知湿家断无下法也。"

18. 风湿相搏，一身尽疼痛，法当汗出而解，值天阴雨不止，医云：此可发汗。汗之病不愈者，何也？盖发其汗，汗大出者，但风气去，湿气在，是故不愈也。若治风湿者，发其汗，但微微似欲出汗[①]者，风湿俱去也。

【词解】

①似欲出汗：似，当续字解，微续汗出之意。

【诠解】

本条是论述风湿病的治疗原则。外感风湿，困于肌肤，流走关节，气血运行不畅，故一身疼痛。此证当以汗法而散风湿之邪，则其病可愈。假如正值天气阴雨不止，湿气较盛之时，则发汗法便无效，为什么？由于天气阴雨不止，天、人之湿必重。风为阳邪，容易表散，而湿为阴邪，难以骤除，故发汗后风气虽去而湿邪仍在，其病不愈。治风湿之法，应该温阳解表，使阳气伸展，营卫流行，微似汗出，则散漫黏滞之邪方能缓缓排出体外。

【选注】

《医门棒喝·伤寒论本旨》："若治风湿者，必通其阳气，调其营卫，和其经络，使阴阳表里之气周流，则其内湿随三焦气化，由小便而去，表湿随营卫流行，化微汗而解，阴湿之邪既解，风邪未有不去者，此治风湿与治风寒不同者。虽寒湿同为阴邪，而寒清湿浊，清者易散，浊者粘滞，故发汗大有区别也。”

19. **湿家病，身疼发热，面黄而喘，头痛鼻塞而烦，其脉大，自能饮食，腹中和无病，病在头中寒湿，故鼻塞，内药①鼻中则愈**《脉经》云：病人喘。而无“湿家病”以下至“而喘”十三字。

【词解】

①内药：内，读纳。

【诠解】

本条是论述头中寒湿的证治。雾露之湿为清邪，伤于身半之上，湿邪外束，故头疼、鼻塞、上半身疼。寒湿外束，肺气上逆则喘；湿邪弥漫，扰于心中，故心发烦；其人面黄而身不黄，为湿在上之候。正邪相争，阳气向外，故发热，脉大。腹中和为无病，故自能饮食，可知湿邪此时并未传里。治宜宣散寒湿，通利气机。如用瓜蒂为细末，搐鼻流出黄水，可使阳气宣利，透出在上之寒湿，则诸证可愈。

【选注】

《金匮要略心典》：“寒湿在上，则清阳被郁。身疼、头痛、鼻塞者，湿上甚也；发热、面黄、烦、喘者，阳上郁也；而脉大，则非沉细之比；腹和无病，则非小便不利，大便反快之比，是其病不在腹中而在头。疗之者宜但治其头，而毋犯其腹。纳药鼻中，如瓜蒂散之属，使黄水出则寒湿去而愈，不必服药以伤其和也。”

20. **湿家，身烦疼，可与麻黄加术汤发其汗为宜，慎不可以火攻之。**

麻黄加术汤方

麻黄三两，去节　桂枝二两，去皮　甘草一两，炙　杏仁七十个，去皮尖　白术四两

上五味，以水九升先煮麻黄，减二升，去上沫，内诸药煮取二升半，去滓，温服八合，复取微似汗。

【诠解】

本条是论述寒湿在表的证治。平素湿盛的人，又外感风寒湿邪，邪留肌肉，卫阳被郁，故见恶寒，发热，无汗，身体疼痛剧烈，不得安静等。

治以麻黄加术汤。方中麻黄汤散风寒湿邪；麻黄得白术，虽发汗而不致过汗，白术得麻黄，能行表里之湿，适合病情，取其微微汗出而解。如用

火攻发汗，则大汗淋漓，风寒虽去，湿邪仍在，病不能除。或火热内攻，湿热相合，可能引起湿热内郁之黄疸。或火热内盛，迫血妄行，而为衄血等变证，应加注意。

【选注】

《医宗金鉴》："湿家外证，身痛甚者，羌活胜湿汤；内证发黄甚者，茵陈五苓散。若惟身烦痛而不发黄者，则为外感寒湿，与麻黄加术汤发其汗，寒湿两解也。慎不可以火攻之者，谓不可以火劫大发其汗，必致变也。"

【病案举例】

单姓，女，37岁。时值初冬，因雨淋透衣襟，归后即发热恶寒，周身疼痛而重，少汗，头痛如裹。脉浮而紧，苔白而滑。证属风寒夹湿外侵，邪在太阳。治宜发汗解表，除湿散寒。方拟麻黄加术汤加味：

麻黄6克，桂枝6克，杏仁10克，甘草4克，苍术12克，生姜3片，大枣3枚。

服药4剂，汗出表解，身痛解除，症状消失。治用原方去麻黄，调和脾胃，注意饮食起居。[张谷才．从《金匮》方来谈痹症的治疗[J]．辽宁中医杂志，1980（9）：17-21.]

21．病者一身尽疼，发热，日晡所[①]剧者，名风湿。此病伤于汗出当风，或久伤取冷所致也。可与麻黄杏仁薏苡甘草汤。

麻黄杏仁薏苡甘草汤方

麻黄去节，半两，汤泡　甘草一两，炙　薏苡仁半两　杏仁十个，去皮尖，炒

上剉[②]麻豆大，每服四钱，水一盏半，煮八分，去滓温服，有微汗避风。

【词解】

①日晡所：指下午两点钟到六点钟左右的时间。

②剉：在古汉语中，"剉"有刀斫、刀切之义，如《康熙字典》所载"剉……【玉篇】去芒角也。斫也。【六书故】斩截也"。依据当前第7版《现代汉语词典》，"剉"为"挫""锉"的异体字，但"挫""锉"均无刀斫、刀切之义。故遵从古汉语。下同。

【诠解】

本条是论述风湿在表的证治。病人出汗时感受了风寒，或长时间贪

凉感受寒湿，汗液留于皮内变成湿邪，留著肌腠，以致全身疼痛发热。在日晡时为阳明主气，当其旺时，正邪相搏则症状加剧。

治以麻黄杏仁薏苡甘草汤。方中麻黄散寒湿，杏仁利肺气以助治节；薏仁利湿健脾，甘草和中胜湿。

【选注】

《金匮玉函经二注》："《内经·太阴阳明》论曰：太阴阳明为表里，脾胃脉也，外合肌肉，故阳受风气，阴受湿气，所以风湿客之，则一身肌肉尽痛。夫阳气者，一日而主外，平旦阳气生，属少阳，日中阳气隆，属太阳，日西气门内闭，属阳明，是故阳明之气主乎申酉，所以日晡而剧也。"

22. **风湿脉浮，身重，汗出恶风者，防己黄芪汤主之。**

防己黄芪汤方

防己一两　甘草半两，炒　白术七钱半　黄芪一两一分，去芦

上剉麻豆大，每抄五钱匕，生姜四片，大枣一枚，水盏半，煎八分，去滓温服，良久再服。喘者加麻黄半两；胃中不和者加芍药三分；气上冲者加桂枝三分；下有陈寒者加细辛三分。服后当如虫行皮中，从腰下如冰，后坐被上，又以一被绕腰下，温令微汗，瘥。

【诠解】

本条是论述风湿表虚的辨证论治。风湿伤于肌表，故脉浮身重；卫阳素虚，而不固表，故汗出恶风。

治以防己黄芪汤，益卫气以祛湿邪。方中防己宣肺散风，通行经络，驱散湿滞；黄芪甘温扶虚，固秘卫阳止汗。黄芪合防己，又能善行肌表之水气；白术、甘草健脾化湿，扶正祛邪；生姜、大枣调和营卫，以胜湿邪。方后自注有：风湿闭塞肺气之喘者，加麻黄宣散风湿；湿邪困于脾胃作痛者，加芍药和脾气，利血脉止痛；水湿聚于下焦而又上冲者，加桂枝下气温化水湿之邪；寒湿凝聚而痹不通者，加细辛以散陈寒痼冷。

【选注】

《金匮要略心典》："风湿在表，法当从汗而解，乃汗不待发而自出，表尚未解而已虚，汗解之法不可守矣。故不用麻黄出之皮毛之表，而用防己驱之肌肤之里。服后如虫行皮中，及从腰下如冰，皆湿下行之征也。然非芪、术、甘草，焉能使卫阳复振，而驱湿下行哉？"

【病案举例】

张某，男，35岁，农民，于1978年4月8日诊治。

患者近期多次冒雨劳动，以致发热，关节酸痛，经服APC，抗生素治疗，热退，余症依然。面色萎黄，头重神疲，倦怠嗜卧，骨节酸楚，重滞难移，肘膝关节尤甚，汗出恶风，胃纳欠佳，舌苔白腻，脉濡涩。检查：肘、膝关节肿胀活动受限，血沉34毫米/小时，抗链"O"测定1250单位，诊断为风湿性关节炎。此属表虚夹湿之着痹，治以防已黄芪汤加减：

黄芪、白术、宣木瓜各10克，汉防已15克，苡仁、徐长卿、茯苓各20克，滑石30克，通草5克。水煎服。

服5剂后，诸证均减，连服1个月后，血沉、抗链"O"均已正常。[沈敏南.防已黄芪汤的临床运用[J].吉林中医药，1981（2）：18-20.]

23. 伤寒八九日，风湿相搏，身体疼烦，不能自转侧，不呕不渴，脉浮虚而涩者，桂枝附子汤主之；若大便坚，小便自利者，去桂加白术汤主之。

桂枝附子汤方

桂枝四两，去皮　生姜三两，切　附子三枚，炮去皮，破八片　甘草二两，炙　大枣十二枚，擘

上五味，以水六升，煮取二升，去滓，分温三服。

白术附子汤方

白术二两　附子一枚半，炮去皮　甘草一两，炙　生姜一两半，切　大枣六枚

上五味，以水三升，煮取一升，去滓，分温三服。一服觉身痹，半日许再服，三服都尽，其人如冒状①，勿怪，即是术附并走皮中，逐水气未得除故耳。

【词解】

①其人如冒状：冒，眩冒，即头晕。

【诠解】

本条是论述风湿兼阳虚的证治。外感风寒湿邪，八九日不解，邪仍在表，故脉浮；其人不呕不渴，反映邪未传少阳、阳明而未入里。风寒湿三气杂至合而为病，如留于肌表，风湿邪胜，表阳复虚，故脉浮而按之虚；湿盛痹着气血不利，故脉又涩；身体疼烦，不能自转侧，湿留关节之候。

治宜桂枝附子汤，温经助阳，以散寒湿。方中桂枝散风寒，温通经络，温化湿邪；附子温阳化湿，温经通痹；生姜散风寒湿邪；甘草、大枣补脾胃，而调和营卫。

服桂枝附子汤后，阳气通达，气化已行，湿邪减少，故见大便已实，小便通利。宜用白术附子汤，即桂枝附子汤去桂枝加白术而成，以奏温经复阳，行化表湿之功。服白术附子汤第一服时，可出现周身如痹，反映药力已行，再服，以至三服都尽，其人头目如冒而似眩瞑，不用责怪，这是附子与白术的药力逐除水湿之邪未尽的表现。

【选注】

《金匮要略心典》："身体疼烦，不能自转侧者，邪在表也；不呕不渴，里无热也；脉浮虚而涩，知其风湿外持而卫阳不正。故以桂枝汤去芍药之酸收，加附子之辛温，以振阳气而敌阴邪。若大便坚，小便自利，知其在表之阳虽弱，而在里之气犹治，则皮中之湿，自可驱之于里，使从水道而出，不必更发其表，以危久弱之阳矣。故于前方去桂枝之辛散，加白术之苦燥，合附子之大力健行者，于以并走皮中而逐水气，亦因势利导之法也。"

【病案举例 1】

梁某，男，成年。素易感冒，1975 年 8 月，忽觉恶风，微汗出，周身筋肉酸痛沉重，卧而难以转侧，四肢关节屈伸不利，无头痛项强，口渴呕吐等症，二便调，口淡，舌淡苔白，脉浮虚，体温 38.5℃。前医以三仁汤加减治疗未效而转诊。笔者认为，此证为阳虚之体，感受风寒湿，为痹证之初。正如《伤寒论》所说："风湿相搏，身体疼烦，不能自转侧，不呕不渴，脉浮虚而涩者，桂枝附子汤主之。"

故投以：桂枝 10 克，熟附子 12 克，生姜 3 片，大枣 6 枚，炙甘草 6 克。

服 3 剂，诸证消失而愈。

按语：桂枝附子汤源出《伤寒论》和《金匮要略》一书，属辛温之剂，原药物组成为桂枝、炮附子、生姜、大枣、炙甘草。它的作用：桂枝祛风，配附子温阳行湿，甘草、姜、枣和中养胃，有祛风除湿，和中养胃之效，而风寒湿邪侵袭体表，卫阳与之抗争，必见发热，一般多因此而不敢用桂、附。家属因顾虑病情加重，在煎药时减少附子一半，不料病者服药后，诸证减轻，体温亦减。余下两剂，即放心使用，药完病愈。由此可见，发热并不是不能使用桂、附，只要谨守病机，求其根本是关键，如有阳虚脉证而用之，即能达到效果。[梁柳文. 痹证[J]. 新中医，1981(2)：30.]

【病案举例2】

患者黄某，男，62岁，农民，1979年12月18日初诊。患习惯性便秘已多年，平时4~5日大便1次，稍吃辛辣刺激性食物，则大便干结如羊矢。虽便秘，但腹部常无所苦，故未坚持治疗。近因连日阴雨，气候寒冷，3天前因劳动不慎跌入水中，第2日开始恶寒发热，全身酸痛，经自服紫苏姜酒后，恶寒已差，但全身酸痛未减，特别腰以下肌肉骨节疼痛难忍，以致坐卧不安，因而来诊。诊得舌苔白厚而润，舌质淡红，脉弦缓。因询及二便情况，获知患有习惯性便秘，现已3日未通大便，小便稍黄，因而联想到《伤寒论》桂枝附子去桂加白术汤证与此很相似，不妨一试。

遂处该方1剂：白术60克，附子10克，炙甘草6克，生姜10克，红枣5克。

第2日复诊：恶寒已罢，身痛减轻，大便通、量多。再1剂，痊愈。[刘珉. 重用白术治疗便秘三十四例疗效观察[J]. 福建中医药，1981(1)：36-37.]

24. 风湿相搏，骨节疼烦，掣痛不得屈伸，近之则痛剧，汗出短气，小便不利，恶风不欲去衣，或身微肿者，甘草附子汤主之。

甘草附子汤方

甘草二两，炙　附子一枚，炮去皮　白术二两　桂枝四两，去皮

上四味，以水六升，煮取三升，去滓，温服一升，日三服，初服得微汗则解。能食，汗出复烦者，服五合。恐一升多者，服六七合为妙。

【诠解】

本条是论述风湿病阳气虚的辨证论治。病人感受风寒湿邪，三邪盛

于关节体表，而阳气复虚，故见骨节疼痛，而又掣痛不得屈伸，近之则痛剧；阳虚不能固表则汗出短气；寒湿盛而阳不化，故又小便不利，恶风不欲去衣，或身微肿，此乃阳虚而邪气盛的反映。

治宜甘草附子汤，助阳温经，益气化湿。方中甘草、白术健脾化湿；附子、桂枝温阳通气，宣行营卫，化湿散风。本方扶正祛邪，补中有发，温阳益气，对风湿性心脏病起到正邪兼顾的作用。

【选注】

《医宗金鉴》："风湿相抟，身体烦疼重着，不能转侧者，湿胜风也。今掣痛不可屈伸，风胜湿也。掣痛不可屈伸，近之则痛剧，汗出、短气、恶风不欲去衣，皆风邪壅盛也。小便不利，湿内蓄也。身微肿者，湿外抟也。以甘草附子汤微汗之，祛风为主，除湿次之也。此上二条，皆详风湿之义，以明风湿之治也。"

【病案举例】

宫某，女，47岁，1973年8月来诊。主诉：久病腰疼，2个月前继发功能性子宫流血，经刮宫血止，但身体逐渐虚弱多病，周身关节疼痛，初为走窜，近1个月痛有定处，手背及腕关节肿痛。继而肌肉隐有红色斑片，掣痛不得屈伸，触之则痛剧，夜重有碍睡眠，汗出渗透衬衣及被单，恶寒喜暖，头晕乏力，尿涩，尿道痛，面色晦暗，痛苦病容，舌苔薄白而燥，脉象弦。诊为气血不充，寒湿侵袭脉络，郁久化热。

治法：补气养血，疏风散寒，清热利湿。

方药：党参40克，二术各15克，附子15克，桂枝20克，白芍20克，当归30克，川芎15克，红花15克，防己15克，大艽20克，甘草15克，滑石20克，元柏15克，仙遗粮40克。水煎服。

上方连服4剂，手腕肿痛、尿涩减轻，但周身疼与夜汗不解，仍按上方加芪、龙、牡等品，连服数日不效。遂忆及甘草附子汤所主诸症与本症相似，遂改用本方：

桂枝50克，附子15克，白术25克，甘草25克。水煎分2次服。

1剂，疼止得寐，汗出大减。连服8剂，痊愈出院。[孙华周．甘草附子汤止汗三例[J]．辽宁中医杂志，1980(5)：15-16.]

25. 太阳中暍[1],发热恶寒,身重而疼痛,其脉弦细芤迟,小便已,洒洒然毛耸,手足逆冷,小有劳,身即热,口开前板齿燥,若发其汗,则其恶寒甚;加温针则发热甚;数下之则淋甚。

【词解】

①中暍:即中暑。

【诠解】

本条论述中暑的证治特点。中暑是有季节性的,古人说:先夏至为病温,后夏至为病暑。夏天伤于暑邪,暑热则耗阴伤气,故见口开喘息,门齿干燥,发热,心烦,口渴,汗出等。或者由于暑热而又乘凉饮冷,反使寒邪伤于外,湿伤于中,故又见发热,恶寒,呕吐,泄泻,身重而且疼痛等。卫阳不达于四肢,故手足厥冷。暑热伤气则脉芤,暑热伤阴则脉细;寒伤于外则脉弦紧,寒湿伤于中则脉迟,此证如言其脉则有弦细芤迟之变。本病既有寒伤于外,而又阳气内虚,若发其汗,则阳气外散,故恶寒更甚;本病寒湿伤中,而又有阴气虚,若更加温针则伤阴分而发热甚。本病湿伤于中,又有津液亏耗,若再下之,则津液内竭,必小便混浊涩痛。本病属于伤暑之病,阳气已虚,动则阳气浮于外,故小有劳,身即发热。小便已,膀胱之气不支,卫阳更感不足,故形寒毫毛耸立。

【选注】

《金匮要略方论本义》:"太阳主表,六淫之邪必先中之,故中暍亦为太阳病,虽所受之邪不同,而所感之分则同也。太阳中暍,暑热客皮肤之外,内热盛躯壳之里。发热者,客邪在表;恶寒者,热甚于里也;身重而疼痛,暍不自感,必有所挟,挟湿则身重,挟寒则身痛。暍何有于寒乎?盖暍之为病,或得于冒暑服劳,所谓动而得之者也,则暍气多而寒湿少,竟为暍所中也;或得于避暑深居,所谓静而得之者也,则寒湿多而暍气少,暍为寒湿中人而郁成也:均可谓之太阳中暍也。试诊之,其脉弦细,弦者紧之类,寒在表也,细者湿之征,热挟湿也。此二者,病脉也。再见芤迟,芤者,中气之虚,暑月汗出气虚,故易于感外也;迟者,腹中之寒,暑月伏阴在里,故易于寒内也。此二者,又暍病由来之脉也。合脉证而谛之,而中暍之病可识矣。再征之于余证:小便已,洒洒然毛耸,太阳之表有邪,则膀胱腑应之,小便时气动于膀胱,必连及于皮毛,洒洒然,恶风寒之状,正绘表证如画也;再验之于手足逆冷,内热极而寒见于四末,且内热为寒湿所郁,其气格阻而不宣达,亦可逆见手足,皆内热外寒之象也。以致小有劳,身即热,热病阴虚，动则生阳也；口前开，板齿燥，热盛于内，欲开口以泄其气，气出而内热熏灼于板齿，则齿燥也。此全为内热炽盛之证，若单感暍邪者，内外俱是阳邪；若兼感寒湿者，内为阳邪而外为阴邪，非兼治其内外不为功也。”

26. 太阳中热者，暍是也，汗出恶寒，身热而渴，白虎加人参汤主之。

白虎人参汤方

知母六两　石膏一斤，碎　甘草二两　粳米六合　人参三两

上五味，以水一斗，煮米熟汤成，去滓，温服一升，日三服。

【诠解】

本条是论述中暑的证治。夏天感受暑热邪气，伤气耗阴，暑热炽盛，故身热，汗出，恶寒。暑热伤阴，故见口渴，心烦，尿赤。

治以白虎加人参汤，清热解暑，益气生津。方中石膏清表里之热；知母滋阴清热；甘草、粳米益胃生津；人参则补气生津，保元固本。

【选注】

《金匮要略心典》：“中热亦即中暑，暍即暑之气也。恶寒者，热气入则皮肤缓，腠理开，开则洒然寒，与伤寒恶寒者不同。发热汗出而渴，表里热炽，胃阴待涸，求救于水，故与白虎加人参以清热生阴，为中暑而无湿者之法也。”

27. 太阳中暍，身热疼重，而脉微弱，此以夏月伤冷水，水行皮中所致也。一物瓜蒂汤主之。

一物瓜蒂汤方

瓜蒂二七个

上剉，以水一升，煮取五合，去滓顿服。

【诠解】

本条是论述暑病挟湿的辨证论治。病人中于暑热，邪在太阳之表，故身发热；又伤冷水（或饮或浴），水行皮中，故身疼；中暑伤气，气伤而虚，故脉微弱。方用瓜蒂散，治身面四肢浮肿，散皮肤中水气，苦以泄之法也。

【选注】

《金匮要略心典》：“暑之中人也，阴虚而多火者，暑即寓于火之中，为汗出而烦渴；阳虚而多湿者，暑即伏于湿之内，为身热而疼重。故暑病恒以湿为病，而治湿即所以治暑。瓜蒂苦寒，能吐能下，去身面四肢水气，水去而暑无所依，将不治而自解矣。此治中暑兼湿者之法也。”

结语

本篇论述痉、湿、暍三病的辨证论治。痉病的成因为外感风寒邪气，又津液不足，不能滋润筋脉所致。症状以项背强急，口噤不开，甚至角弓反张为主，脉象按之紧如弦，直上下行。痉病辨证应分刚痉、柔痉、实热痉三种：刚痉为表实无汗，故用葛根汤；柔痉为表虚有汗，则用桂枝加葛根汤；若脉反沉迟者则用栝楼桂枝汤；实热痉为阳明燥热伤津证，宜用大承气汤。

湿病的成因为外感风寒湿邪，症状以身体疼重，骨节烦疼为主。湿病的辨证，表实无汗者，用麻黄加术汤；日晡所剧疼痛者，用麻杏薏甘汤；表虚汗出者，用防已黄芪汤；如寒湿盛胜而阳气微者，当选用桂枝附子汤、白术附子汤、甘草附子汤以助阳气化寒湿，正邪兼顾为宜。总的来说，在治湿方中，有以发汗去邪为主；有以温通经络，利关节止痛为主；有以温阳利湿，开痹化凝等治法为主，如能结合临床实际，很有实践意义。

暍即暑病，暑病的辨证可分暑热和暑湿两类。本篇对暑病的气阴两伤，以及暑中兼有寒湿等证进行了分析，并举出了治疗方法，较为全面。

百合狐惑阴阳毒病证治第三

概说

本篇论述百合、狐惑、阴阳毒3种病的辨证论治。篇中共有条文15条，载方12首。其中第1条为百合病的总论，阐述百合病的发病机理、脉证和转归；第2~9条是论百合病的证治和各种变证的治法；第10~13条则是阐述狐惑病的辨证和方药；第14、15条则叙述了阴阳毒的证治。本篇所论的3种疾病皆由热病传变而来，其症状表现有类似之处，如百合病的常默然、欲卧不能卧，和狐惑病的默默欲眠、目不得闭、卧起不安等症相似。狐惑病有蚀于喉的病变，而阴阳毒病也有咽喉疼痛之症，所以三病合于一篇讨论，以资鉴别分析。

百合病可发生在温热病之后，或由情志不遂，引起阴虚内热，精神恍惚，饮食和行动失常，口苦，尿赤，脉微数等。

狐惑病是因湿热之毒蕴结于里所引起的疾患，有目赤，咽喉和前后阴腐蚀等。由于本证古名狐惑病，后世医家则称之为"疳"，分为牙疳和下疳。

阴阳毒是阴毒病和阳毒病的总称，因疫毒之邪蕴于血脉而成。阴毒有面目青、身痛如被杖、咽喉痛等；阳毒有面赤斑斑如锦文、咽痛、吐脓血等。由于阴阳毒是感受疫疠毒邪所致，故有一定的传染性。

1. 论曰：百合病者，百脉一宗①，悉致其病也。意欲食复不能食，常默然，欲卧不能卧，欲行不能行，饮食或有美时，或有不用闻食臭时，如寒无寒，如热无热，口苦，小便赤，诸药不能治，得药则剧吐利，如有神灵者②，身形如和③，其脉微数，每溺时头痛者，六十日乃愈；若溺时头不痛，淅然者，四十日愈；若溺快然，但头眩者，二十日愈。其证或未病而预见，或病四五日而出，或病二十日或一月微见者，各随证治之。

【词解】

①百脉一宗：是指人之血脉，分之则为百脉，合之则为一宗。百脉朝宗于肺，故百脉不可注，而可注其肺。

②如有神灵者：指百合病诸药不能治，得药则剧吐利，全是恍惚不定，

去来不可凭，如有（像似）神灵所为。

③身形如和：从患者的身体上观察没有显著病态，好像没有什么病。

【诠解】

本条论述百合病的病因、病机、症状和预后。百合病是由心血肺阴两虚，阴虚内热引起的疾病。是因热病之后，阴血未复，余热未尽，消烁津液；或因平素思虑伤心，情志不遂，郁结化火，耗津烁液，而使心血肺阴两伤，阴虚内热，则百脉俱受其累，以致百脉不和，症状百出，故曰："百脉一宗，悉致其病也。"

由于心血肺阴亏损，虚热内盛，热邪散漫未归于一经，而游走于百脉。脉朝于肺而系于心，心神失慧，而有意欲食，复不能食，欲卧不能卧，欲行不能行等似是而非，全是恍惚去来不可为凭之象。惟口苦，小便赤，脉微数三证，则反映了内有邪热不解。若其人每溺时而头痛者，此乃热邪之甚者，必俟六十日之久，使阴气复则病愈；若溺时头不痛，而淅淅然畏恶风寒者，则病势稍浅，必等四十日方愈；若溺时快然，但头眩者，则邪更浅，不过二十日便可愈。此证每见于热病之后，也有或未病而预见，或先见，或后见等等不同，应各随其证而治之。

至于溺时而头痛等的病机：因肺有通调水道，下输膀胱的功用，膀胱经脉行于脊背，上行至头项，入络脑。溺时阳气下泄，不上充于头，故见头痛。此为阳气衰弱，病情较重，故曰：六十日乃愈；如溺时头不痛，淅然者，为阳气下泄，卫阳虚弱，不能温暖肌表，病情较轻，故曰：四十日愈；如溺时快然，头眩者，为阳气稍虚之头眩，乃病情之最轻者，故曰：二十日愈。如上所述，百合病因病情的轻重不同，症状也不相同，病愈亦长短不一。至于二十日、四十日、六十日乃大约之数，不可拘泥。

【选注】

《金匮要略心典》："百脉一宗者，分之则为百脉，合之则为一宗。悉致其病，则无之非病矣。然详其证：意欲食矣，而复不能食；常默然静矣，而又躁不得卧；饮食或有时美矣，而复有不用闻食臭时；如有寒，如有热矣，而又不见为寒，不见为热；诸药不能治，得药则剧吐利矣，而又身形如和。全是恍惚去来，不可为凭之象。惟口苦、小便赤、脉微数，则其常也。所以者何？热邪散漫，未统于经，其气游走无定，故其病亦去来无定。而病之所以为热者，则征于脉，见于口与便，有不可掩然者矣。夫膀胱者，太阳之府，其脉上至巅顶，而外行皮肤。溺时头痛者，太阳乍虚，而热气乘之也；淅然、快然，则递减矣。夫乍虚之气，溺已即复；而热淫之气，得阴乃解。故其甚者，必六十日之久，诸阴尽集，而后邪退而愈；其次四十日；又其次二十日，热差减者，愈差速也。此病多于伤寒热病前后见之；其未病而预见者，热气先动也；其病后四五日，或二十日，或一月见者，遗热不去也。各随其证以治，具如下文。”

2. 百合病发汗后者，百合知母汤主之。

百合知母汤方

百合七枚，擘　知母三两，切

上先以水洗百合，渍一宿，当白沫出去其水，更以泉水二升，煎取一升，去滓；别以泉水二升煎知母，取一升去滓；后合和煎取一升五合，分温再服。

【诠解】

本条论述百合病误用汗法后的证治。百合病有如寒无寒、如热无热等证，医生误认为是表实证而发其汗，汗后伤津，心血肺阴更虚，则虚热加重，故出现心烦、口渴等。

治以百合知母汤，养阴清热，润燥除烦。方中百合清心润肺，益气安神；知母清热除烦，养阴止渴；配泉水清热利尿，导热下行。三药相合，以奏养阴除热之功。

【选注】

《医宗金鉴》：“百合病不应汗而汗之，不解者则致燥。以百合知母汤主之者，清而润之也。”

3. 百合病下之后者，滑石代赭汤主之。

滑石代赭汤方

百合七枚，擘　滑石三两，碎绵裹　代赭石如弹丸大一枚，碎绵裹

上先以水洗百合，渍一宿，当白沫出，去其水，更以泉水二升煎取一升，去滓；别以泉水二升煎滑石、代赭，取一升去滓，后合和重煎取一升五合，分温服。

【诠解】

本条论述百合病误用下法后的证治。百合病有意欲食，复不能食，口苦，尿赤，脉微数等证。医生误认为是里实证而反下之，以致津液更伤，内热加重，故常见小便短赤而涩。又因苦寒泻下之品，伤其胃气，故胃气上逆而致哕。

治以滑石代赭汤，滋阴清热，和胃降逆。方中百合滋润心肺，益气安神；滑石清热利尿，代赭石和胃降逆；配泉水引热下行。

【选注】

《金匮要略论注》："其在下后者，下多伤阴，虚邪在阴，阴虚火逆，攻补无益。故以百合同滑石之走窍，代赭之镇逆者以通阳气，加之泉水以泻阴火，而阴气自调也。"

4. 百合病吐之后者，用后方主之。

百合鸡子汤方

百合七枚，擘　鸡子黄一枚

上先以水洗百合，渍一宿，当白沫出，去其水，更以泉水二升煎取一升，去滓，内鸡子黄，搅匀煎五分，温服。

【诠解】

本条论述百合病误用吐法后的证治。百合病有不欲闻食臭等证，医生误认为宿食停滞而用吐法，更损肺胃之阴，且扰胃之和降之气，则虚烦不安，而胃中不和。

治以百合鸡子汤，养阴润燥除烦。方中百合滋养肺胃之阴，清热除烦；鸡子黄养阴润燥，安五脏之气，能除虚烦；泉水养阴泄热。

【选注】

《金匮要略论注》："吐伤元气，而阴精不上奉，故百合病在吐后者，须以鸡子黄之养阴者同泉水以滋元阴，协百合以行肺气，则血气调而阴阳自平。"

5. 百合病不经吐、下、发汗，病形如初者，百合地黄汤主之。

百合地黄汤方

百合七枚，擘　生地黄汁一升

上以水洗百合渍一宿，当白沫出，去其水，更以泉水二升煎取一升，去滓，内地黄汁煎取一升五合，分温再服，中病勿更服，大便常如漆。

【诠解】

本条论述百合病未经汗、吐、下的正治之法。百合病由于心血肺阴两虚，阴虚内热，邪气流于百脉，而成百合病。

治以百合地黄汤，养心血，滋肺阴，凉血清热。方中百合养肺阴，清虚热；生地黄益营凉血，滋水降火，调和血脉；泉水利小便，泄虚热。三药相合，使阴气充，热邪去，百脉调和，病可自愈。

【选注】

《医宗金鉴》:"百合一病,不经吐、下、发汗,病形如初者,是谓其病迁延日久,而不增减,形证如首章之初也。以百合地黄汤通其百脉,凉其百脉。中病勿更服,恐过服生地黄,大便常如漆也。"

【病案举例】

连某,男,48岁,干部,于1980年10月14日来诊。1个月前因生气精神不好,性情急躁,少寐多梦,纳呆,口苦,小便短赤。近1周来坐卧不安,烦躁不宁,多疑,夜间尤甚。现证:神疲体倦,走路有欲倒之势,欲食不能食,欲卧不能卧,曾多次去医院诊治,投安神镇静之品和舒肝理气、豁痰清热之药均无效。既往史:患阳痿5年。查体:一般状态尚可,神清语明,舌质红,舌尖赤,苔微黄,脉沉细而数。

综上脉证合参为肾虚累及心肺,阴虚生内热,百脉失其濡养所致。诊为百合病,治以滋阴清热,养心安神,方用百合地黄汤、知柏地黄汤加减。

处方:百合100克,生地15克,知母15克,山药15克,茯苓15克,炒枣仁20克,甘草10克。2剂,日1剂,水煎服。

10月16日二诊:服药后诸证减其大半,小便通畅,口中和,能进饮食但量少,能入睡,舌苔已退。药已应症,继用前法前方加龟甲15克,3剂。

10月19日三诊:诸症基本消失,精神已恢复正常,饮食增加,睡眠安适,仍感腰酸乏力。再守上方6剂。

10月25日四诊:诸症消失,已上班,阳痿亦有好转,改用新六味地黄丸以治本。[徐守仁.百合病[J].吉林中医药,1981(4):37.]

6. 百合病一月不解,变成渴者,百合洗方主之。

百合洗方

上以百合一升,以水一斗渍之一宿,以洗身,洗已,食煮饼①,勿以盐豉也。

【词解】

①煮饼:可能是面条一类食物。

【诠解】

本条是论百合病变证的治法。由于心肺阴虚内热，一月不解，阴津亏损，虚火亢盛，故见口渴，只用百合地黄汤药力不足，配用百合洗方，以百合渍水洗身。外洗皮表，其气通肺，以清肺热。内服外洗，共收养阴清热之效。洗已汗出而胃知饥，则食以煮饼，益气养津，清热止渴。勿以盐豉佐食，恐其味咸伤血，耗津增热而变渴。

【选注】

《医宗金鉴》："百合病本不渴，今一月不解，变成渴者，外以百合汤浸洗其身，通表泻热；内食煮饼，勿以盐豉，不致引饮，而渴自止也。"

7. 百合病渴不差者，栝楼牡蛎散主之。

栝楼牡蛎散方

栝楼根　牡蛎熬，等分

上为细末，饮服方寸匕，日三服。

【诠解】

本条又论述百合病渴而不差的治法。上述之百合病，若服百合地黄汤及百合洗方，而其渴仍不差者，此为热伤津液所致，可用栝楼牡蛎散主之。

栝楼牡蛎散方，有生津止渴、收敛浮热的作用。方中栝楼根气凉性润，启发脾阴，上承津液，而止口渴；牡蛎则敛摄在上之阳热，开散凝滞水饮。以上二味，一升一降，使其阴阳调和，口渴自解。

【选注】

《金匮要略论注》："渴不差，是虽百合汤洗而无益矣。明是内之阴气未复，由于阳亢也，故以栝楼根清胸中之热，牡蛎清下焦之热，与上平阳以救阴同法，但此从其内治耳，故不用百合而作散。"

8. 百合病变发热者一作：发寒热，百合滑石散主之。

百合滑石散方

百合一两，炙　滑石三两

上为散，饮服方寸匕，日三服，当微利者止服，热则除。

【诠解】

本条三论百合病变发热证的治法。由于心血肺阴两虚，虚热游走百脉无定，气血乱于表，故如寒无寒，如热无热。变发热者，为虚热郁结，热郁于上，气行不畅，湿郁于下，湿热相合，故发热、口苦、脉数、尿赤。

治以百合滑石散，滋阴清热，利湿通郁。方中百合滋阴济阳，清润心肺；滑石利水渗湿以解热。以上二味，一为滋阴润燥，而去在上之虚热；一为滑利水道，而通在下之湿郁，津液通济，其热可清。

【选注】

《金匮要略论注》："仲景尝谓发于阳部，其人振寒而发热，则知变发热者，内热不已，淫于肌肤，而阳分亦热，故以滑石清腹中之热，以和其内而平其外，兼百合壮肺气以调之；不用泉水，热已在外，不欲过寒伤阴，故曰当微利，谓略疏其气，而阴平热则除也。"

9. 百合病见于阴者，以阳法救之；见于阳者，以阴法救之。见阳攻阴，复发其汗，此为逆；见阴攻阳，乃复下之，此亦为逆。

【诠解】

本条论述百合病的治疗顺逆。百合病是由于心血肺阴两虚，阴虚生热，内热耗损阴气，然病见于阴，甚必及阳，故其症状有见于阴和见于阳之分，如见于阳则常默然、欲卧、不能行、如寒、无热、不能食、不用闻食臭；见于阴，则意欲食、饮食或有美时、无寒、如热、不能卧、欲行、口苦、脉微数、小便赤。治疗之法，不外用阴和阳，用阳和阴，使其阴阳平秘则病愈。

若医计不出此误用发汗之法，则更伤其阳。故曰："此为逆。"同样，若误用攻下之法，则更伤其阴，故曰："见阴攻阳，乃复下之，此亦为逆。"由此可见，百合病的治疗方法是见阳救阴，见阴救阳，以调和阴阳，恢复阴阳平衡状态，则病自愈。

【选注】

《金匮要略心典》："病见于阴，甚必及阳；病见于阳，穷必归阴。以法救之者，养其阳以救阴之偏，则阴以平而阳不伤；补其阴以救阳之过，则阳以和而阴不敝。《内经》用阴和阳，用阳和阴之道也。若见阳之病而攻其阴，则并伤其阴矣，乃复发汗，是重伤其阳也，故为逆；见阴之病而攻其阳，则并伤其阳矣，乃复下之，是重竭其阴也，故亦为逆。以百合为邪少虚多之证，故不可直攻其病，亦不可误攻其无病如此。"

10. 狐惑之为病，状如伤寒[①]，默默欲眠，目不得闭，卧起不安。蚀[②]于喉为惑，蚀于阴为狐，不欲饮食，恶闻食臭，其面目乍赤、乍黑、乍白，蚀于上部则声喝[③]一作嗄，甘草泻心汤主之。

甘草泻心汤方

甘草四两　黄芩　人参　干姜各三两　黄连一两　大枣十二枚　半夏半升

上七味，水一斗，煮取六升，去滓，再煎温服一升，日三服。

【词解】

①状如伤寒：发热恶寒如同伤寒之证。

②蚀：是指腐蚀。

③声喝：是指声音嘶哑，或作嗄，两字相同。

【诠解】

本条是论述狐惑病的症状及治疗。本病是因湿热久蕴而生虫，且蒸腐气血，内损心肺，外伤咽喉，咽喉腐蚀糜烂，则声音嘶哑，名叫“惑”病；若内损肝肾，虫蚀前后二阴，阴部腐蚀溃烂，则叫“狐”病。若内伤脾胃，运化失常，故不欲饮食，恶闻食臭。湿热内困心神，故默默欲眠，目不得闭，而卧起不安。湿热为病，热邪上蒸，故其面目乍赤；湿邪上遏，故其面目乍黑；湿热下行，则面目乍白。

治疗之法，上蚀于喉的，应宜清热解毒，泻心扶正，治用甘草泻心汤。方以甘草扶正解毒；配以黄芩、黄连清热燥湿；干姜、半夏辛燥行气以化湿；人参、大枣补中健运，以运湿邪。诸药相合，乃调中焦阴阳，而使脾气健运，湿毒自化，则其证可解。

【选注】

《金匮要略论注》：“狐惑，虫也，虫非狐惑而因病以名之，欲人因名思义也。大抵皆湿热毒所为之病……于是毒盛在上，侵蚀于喉为惑，谓热淫如惑乱之气感而生惑也；毒偏在下，侵蚀于阴为狐，谓柔害而幽隐如狐性之阴也。蚀者，若有食之而不见其形，如日月之蚀也。”

【病案举例】

解某，男，43岁。口腔、肛门、龟头出现红色，如炎症初起，随之即溃烂皮破，日久不愈。西医诊断为“白塞综合征”，治疗70余日，唯龟头之糜烂毫不见效。切其脉弦细，观舌质红而苔白。辨为肝肾阴虚有热，且伏有湿䘌之邪。

外用处方：珍珠3克，青黛3克，轻粉1克。共研细末，涂敷疮面。

内服处方：熟地30克，山药18克，丹皮10克，赤苓10克，川楝子10克，使君子10克，当归10克，川芎6克。水煎内服。

经内外兼治，不到1个月病愈。（刘渡舟治验）

11. 蚀于下部则咽干，苦参汤洗之。

苦参汤方

苦参一升

以水五升，煎取七升，去滓熏洗，日三服。

【诠解】

本条是论述狐惑病蚀于前阴的外治法。湿热腐蚀于下，则前阴苦痒，甚或溃烂；湿热循经上熏咽喉，故咽干。

治以苦参汤熏洗患处。苦参清热燥湿，解毒杀虫，更治前阴虫痒溃烂之疾。

【选注】

《金匮要略论注》："下部毒盛，所伤在血而咽干，喉属阳，咽属阴也，药用苦参熏洗，以去风清热而杀虫也。"

12. 蚀于肛者，雄黄熏之。

雄黄熏方

上一味为末，筒瓦二枚合之，烧向肛熏之。

《脉经》云：病人或从呼吸上蚀其咽，或从下焦蚀其肛阴。蚀上为惑，蚀下为狐，狐惑病者，猪苓散主之。

【诠解】

本条是论狐病蚀于肛门的治法。由于湿热生虫，蚀于后阴，作痒作痛，肛门溃烂，此证包括近世的"白塞综合征"。如前阴破损者，可用珍珠粉敷之。治以雄黄熏法，雄黄有解毒除湿杀虫的功效。此方亦治寸白虫（蛲虫），在临床上用之有效。

【选注】

《医宗金鉴》："李彣曰：喉肛与前阴，皆关窍所通，津液滋润之处，故虫每蚀于此。"

13. 病者脉数，无热①微烦，默默但欲卧，汗出。初得之三四日，目赤如鸠②眼，七八日目四眦③一本此有黄字黑；若能食者，脓已成也。赤小豆当归散主之。

赤小豆当归散方

赤小豆三升，浸令芽出，曝干　当归

上二味，杵为散，浆水服方寸匕，日三服。

【词解】

①无热：谓无寒热，是无表证的互词。

②鸠：鸟名，俗称斑鸠，其目色赤。

③四眦：指两眼内外眦。

【诠解】

本条论述狐惑病成脓的证治。病者无热，表示病不在表。由于湿热内盛，困扰心神，则脉数，微烦，默默但欲卧；湿热外蒸，腠理开泄，故汗出；湿热郁于血分，蓄热不去，随肝经上注于目，则目赤如鸠眼；若湿热壅遏，日久不解，蒸腐血肉而化脓，故目四眦黑；化脓之时，病势局限，对脾胃影响较轻，所以病人能食。

治以赤小豆当归散，清热解毒，活血化脓。方中赤小豆渗湿清热，解毒排脓，以散恶血；当归活血养血，去腐生新；浆水清凉解热。三药同用，脓除毒解，热退湿化，其病可愈。

本证的化脓部位可在喉部、阴部、肛门、大肠下端或眼球前房积脓。关于初得之三四日和七八日的时间，皆是约略之数，可不必拘泥，仍以病证变化为准。

【选注】

《金匮要略心典》："脉数微烦，默默但欲卧，热盛于里也。无热汗出，病不在表也。三四日目赤如鸠眼者，肝脏血中之热，随经上注于目也。经热如此，脏热可知，其为蓄热不去，将成痈肿无疑。至七八日目四眦黑，赤色极而变黑，则痈尤甚矣。夫肝与胃，互为胜负者也。肝方有热，势必以其热侵及于胃；而肝既成痈，胃即以其热并之于肝，故曰若能食者，知脓已成也。且脓成则毒化，毒化则不特胃和而肝亦和矣。赤豆、当归，乃排脓血、除湿热之良剂也。

"再按此一条，注家有目为狐惑病者，有目为阴阳毒者，要之亦是湿热蕴毒之病，其不腐而为虫者，则积而为痈。不发于身面者，则发于肠脏，亦病机自然之势也。仲景意谓与狐惑、阴阳毒，同源而异流者，故特论列于此欤？"

14. 阳毒之为病，面赤斑斑如锦文①，咽喉痛，唾脓血。五日可治，七日不可治，升麻鳖甲汤主之。

升麻鳖甲汤方

升麻二两　当归一两　蜀椒炒去汗，一两　甘草二两　鳖甲手指大一片，炙　雄黄半两，研

上六味，以水四升，煮取一升，顿服之，老小再服②。取汗。

《肘后》《千金方》:阳毒用升麻汤,无鳖甲有桂;阴毒用甘草汤,无雄黄。

【词解】

①锦文:有彩色花纹的丝织品。

②老小再服:老人和小孩分两次服。

【诠解】

本条论述阳毒的证治。阳毒是因感受天地疫疠火毒之气,火毒内蕴,扰于营血,血热行于皮下,故面赤斑斑如锦文;火毒上灼咽喉,则咽喉疼痛;火毒蒸腐胸膈气血,血肉腐败,而吐脓血。如上可知,本证病势凶险,应在邪气未盛,正气不衰,易于治疗之时治之。若待正虚邪盛,则较为难治,故曰"五日可治,七日不可治"。

治以升麻鳖甲汤,清热解毒,活血排脓。方中升麻、甘草清热解毒,可治时气疫疠之喉痛;当归、鳖甲活血凉血,散瘀排脓,养阴清热;雄黄辛温,散瘀解毒;蜀椒温中止痛;雄黄、蜀椒均为温热之品,可助升麻、甘草解毒之力,又能助鳖甲、当归散瘀排脓之功。诸药合用,热除毒解,阳毒可愈。

15. 阴毒之为病,面目青,身痛如被杖①,咽喉痛。五日可治,七日不可治,升麻鳖甲汤去雄黄、蜀椒主之。

【词解】

①身痛如被杖:身疼好似被木杖击打。

【诠解】

本条论述阴毒的证治。阴毒是感受天地疫疠阴阳之气,毒邪痼结于里,血瘀凝滞,经脉阻塞不通,故面目色青;经脉阻塞,血流不通,则身痛如被杖;疫疠毒邪结于咽喉,故咽喉疼痛。"五日可治,七日不可治",其义同前。

治以升麻鳖甲汤去雄黄、蜀椒,解毒化瘀祛邪。

【选注】

《金匮要略心典》:"毒者,邪气蕴畜不解之谓。阳毒非必极热,阴毒非必极寒。邪在阳者为阳毒,邪在阴者为阴毒也。而此所谓阴阳者,亦非脏腑气血之谓,但以面赤斑斑如锦纹、咽喉痛、吐脓血,其邪著而在表者谓之阳;面目青、身痛如被杖、咽喉痛、不吐脓血,其邪隐而在表之里者谓之阴耳。故皆得用辛温升散之品,以发其蕴畜不解之邪;而亦并用甘润咸寒之味,以安其邪气经扰之阴。五日邪气尚浅,发之犹易,故可治;七日邪气已深，发之则难，故不可治。其蜀椒、雄黄二物，阳毒用之者，以阳从阳，欲其速散也；阴毒去之者，恐阴邪不可劫，而阴气反受损也。"

结语

百合病的病机为心肺阴血两虚，阴虚生热，病气游走百脉，症状百出而捉摸不定。治疗应以滋养心肺阴血，清除虚热而为法，故以百合地黄汤为代表方。本病因有误治和变证的不同，因而在治疗上亦有所不同。如误汗之后，用百合知母汤治之；误下之后，用滑石代赭汤治之；误吐之后，用百合鸡子黄汤治之。若百合病变渴者，用百合洗方治之；若渴不差者，则用栝楼牡蛎散治之；若变发热者，则用百合滑石散主之。

狐惑病的病机是湿热生虫，腐蚀气血而引起的疾患，治以清热解毒、化湿扶正为主。若虫蚀于上部叫做"惑"，则声嗄，用甘草泻心汤治之；蚀于前阴的叫做"狐"，则因黏膜溃破，可用苦参汤洗之；蚀于后阴，用雄黄熏之；若狐惑成脓，目眦黑而能食，用赤小豆当归散，清热解毒，活血排脓。

阴阳毒的病因是感受天地疫疠毒气所致，有传染性。两者均有咽喉痛，但阳毒以面赤斑斑如锦纹、吐脓血为主证，用升麻鳖甲汤清热解毒，活血排脓；阴毒以面目色青、身痛如被杖为主证，用升麻鳖甲汤去雄黄、蜀椒，解毒散瘀。

疟病脉证并治第四

概说

本篇论述疟病的辨证论治，并根据疟病的不同症状，将疟病分为瘅疟、温疟、牡疟3种类型，并且指出疟病日久不愈，可以形成癥瘕和疟母。篇中共有条文5条，载方6首，其中包括附方3首。本篇中第1、3条阐述疟病的脉证、病机，以及辨证和治疗原则；第2、4、5条为疟病的证治和方药。

疟病的病变部位虽在半表半里，但往往挟有伏邪为病，故与一般的少阳病证有所不同，所以治疗也不一样。如一般的少阳病，禁用汗吐下三法，而疟疾的治疗则可以用汗吐下三法治疗。

1. 师曰：疟脉自弦，弦数者多热，弦迟者多寒。弦小紧①者下之差②，弦迟者可温之，弦紧者可发汗、针灸也，浮大者可吐之，弦数者风发③也，以饮食消息④止之。

【词解】

①弦小紧：是指脉形弦细，而又紧急有力。

②差：同瘥，指病愈的意思。

③风发：是指阳邪动风之象。

④消息：有观察斟酌的意思。

【诠解】

本条论述疟病的辨证论治。疟病是邪伏少阳之半表半里部位，若邪入里与阴相争则恶寒；若外出与阳相争则发热，故有寒热往来之证。疟邪病于少阳，少阳脉弦，所以，疟脉也脉弦。此外，由于病人体质的差异，化寒化热亦有所不同。故弦数者多见有热；脉弦迟者，则多见有寒。因此，在治疗上也应有所区别，不能混而不分。如疟脉弦而小紧，紧主里主实，是疟病兼有饮食积滞之邪，治宜泻下胃肠之积；若疟脉弦而迟，为疟病兼见寒邪的反映，则可用温中散寒之法；若疟脉弦紧而不弦细，是疟病兼有风寒之邪，宜用针灸、发汗之法；若疟病脉见浮大，知其邪在高位，可以因势利导吐而越之；若脉弦而数，乃疟病阳热内盛，可用清热之法治之；若阳热内盛，则阴伤动风，而成“风发”之变，可从饮食方面酌情调理，如饮以梨汁、蔗汁，甘寒生津，以息其风则愈。

本条的特点是从脉象以论病，以及因证制宜的各种设想和治法，寓有凭脉辨证的意义。

【选注】

《金匮要略心典》：“疟者少阳之邪，弦者少阳之脉，有是邪，则有是脉也。然疟之舍，固在半表半里之间，而疟之气，则有偏多偏少之异。故其病有热多者，有寒多者，有里多而可下者，有表多而可汗、可吐者，有风从热出而不可以药散者，当各随其脉而施治也。徐氏曰：脉大者为阳，小者为阴，紧虽寒脉，小紧则内入而为阴矣。阴不可从表散，故曰下之愈。迟既为寒，温之无疑。弦紧不沉，为寒脉而非阴脉，非阴故可发汗、针灸也。疟脉概弦，而忽浮大，知邪在高分，高者引而越之，故可吐。喻氏曰：仲景既云弦数者多热矣，而复申一义云：弦数者风发，见多热不已，必至于极热，热极则生风，风生则肝木侮土，而传其热于胃，坐耗津液，此非可徒求之药，须以饮食消息，止其炽热，即梨汁、蔗浆生津止渴之属，正《内经》风淫于内，治以甘寒之旨也。”

2. 病疟，以月一日发，当以十五日愈；设不差，当月尽解；如其不差，当云何？师曰：此结为癥瘕[①]，名曰疟母[②]，急治之，宜鳖甲煎丸。

鳖甲煎丸方

鳖甲十二分，炙　乌扇三分，烧　黄芩三分　柴胡六分　鼠妇三分，熬　干姜三分　大黄三分　芍药五分　桂枝三分　葶苈一分，熬　石韦三分，去毛　厚朴三分　牡丹五分，去心　瞿麦二分　紫威三分　半夏一分　人参一分　䗪虫五分，熬　阿胶三分，炙　蜂窠四分，炙　赤消十二分　蜣螂六分，熬　桃仁二分

上二十三味，为末，取煅灶下灰一斗，清酒一斛五斗，浸灰，候酒尽一半，着鳖甲于中，煮令泛烂如胶漆，绞取汁，内诸药，煎为丸如梧子大，空心服七丸，日三服。

《千金方》用鳖甲十二片，又有海藻三分，大戟一分，䗪虫五分，无鼠妇、赤消二味，以鳖甲煎和诸药为丸。

【词解】

①癥瘕：腹中结块，形坚不变，叫做癥；时聚时散，无物有形的，叫做瘕。

②疟母：疟久不解则肝脾肿大，胁下气血成块，按之坚而痛的，叫做

"疟母"。

【诠解】

本条是论述疟母的证治。病疟以月计之，一日而发，当十五天愈。何以见之？以五日为一候，三候为一气，一气为十五天。人受气于天，而息息相通，所以，天气更则人身之气亦更，更而气旺，则不受邪而自愈。设病不愈，当月尽则解，乃是又更一旺气。如是，已更二气，而其病仍不愈者，此乃疟邪不衰，内与肝脾气血搏结，形成癥瘕，名曰疟母。母者老也，言疟有形而势已甚，故当急治以消其癥。如拖延日久，则正衰邪实而无能为力矣，治用鳖甲煎丸。

鳖甲煎丸活血破瘀，调和营卫。方中鳖甲入肝，软坚消结，除邪养正，合煅灶灰浸酒以祛瘀消积而为主药；大黄、芒硝、桃仁、桂枝泻血中之热，破瘀血，通气滞；蜣螂、䗪虫、蜂窠协助硝黄、桃仁以消坚破瘀；紫葳、牡丹活血行血，以去血中伏热；乌扇、葶苈开痹利肺，合石韦、瞿麦以清利湿热之结；人参、阿胶、芍药补气养血，扶正以和营卫；柴胡、黄芩、桂枝、干姜、半夏、厚朴理肝胆之气，调治寒热而运化痰湿。诸药相配，活瘀消癥，攻补兼施，寒热并调，共奏消癥散瘕、驱除疟邪之功。

【选注】

《医宗金鉴》："病疟者，以月计之，如一日发者，当以十五日愈，以十五日更一气也。人受气于天，天气更则人身之气亦更，更气旺，则不受疟邪，故愈也；设若不差，当月尽解，是又更一旺气也。倘如更二气不差，此疟邪不衰，与病者气血痰饮，结为癥瘕，名曰疟母也，当急治之，宜用鳖甲煎丸攻之可也。"

《张氏医通》："此方妙用全在鳖甲之用灰淋酒煮如胶漆，非但鳖甲消积，酒淋灰汁亦善消积，较疟母丸之用醋煮，功用百倍。"

《金匮玉函要略辑义》："此方合小柴胡、桂枝、大承气三汤，去甘草、枳实，主以鳖甲，更用以上数品，以攻半表之邪、半里之结，无所不至焉。"

【病案举例】

张姓，男，34岁。2年来患三日疟，反复发作。今夏，病发至秋，病尚未愈。形体消瘦，面色萎黄，肢体无力，脘闷腹胀，饮食不佳，脾肿大，肋下4厘米。疟来先恶寒怕冷，随即发热，体温38℃上下，2小时后汗出热退。脉象稍弦，舌苔薄白。邪在少阳留恋不解，痰湿内蕴，气滞血瘀，结于右胁。治当先截其疟，后治其痞，方拟鳖甲汤加减。

处方：鳖甲 15 克，柴胡、黄芩、半夏各 10 克，常山、槟榔、草果各 6 克，生姜 3 片，大枣 2 枚。于疟发前服药。

服药 3 剂，疟发停止。随用鳖甲煎丸以治其癥结。每日服鳖甲煎丸 30 克，分 3 次服。连服 2 个月，疟未发作，脾肿大缩小为肋下 2 厘米。再服鳖甲煎丸 1 个月，疟发根本控制，脾肿大缩小为 1 厘米。形体渐壮，饮食增加，病已痊愈，嘱常服鳖甲煎丸以消余癥，防其再发。[张谷才.从《金匮》方来谈淤血的证治[J].辽宁中医杂志，1980(7)：1-3.]

3. 师曰：阴气①孤绝，阳气②独发，则热而少气烦冤③，手足热而欲呕，名曰瘅疟。若但热不寒者，邪气内藏于心，外舍④分肉⑤之间，令人消铄⑥肌肉。

【词解】

①阴气：指津液精血等物质。

②阳气：指邪热与功能亢盛而言。

③烦冤：胸中烦闷不舒。

④外舍：邪气藏留于外。

⑤分肉：一指皮内近骨之肉，与骨分者；一指肌肉。前人称肌肉外层为白肉，内层为赤肉，赤白相分，叫分肉。

⑥消铄：热邪伤叫烁，肌肉夺叫消，铄同烁。

【诠解】

本条论述瘅疟的病因、症状和病理变化。疟病，一般指定时的或冷或热症状，此乃正邪往来相争的一种反映。由于疟邪内蕴于心，外舍分肉之间，内外邪热亢盛，耗阴灼津，消烁肌肉，手足发热。热伤正气，则少气而烦冤。热伤胃阴，胃中不安，故欲呕吐。阴气亏损，阳气独盛，故但热无寒，名曰“瘅疟”。瘅，热也，故俗称“热疟”。

本证治疗，可用白虎加人参汤或竹叶石膏汤，或用梨汁、甘蔗汁甘寒以养阴。

【选注】

《金匮要略心典》:"夫阴气虚者,阳气必发,发则足以伤气而耗神,故少气烦冤也。四肢者,诸阳之本,阳盛则手足热也。欲呕者,热干胃也。邪气内藏于心者,瘅为阳邪,心为阳脏,以阳从阳,故邪外舍分肉,而其气则内通于心脏也。消烁肌肉者,肌肉为阴,阳极则阴消也。"

4. 温疟者,其脉如平,身无寒但热,骨节疼烦[①],时呕,白虎加桂枝汤主之。

白虎加桂枝汤方

知母六两　甘草二两,炙　石膏一斤　粳米二合　桂去皮,三两

上剉,每五钱,水一盏半,煎至八分,去滓,温服,汗出愈。

【词解】

①疼烦:疼得很重的意思。

【诠解】

本条论述温疟的证治。此证温热内蕴,热盛于里,故身无寒而但热。热伤于胃,其气上逆,则时时作呕。热邪内蒸,腠理不固,复感外寒而留于关节,故关节疼烦。"其脉如平",指温疟之脉不弦,其脉如平也。本证是疟热内盛,兼见表寒,为热多寒少之温疟,以资与瘅疟互相区别。治以白虎加桂枝汤,内则清热生津,外则解表散寒。内热清则呕止,表寒散则骨节疼烦愈。

温疟和瘅疟均属热盛之证,但又有区别。温疟是里热兼外寒留于关节,以身热时呕,骨节疼烦为主,故用白虎加桂枝汤清内热,解表邪。瘅疟是阴气孤绝,阳气独发,以但热无寒,少气烦冤,手足发热欲呕,消烁肌肉为主,故用白虎加人参汤或竹叶石膏汤清热益气生津。由此可知,温疟病情较轻,瘅疟则较重。另外,白虎加桂枝汤方后注有"温服汗出愈",可以理解为:温疟虽然热甚,但多无汗,或者汗出不彻,表邪尚未宣透,这是与瘅疟的不同之处。

【选注】

《金匮要略心典》:"温疟者,邪气内藏肾中,至春夏而始发,为伏气外出之证,寒畜久而变热,故亦不作寒也。脉如平者,病非乍感,故脉如其平时也。骨节烦疼时呕者,热从肾出,外舍于其合而上并于阳明也。白虎甘寒除热,桂枝则因其势而达之耳。"

【病案举例 1】

石姓，女，38 岁。间日疟 10 天，疟发 5 次。先见微寒，旋即高热，体温 40℃，口渴思饮，心烦多汗，甚则谵语，周身关节酸痛，脉象洪数，舌苔干黄，发热 3~5 小时后，汗大出热解，病乃《金匮》温疟，邪在三阳。治以白虎加桂枝汤加减。

处方：石膏 40 克，知母 12 克，甘草 4 克，桂枝 6 克，柴胡 12 克，黄芩 10 克，常山 6 克，甜茶 6 克。

服药要在疟发 2 小时之前，连服 3 剂，疟即停止发作。后与和解少阳法调治，以防反复。［张谷才．从《金匮》方来谈痹症的治疗［J］．辽宁中医杂志，1980（9）：17-21.］

【病案举例 2】

张某，女，32 岁。初产妇九日，下地外出，感受风寒，突然发生寒战，弇动有力，继之则上身汗出烦热不堪，而下身无汗。自觉寒冷彻骨，口中干渴，时时索水。视其人缘缘面赤，舌色红绛，附有一层薄白苔，脉浮按之则大。余问曰：头痛否？答曰：痛在左。又问：恶风否？答曰：在背。

综其脉证合而观之，此证为内有伏热，值生产之后，血弱气尽，受如持虚，风邪因入而为病。阳郁于上，不周于下，则下肢反冷；里热伤津，故而渴欲饮水；新邪束表，则背反恶寒，而脉又浮。

处方：桂枝 6 克，白薇 10 克，玉竹 10 克，生石膏 30 克，知母 10 克，甘草 6 克，粳米一大撮。

服药仅 1 剂，病霍然解。（刘渡舟治验）

5. 疟多寒者，名曰牡疟①，蜀漆散主之。

蜀漆散方

蜀漆洗去腥　云母烧二日夜　龙骨等分

上三味，杵为散，未发前以浆水服半钱。温疟加蜀漆半分，临发时服一钱匕。一方云母作云实。

【词解】

①牡疟：寒气痰饮之邪伏于心间而不能外透，故症见多寒，甚则但寒

无热。心为“牡脏”,故曰牡疟。

【诠解】

本条论述牡疟的证治。此疟少热多寒,因无形之寒气挟有形之痰饮伏于心间,阳气不能外透于肌表,故热少寒多,或但寒无热,心阳被遏,称为牡疟。

治以蜀漆散,祛痰截疟,助阳扶正。方中蜀漆祛痰截疟,涌吐痰浊而发越阳气,为治疟主药;龙骨镇静安神,收敛津液,以制蜀漆上越之猛;云母性温,祛痰化湿;浆水和胃,又助蜀漆以吐顽痰。诸药相因,驱逐阴邪,宣发阳气,则牡疟可愈。

服用本方时,在病发之前(1~2小时)用浆水服药。如服之过早则达不到疗效,服药过迟则疟又发作,而更加躁扰,故服药在未发前为恰好。另外,为了避免服药后的呕吐,将蜀漆醋制或水炒为好。

【选注】

《张氏医通》:“邪气内藏于心,则但热而不寒,是为瘅疟;邪气伏藏于肾,故多寒而少热,则为牝疟。以邪气伏结,则阳气不行于外,故外寒;积聚津液以成痰,是以多寒,与《素问》少阴经证之多热少寒不同。方用蜀漆和浆水吐之,以发越阳气;龙骨以固敛阴津;云母从至下而举其阳,取山川云雾开霁之意。盖云母即阳起石之根,性温而升,最能祛湿运痰,稍加蜀漆,则可以治太阴之湿疟。方后有云:湿疟,加蜀漆半分,而坊本误作温疟,大谬。”张氏之注,聊备一格,以供参考。

附《外台秘要》方

牡蛎汤 治牡疟。

牡蛎四两,熬 麻黄去节,四两 甘草二两 蜀漆三两

上四味,以水八升先煮蜀漆、麻黄,去上沫,得六升,内诸药煮取二升,温服一升。若吐,则勿更服。

【诠解】

尤在泾云本方:“此系宋孙奇等所附,盖亦蜀漆散之意,而外攻之力较猛矣。赵氏云:牡蛎软坚消结,麻黄非独散寒,且可发越阳气,使通于外,结散阳通,其病自愈。”(《金匮要略心典》)

【选注】

《金匮要略论注》:“牡疟概由邪扰心包,使君火不能外达,故以牡蛎之咸寒软坚散结,兼能安肾而交心者为君,仍以蜀漆吐其邪,而加麻黄、甘草,以助外达之势。”

柴胡去半夏加栝楼汤　治疟病发渴者，亦治劳疟[①]。

柴胡八两　人参　黄芩　甘草各三两　栝楼根四两　生姜二两　大枣十二枚

上七味，以水一斗二升，煮取六升，去滓，再煎取三升，温服一升，日二服。

【词解】

①劳疟：疟病日久不愈而正气伤者，叫“劳疟”。

【诠解】

本条是论用柴胡去半夏加栝楼根汤治疟病发渴和劳疟日久不愈的治疗方法。徐忠可认为：“疟邪亦在半表里，故入而与阴争则寒，出而与阳争则热，此少阳之象也……所以小柴胡亦为治疟主方。渴易半夏加栝楼根，亦治少阳成法也。攻补兼施，故亦主劳疟。”（《金匮要略论注》）方中柴胡、黄芩和解少阳，透邪清热；人参、甘草、生姜、大枣补脾生津，调和营卫，护正拒邪；栝楼根生津润燥，清热止渴。因本方有补养气阴的作用，故又可治日久不愈的“劳疟”。

【选注】

《张氏医通》：“渴者阳明津竭，而所以致阳明津竭者，本少阳木火之势劫夺胃津而然，故疟邪进退于少阳，则以小柴胡进退而施治也。至于劳疟之由，亦木火盛而津衰致渴，故亦不外是方也。”

柴胡桂姜汤　治疟寒多微有热，或但寒不热。服一剂如神。

柴胡半斤　桂枝三两，去皮　干姜二两　栝楼根四两　黄芩三两　牡蛎三两，熬　甘草二两，炙

上七味，以水一斗二升，煮取六升，去滓，再煎取三升，温服一升，日三服。初服微烦，复服汗出便愈。

【诠解】

疟病者，夏伤暑热，营阴被损，又与秋日感受凉风，卫阳被伤有关。营卫两伤，阴阳失调，故寒多热少，或但寒无热。

治以柴胡桂姜汤。桂枝和太阳之表；干姜温太阴之里，栝楼根生津滋液，软坚和阴；柴胡疏利肝胆，以解少阳之邪；黄芩清胆以肃三焦之热；甘草和中，而调和阴阳。本方服后微烦是阳复的机转，为药已中病。复服汗出则三焦通达，气行津布自愈。

【选注】

《金匮玉函经二注》："是疟也，以寒多言之，若与牡疟相类，以药论之，则非也。牡疟邪客心下，此风寒湿痹于肌表。肌表行阳以温分肉，痹则阳气不得通于外，遂郁伏于荣血之间，半表半里之分也。阳化气热，血滞成瘀，著于其处，遇卫气行阳二十五度及之则病作。其邪之入荣者，既无外出之势，而荣之素痹者，亦不出而与阳争，故少热或无热也。是用柴胡为君，发其郁伏之阳，佐以桂枝、干姜，散其肌表之痹；栝楼根、牡蛎为臣，除留热，消瘀血，佐以黄芩助柴胡，治半表里；甘草以和诸药，调阴阳也。得汗则痹邪散、血热行而病瘥耳。"

【病案举例】

王某，40岁，1940年5月16日初诊。寒热往来，寒多热少，隔日而发。吐痰甚多，口苦，胸闷，心悸，泄泻，小便短少，舌苔薄白，脉弦细。此为寒疟。

宜柴胡桂枝干姜汤加味：柴胡10克，桂枝10克，干姜10克，黄芩10克，栝楼根12克，甘草10克，煅牡蛎30克，草果12克，槟榔10克，青陈皮各10克，茯苓12克，白术12克，常山6克。

5月21日二诊：服前方2剂，寒热已净。吐白涎甚多，心悸，梦多，舌白，脉浮缓。是血不足而心阳衰弱，宜桂枝加龙骨牡蛎汤加味：

川桂枝10克，白芍12克，炙甘草10克，生姜10克，红枣12枚，龙骨30克，牡蛎30克，枣仁12克，远志6克，干姜6克，茯苓12克，五味子6克，细辛6克，生白术12克。

5月31日三诊：病邪已去，惟体虚贫血，脉细弱，舌淡白，其余眠食尚佳，可与归脾汤调理之。[张志民，周庚生.柴胡桂枝干姜汤的运用与体会[J].辽宁中医杂志，1980(8)：5-8.]

结语

本篇论述了疟病的脉证、病机和治疗，将疟病的辨证分为瘅疟、温疟、牡疟、疟母、寒湿疟、劳疟、营卫两伤疟。如但热不寒的瘅疟，宜清热生津，用白虎加人参汤或竹叶石膏汤治之；热多寒少的温疟，宜清热生津，解散表邪，用白虎加桂枝汤治之；寒多热少的牡疟，宜祛痰通阳，用蜀漆散主之；疟病经久不愈，深入血络，结成癥瘕的叫“疟母”，治宜活血化瘀，调和营卫，用鳖甲煎丸主之；若牡疟兼寒湿甚者，可用牡蛎汤发越郁结之阳，祛痰而消饮；疟病发渴，或久成“劳疟”，可用柴胡去半夏加栝楼汤补脾生津，解热润燥；疟病营卫两伤，寒多热少，或但寒不热，可用柴胡桂姜汤温通阳气，气化津液，调和肝脾阴阳。

中风历节病脉证并治第五

概说

本篇论述中风、历节等10余种疾病的辨证论治，重点论述了中风和历节的证治，也论述了瘾疹、胸满短气、瘫痫、狂、头风、脚气、瘖痱、眩晕、历风等病的辨证论治。篇中共有条文10条，载方12首，其中包括附方5首。本篇第1~3条阐述中风的发病机理、脉证和鉴别诊断；第4~7条，以及第9条阐述历节的病理、脉证；第8、10条则论历节的有关证治。其他如风痱等几种病证的证治在附方中分别叙述。由于中风、历节等10余种疾病多属风邪或湿邪引起的疾患，多有四肢不能正常活动的病证，故合为一篇讨论。

中风又名卒中，因外感风邪，或因发病急骤，病证多端，有风性善行而数变的特征，故称中风。症状多见突然昏倒，丧失神志，然后出现半身不遂、口眼㖞斜等。关于中风的病因，有外风、内风、虚风等。外风是指风寒燥火等邪从外侵入以后，或动内风，或助痰火，或痹经络，而成中风病证。内风如是痰火内发，因火热既能动风，又能炼液成痰，痹阻脉络，而成中风之病。虚风是指血虚生风，或脉络空虚，风邪乘虚而入，留着为痹，乃成中风之病。中风的病机是经络血脉痹阻不通，气血不能畅行，筋脉失养，故有半身不遂、口眼㖞斜等。至于痹证是指风寒湿三气杂至，痹于肌肉或关节，症状有肌肉关节疼痛、重着、麻木等。

历节多见疼痛遍历关节，病势发展较速。病因先有肝肾不足，而后风寒湿邪侵入机体，留于关节，发生关节肿大疼痛等证。

1. 夫风之为病①，当半身不遂②，或但臂不遂者，此为痹③。脉微而数，中风使然。

【词解】

①风之为病：指中风而言。

②不遂：不能随意运动。

③痹：指中风的病机在于经脉痹阻。

【诠解】

本条是论述中风的辨证。中风病人的正气先虚，卫阳不足，故脉来微弱。阴血不足，则肝风易动，风燥化火，或五志化火，故脉又数。火热灼液为痰，瘀阻经脉，闭塞不通，气血不能畅行，筋脉失养，故病变轻的出现一臂偏废；病变较重的，则一侧肢体不能随意运动，而成偏瘫。

【选注】

《张氏医通》："半身不遂者，偏风所中也；但臂不遂者，风遂上受也。风之所客，凝涩荣卫，经脉不行，分肉筋骨俱不利，故曰此为痹。今因风著为痹，荣遂改微，卫遂改数，盖微者阳之微，数者风之炽也。"

《医门法律》："臂不举为痹，叙于半身不遂之下，谓风从上入臂先受之，所入犹浅也。世传大拇一指独麻者，三年内定中风，则又其浅者矣。"

2. 寸口①脉浮而紧，紧则为寒，浮则为虚，寒虚相搏，邪在皮肤。浮者血虚，络脉空虚，贼邪不泻②，或左或右，邪气反缓，正气即急，正气引邪，㖞僻③不遂。邪在于络，肌肤不仁；邪在于经，即重不胜④；邪入于腑，即不识人；邪入于脏，舌即难言，口吐涎。

【词解】

①寸口：指左右两手寸关尺脉。

②贼邪不泻：贼邪，指伤害人体的邪气，如风邪、寒邪等。不泻，指邪气留于经络血脉而不能排出。

③㖞僻：就是口眼㖞斜。

④即重不胜：是指邪入于经，就有肢体重滞，不易举动之证。

【诠解】

本条是论述中风的病因、病机及辨证方法。由于气行脉外，血行脉中，阴血亏损，阳气独亢，外似盛而内实虚，故此脉浮主络脉空虚，风寒之邪乘虚侵袭，故紧则为寒。由于正虚不能抗邪外出，故贼邪留而不泄。受邪之侧，脉络气血受伤则经络缓而不用，故面肌松弛，运动无力。不受邪之处即受正气支配的一侧，则正气独治而紧急；于是正气引邪，则面肌反见拘急，故出现㖞僻不遂。

中风的辨证，病变较轻者，是邪中络脉，营气不能运行于肌表，以致肌肤麻木不仁。病变较重者，是邪中经脉，经脉阻滞，气血不能运行于肢体，以致肢体重滞不易举动。病势更重，是邪中于腑，胃腑不能输泻，湿浊郁蒸，神失清灵，故不识人。病势最重，是邪中于脏，邪气归心，乱其神明，故舌纵难言，津液失摄，口中吐涎。

【选注】

《金匮要略心典》："寒虚相搏者，正不足而邪乘之，为风寒初感之诊也。浮为血虚者，气行脉外而血行脉中，脉浮者，沉不足，为血虚也。血虚则无以充灌皮肤，而络脉空虚，并无以捍御外气，而贼邪不泻，由是或左或右，随其空处而留着矣。邪气反缓，正气即急者，受邪之处，筋脉不用而缓，无邪之处，正气独治而急，缓者为急者所引，则口目为僻，而肢体不遂，是以左㖞者邪反在右，右㖞者邪反在左。然或左或右，则有邪正缓急之殊，而为表为里，亦有经络脏腑之别。经云：经脉为里，支而横者为络，络之小者为孙；是则络浅而经深，络小而经大，故络邪病于肌肤，而经邪病连筋骨，甚而入腑，又甚而入脏，则邪递深矣。盖神藏于脏而通于腑，腑病则神窒于内，故不识人。诸阴皆连舌本，脏气厥不至舌下，则机息于上，故舌难言而涎自出也。"

侯氏黑散　治大风[①]，四肢烦重，心中恶寒不足者。《外台》治风癫。

菊花四十分　白术十分　细辛三分　茯苓三分　牡蛎三分　桔梗八分　防风十分　人参三分　矾石三分　黄芩五分　当归三分　干姜三分　芎䓖三分　桂枝三分

上十四味，杵为散，酒服方寸匕，日一服。初服二十日，温酒调服，禁一切鱼肉大蒜，常宜冷食，六十日止，即药积在腹中不下也，热食即下矣，冷食自能助药力。

【词解】

①大风：古代证候名称。

本方是论述中风挟寒的证治准则。由于病人气血亏损，虚阳上越，阳热炼液为痰，所以常见面红，眩晕，昏迷。又感大风寒邪，阻滞经脉阳气，故四肢烦重，半身不遂。阳气不足，风寒邪气向内，渐欲凌心，故心中恶寒不足。

治以侯氏黑散，清肝化痰，养血祛风。方中菊花、牡蛎、黄芩清肝潜阳；桔梗涤痰通络，矾石排除痰垢，以治眩晕昏迷；人参、茯苓、当归、川芎、白术、干姜温补脾胃，补气养血，活血通络；防风、桂枝、细辛散风寒邪气，温通阳气，治四肢烦重，半身不遂等。

【选注】

《金匮要略编注》："直侵肌肉脏腑，故为大风，邪困于脾，则四肢烦重；阳气虚而风未化热，则心中恶寒不足，故用参、术、茯苓健脾安土，同干姜温中补气，以菊花、防风能驱表里之风，芎、归宣血养血为助，桂枝导引诸药而开痹着，以矾石化痰除湿，牡蛎收阴养正，桔梗开提邪气，而使大气得转，风邪得去，黄芩专清风化之热，细辛祛风而通心肾之气相交，以导引群药到周身经络为使也。”

3. 寸口脉迟而缓，迟则为寒，缓则为虚。荣缓则为亡血[①]，卫缓则为中风。邪气中经，则身痒而瘾疹[②]，心气不足[③]，邪气入中[④]，则胸满而短气。

【词解】

①亡血：亡是亡失，血是营血。

②瘾疹：即风疹块等一类疾患，因风湿郁于肌表所引起。又可解为时发时止的皮疹。

③心气不足：是指心之气血不足。

④入中：指风邪内入，伤中心肺。

【诠解】

本条是论述瘾疹和胸满两种风病的辨证。由于营血不足，脉至而无力，故曰缓则为虚，为亡血。由于卫气不足，气之行不及，故曰迟则为寒，营卫两虚易受外邪，则为中风。此乃邪中浅表，而尚未中经。若风邪中经，则气血欲行不能行，汗湿欲透不得透，风湿郁在皮表，可发生风疹而身体奇痒。若心气不足，风邪乘虚内传心肺，使胸中气机不利，则胸胁胀满而短气。

【选注】

《金匮悬解》：“寸口脉迟而缓，迟则为气血之寒，缓则为营卫之虚，营缓则为里虚而亡血，卫缓则为表虚而中风。邪气中于经络，风以泄之，而卫气愈敛，闭遏营血不得外达，则身痒而生瘾疹，痒者气欲行而血不行也。血郁为热，发于汗孔之外，则成红斑。卫气外敛，不能透发，斑点隐见于皮肤之内，是为瘾疹。营气幽郁不得畅泄是以身痒，若心气不足，邪气乘虚而入中，壅遏宗气，则胸膈胀满而短气不舒也。”

风引汤　除热瘫痫[①]。

大黄　干姜　龙骨各四两　桂枝三两　甘草　牡蛎各二两　寒水石　滑石　赤石脂　白石脂　紫石英　石膏各六两

上十二味，杵，粗筛，以韦囊[②]盛之。取三指撮，井花水三升，煮三沸，温服一升。治大人风引，少小惊痫瘈疭，日数十发，医所不疗除热方。《巢氏》云：脚气宜风引汤。

【词解】

①瘫痫：瘫是指半身不遂，痫是指癫痫病。

②韦囊：古代用皮革制成的药袋。

【诠解】

本方是论述风邪内进，火热内生，五脏阳亢病风的辨证论治。由于风热内侵，或盛怒不止，脏气亢甚，血热迸心，上逆于头，故面红、目赤、神志昏迷。气血不行于四肢，故瘫痪不能运动。热伤阴血，不能滋养筋脉，故抽搐。热盛则炼液成痰，故见惊风癫痫。

凡是五脏火热炽盛，血热上升，引起中风瘫痪、癫痫、小儿惊风等病，皆可用风引汤清热降火，镇惊息风。方中大黄、桂枝泻血分实热，引血下行，通行血脉，为除热瘫痫的主药；滑石、石膏、寒水石、紫石英、赤石脂、白石脂潜阳下行，清金伐木，利湿解热；龙骨、牡蛎镇惊安神，固敛肝肾；干姜、甘草温暖脾胃，和中益气，且制诸石之寒。

【选注】

《金匮要略论注》："风邪内并则火热内生，五脏亢甚迸归入心，故以桂甘龙牡通阳气安心肾为君，然厥阴风木与少阳相火同居，火发必风生，风生必挟木势侮其脾土，故脾气不行，聚液成痰，流注四末，因成瘫痪，故用大黄以荡涤风火湿热之邪为臣，随用干姜之止而不行者，以补之为反佐，又取滑石、石膏清金以伐其木，赤白石脂厚土以除其湿，寒水石以助肾水之阴，紫石英以补心神之虚为使，故大人、小儿风引惊痫皆主之。"

【病案举例】

郑某，女，49岁，1980年11月17日初诊。患者高血压已5年，血压波动在160~230/95~130毫米汞柱，经常头痛、眩晕，服过多种降压西药，但效果不显。1980年11月6日心电图检查：窦性心律，Q-T间期延长0.44秒（最高值0.42秒）；眼底检查：视网膜血管痉挛；X线片提示主动脉弓突出；尿常规：蛋白（+），红细胞少数。近1周来，头痛、眩晕加剧，手足麻木，面红，口苦，耳鸣，便秘，溲赤，舌质红，舌苔薄黄，脉象弦硬稍数，血压180/110毫米汞柱。

诊为肝火上炎，肝阳上亢，肝风有欲动之势。治宜泻肝火，平肝阳，息肝风，用风引汤加减。

处方：寒水石12克，紫石英30克，生石膏18克，生龙骨、生牡蛎各30克，生石决明20克（均先煎半小时），滑石14克（包煎），赤芍15克，干姜3克，大黄9克，川芎10克，地龙10克，钩藤12克（后下），菊花10克，黄芩10克。水煎服。一日1剂，分2次服。

3剂后，头痛眩晕大减，便通溲清，黄苔消退，脉见缓象，血压170/100毫米汞柱。药症合拍，初见成效。原方加灵磁石30克，干姜增至6克再进。血压逐渐下降，服药至12月4日血压正常，头痛、眩晕消失，已可自由行走，惟舌头尚感不太灵活。原方去寒水石、磁石、大黄，加菖蒲10克、葛根10克。至12月30日诸症皆失。

前后共服风引汤加减39剂，后易避风降压丸常服，以善其后。追访1年，血压一直正常。[程广里．风引汤的临床应用[J]．中医杂志，1982(12)：25-26.]

防己地黄汤　治病如狂状，妄行①，独语②不休，无寒热，其脉浮。

防己一分　桂枝三分　防风三分　甘草一分

上四味，以酒一杯，渍之一宿，绞取汁；生地黄二斤㕮咀③，蒸之如斗米饭久；以铜器盛其汁，更绞地黄汁，和分再服。

【词解】

①妄行：指行为反常。

②独语：独自一人胡言乱语。

③㕮咀：此处作把药切碎解。

【诠解】

本方是论述血虚火盛的风病辨证论治。由于心肝阴血亏损，不能滋潜风阳，形成肝风上扰，而心火炽盛。风热上扰，神识错乱，故病如狂状，而脉来浮大。又因风升而气涌，气涌而痰逆，痰浊上聚于心，则精神昏乱，故独语不休。身无寒热，不见表证。脉浮，是阳气外盛之象。

治用防己地黄汤，滋阴降火，养血息风，透表通络。方中生地黄汁用量最大，补阴血，益五脏，养血息风，滋阴降火；桂枝、防风、防己透表散热，通络去滞；甘草益阴泻火。

【选注】

《金匮要略编注》："盖热风邪入于心，风火相抟，神识躁乱不宁，故如狂状妄行。而心主语，风火炽盛于心，独语不休，经谓心风焦绝善怒吓是也。风邪入内，表无寒热，但脉浮耳。此少阴时令感冒风火入心，是为温热病之制，非治中风之方，乃编书者误入。然中风证非四肢不收，即喎僻半身不遂，何能得其狂状妄行？读者详之。因心经血虚，火盛受风，故用生地凉血养血为君，乃取血足风灭之义，甘草以和营卫，防风、防己驱风而使外出也。"

《金匮要略论注》："此亦风之进入于心者也。风升必气涌，气涌必滞涎，涎滞则留湿，湿留壅火，邪聚于心，故以二防、桂、甘去其邪，而以生地最多，清心火凉血热，谓如狂，妄行，独言不休，皆心火炽盛之证也。况无寒热，则知病不在表，不在表而脉浮，其为火盛血虚无疑耳。后人地黄饮子、犀角地黄汤等，实祖于此。"

【病案举例】

陈某，女，41岁。诸关节酸痛年余，屈伸不利，经常咽痛，舌苔薄，脉濡，血沉95毫米/小时。给予祛风胜湿清热的防己地黄汤加味治疗：

木防己15克，羌活30克，桂枝9克，生地15克，生甘草9克，蒲公英30克，防风9克，西河柳30克。

共治疗18天，关节酸痛消失，咽痛亦除，复查血沉降至5毫米/小时。[刘藹韵.防己地黄汤加减治疗急性风湿性关节炎50例[J].新中医，1981(2)：36-37.]

头风摩散方

大附子一枚，炮　盐等分

上二味为散，沐了，以方寸匕，已摩疢上，令药力行。

【诠解】

本方是论头风的外治法。由于气血虚弱，脉络涩滞，风寒之邪袭于头面，经络引急，凝涩不通，故多见偏头作疼，或兼口眼喎斜等。

治以头风摩散。先用温水沐洗患处，再用散药摩其患处。方中附子辛热力雄，以散风寒之热，又能温通血脉，以缓经络拘急；食盐咸寒，渗透络脉，引邪外出。

【选注】

《张氏医通》：“头风摩散治中风㖞僻不遂，专取附子以散经络之引急，食盐以治上盛之浮热，《千金》借此治头面一切久伏之毒风也。”

4. 寸口脉沉而弱，沉即主骨，弱即主筋，沉即为肾，弱即为肝，汗出入水中。如水伤心[①]，历节黄汗[②]出，故曰历节。

【词解】

①如水伤心：如果水湿之邪伤了心和血脉。

②黄汗：指历节中关节溢出黄水的证候。

【诠解】

本条是论述历节的病因、病机和脉证。历节病人，肝血肾气不足，肝血虚则脉弱，筋脉不强，肾气虚则脉沉，骨骼不坚。筋骨不强的病人在汗出腠理开泄之时，又入水中，寒湿内侵伤及血脉，浸淫筋骨，流入关节，气血不能运行，郁为湿热，故周身关节皆痛，痛处肿大，溢出黄水，故名历节。

【选注】

《金匮要略心典》：“此为肝肾先虚而心阳复郁，为历节黄汗之本也。心气化液为汗，汗出入水中，水寒之气从汗孔入侵心脏，外水内火，郁为湿热，汗液则黄，浸淫筋骨，历节乃痛。历节者，遇节皆痛也，盖非肝肾先虚，则虽得水气，未必便入筋骨，非水湿内侵，则肝肾虽虚，未必便成历节。仲景欲举其标而先究其本，以为历节多从虚得之也。”

5. 趺阳脉[①]浮而滑，滑则谷气实，浮则汗自出。

【词解】

①趺阳脉：是指足背动脉，足阳明胃经冲阳穴可候胃气的变化。

【诠解】

本条是论述饮酒之人胃有湿热，容易外感寒湿成为历节。由于酒湿之邪在胃，使谷气不消而成实，所以脉滑。内热外蒸而腠理开泄，故脉又见浮。浮主热，胃热则汗自出。若汗出入水中或汗出当风，寒湿内侵，郁为湿热，可以成为历节。

【选注】

《金匮要略论注》:“此概言历节因风湿,其在胃在肾不同,而皆因饮酒汗出当风所致,乃历节病之因于风者也。谓趺阳脾胃脉也,滑为实,知谷气实,浮为热盛,故汗自出;然谷何以不行而实,岂非酒湿先伤之乎?胃何以致热,岂非风搏其湿乎?”

6. 少阴脉[①]浮而弱,弱则血不足,浮则为风,风血相搏,即疼痛如掣。

【词解】

①少阴脉:手少阴脉在神门穴,可以候心气。足少阴脉在太溪穴,可以候肾气。

【诠解】

本条是论述血气虚弱,风邪外侵所致历节的病机。由于血气不足,故少阴脉弱。风邪乘虚而入,故少阴脉浮。风邪袭人,化热耗伤营血,不能营养筋骨,筋脉燥急,故关节抽掣疼痛,不得屈伸。本证治法,当以养血活血,清散风热为主。

【选注】

《医宗金鉴》:“李彣曰:风在血中,则慓悍劲切,无所不至,为风血相搏。盖血主营养筋骨者也,若风以燥之,则血愈耗而筋骨失其所养,故疼痛如掣。昔人曰:治风先养血,血生风自灭,此其治也。”

《金匮要略论注》:“若少阴脉左尺也,主肾,主阴弱,则阴不强,故知血不足;肾脉本沉,无故而浮,故知为风。风血相搏,而邪与正争,故疼痛如掣,有似抽掣也。然风何以得至少阴,岂非因酒湿挟风而乘之乎。”

7. 盛人[①]脉涩小,短气自汗出,历节疼,不可屈伸,此皆饮酒汗出当风所致。

【词解】

①盛人:身体肥胖的人。

【诠解】

本条是论述历节的病因和病机。病人阳气不足,湿气较盛,所以短气。阳气不固,所以自汗出。汗出则腠理空虚,又饮酒出汗,腠理大开,风邪侵入与湿邪相合,流入关节,阻碍气血运行,所以脉涩小,关节疼痛不可屈伸。

【选注】

《金匮要略论注》:“若盛人,肥人也。肥人湿多,脉得涩小,此痹象也。于是气为湿所搏而短,因风作而使自汗,气血为邪所痹,而疼痛不可屈伸,然肥人固多湿,何以脉骤涩小,岂非酒湿困之乎?何以疼痛有加而汗出不已,岂非湿而挟风乎?脉证不同,因风则一,故曰:此皆饮酒汗出当风所致。”

8. **诸肢节疼痛,身体尪羸[①],脚肿如脱[②],头眩短气,温温欲吐[③],桂枝芍药知母汤主之。**

桂枝芍药知母汤方

桂枝四两　芍药三两　甘草二两　麻黄二两　生姜五两　白术五两　知母四两　防风四两　附子二两,炮

上九味,以水七升,煮取二升,温服七合,日三服。

【词解】

①尪羸:是指身体瘦弱。《脉经》作“魁瘰”,形容关节肿大之状。

②脚肿如脱:是指两脚肿大,如脱离身体的样子。

③温温欲吐:泛恶欲吐不吐的症状。

【诠解】

本条是论述风湿历节的辨证论治。风寒湿邪侵入机体,邪留关节,痹阻阳气,气血不畅,故肢节肿大疼痛;湿阻中阳,故温温欲吐;流注下焦,故脚肿如脱;若湿热上蒸而耗气伤阴,故头目眩晕而短气。至于身体尪羸,乃为耗气伤阴正虚之候。

治以桂枝芍药知母汤,温阳行痹,驱除风寒湿三邪。方中桂枝、麻黄发散风寒之邪;白术去湿;附子散寒;防风散风;生姜、甘草和中止吐;芍药、知母滋阴清热,以御燥药伤阴之偏。

【选注】

《金匮玉函经二注》:“此风寒湿痹其荣卫、三焦之病。头眩短气,上焦痹也;温温欲吐,中焦痹也;脚肿如脱,下焦痹也;诸肢节疼痛,身体魁羸,筋骨痹也……然湿多则肿,寒多则痛,风多则动,故用桂枝治风,麻黄治寒,白术治湿,防风佐桂,附子佐麻黄、白术;其芍药、生姜、甘草亦和发其荣卫,如桂枝汤例也。知母治脚肿,引诸药祛邪益气力,附子行药势为开痹大剂。然分量多而水少,恐分其服而非一剂也。《三因方》云:每服四钱。”

【病案举例】

石姓，女，34岁。患类风湿关节炎半年。风寒湿热杂至，风胜则游走疼；湿胜则关节肿；寒胜则剧痛；热胜则发热。故病形体消瘦，手足小关节渐渐粗大，活动不便，大关节游走疼痛无定，痛甚时，如虎啮痛不可忍，低热不尽，脉象细滑，舌红苔白。病情复杂，治极棘手。方选桂枝芍药知母汤，祛风散寒，除湿清热兼治。

处方：桂枝10克，赤芍12克，甘草6克，麻黄6克，生姜5片，白术10克，知母12克，防风9克，附子12克。

加减连服50剂，关节疼痛基本控制，低热退尽，行走活动自如，体形渐壮，病邪已经衰退。原方加补气养血药调治，以防病情反复。[张谷才．从《金匮》方来谈痹症的治疗[J]．辽宁中医杂志，1980(9)：17-21.]

9. 味酸则伤筋，筋伤则缓，名曰泄①。咸则伤骨，骨伤则痿，名曰枯②。枯泄相搏，名曰断泄③。荣气不通，卫不独行，荣卫俱微，三焦无所御，四属④断绝，身体羸瘦，独足肿大，黄汗出，胫冷，假令发热，便为历节也。

【词解】

①泄：是指筋伤弛缓不收。

②枯：指骨伤痿软不任。

③断泄：指肾精枯竭，肝血虚少，则生气不续，谓之“断泄”。

④四属：指四肢，或指皮、肉、脂、髓而言。

【诠解】

本条是论述过食酸咸，内伤肝肾所致的历节。人食五味，可以养人，如味有偏嗜，或有不及，则可以致病。如过食酸则伤肝、伤筋，筋伤则弛缓不用，不能随意运动，所以谓之“泄”；过食咸则伤肾、伤骨，骨伤则痿弱不能行立，所以谓之“枯”。过食酸咸味损伤肝肾，则精竭血虚，谓之“断泄”。肝肾俱伤，气血亦因之而衰弱，营卫气血不能治于三焦，则肢体得不到营养，而日渐羸瘦。湿浊流注于下，所以两脚肿大，关节疼痛，疼处渗出黄汗，为湿郁发热，属于历节。

若全身黄汗出，肿胀，胫冷，无痛楚，是为黄汗病，这是作者自注之词，以资与历节鉴别。

【选注】

《金匮要略心典》:“此亦内伤肝肾,而由于滋味不节者也。枯泄相搏,即筋骨并伤之谓。曰断泄者,言其生气不续,而精神时越也。营不通因而卫不行者,病在阴而及于阳也。不通不行,非壅而实,盖即营卫涸流之意。四属,四肢也。营卫者,水谷之气,三焦受气于水谷,而四肢禀气于三焦,故营卫微则三焦无气而四属失养也。由是精微不化于上,而身体羸瘦,阴浊独注于下,而足肿胫冷黄汗出,此病类似历节、黄汗,而实非水湿为病。所谓肝肾虽虚,未必便成历节者是也。而虚病不能发热,历节则未有不热者,故曰:假令发热,便为历节。后《水气篇》中又云:黄汗之病,两胫自冷,假令发热,此属历节。盖即黄汗、历节而又致其辨也。”

10. 病历节不可屈伸,疼痛,乌头汤主之。

乌头汤方　治脚气疼痛,不可屈伸。

麻黄　芍药　黄芪各三两　甘草炙　川乌五枚,㕮咀,以蜜二升,煎取一升,即出乌头

上五味,㕮咀四味,以水三升,煮取一升,去滓,内蜜煎中,更煎之,服七合,不知,尽服之。

【诠解】

本条是论述寒湿历节的辨证论治。由于寒湿侵袭于关节,凝结不去,阻碍气血,所以关节疼痛,强急不可屈伸。寒邪为病,故脉象沉紧。

治以乌头汤散寒止痛。方中麻黄发散风寒之邪;乌头温通阳气,驱寒止痛;芍药、甘草缓解拘急,通络和阴;黄芪益气扶正,以补卫虚。然乌头辛热有毒,又恐难以驾驭,故用白蜜之甘润以缓其毒性,使邪去而不伤正。本方能使寒湿凝滞之邪微微汗出而解,为峻药缓用之法。

【选注】

《金匮玉函经二注》:“此汤概治历节不可屈伸疼痛,于方下又复言治脚气疼痛,必仲景书历节条下有方而无药石,见脚气中方名同而有药,集书者遂两出之,且二病皆因风寒伤于筋,麻黄开玄府,通腠理,散寒邪,解气痹;芍药以理血痹,甘草通经脉而和药;黄芪益卫气,气壮则邪退;乌头善走,入肝筋逐风寒;蜜煎以缓其性,使之留连筋骨,以利其屈伸,且蜜之润,又可益血养筋,并制乌头燥热之毒也。”

《金匮要略心典》:“此治寒湿历节之正法也。寒湿之邪,非麻黄、乌

头不能去，而病在筋节，又非如皮毛之邪，可一汗而散者，故以黄芪之补，白芍之收，甘草之缓，牵制二物，俾得深入而去留邪。”

【病案举例】

韩姓，女，34岁。患风湿性关节炎，关节剧痛，发热，痛甚则肿，游走不定，中药用过越婢汤、白虎加桂枝汤、麻黄加术汤、上中下通用痛风方；西药用过祛风湿药、激素，发热已经控制。但周身关节游走疼痛肿胀，手足不能屈伸，剧痛时烦躁不安，1日哭泣3~4次，有时非注射杜冷丁则痛不解。舌淡苔白，脉象弦紧。《金匮》云：“病历节不可屈伸，疼痛，乌头汤主之。”

处方：麻黄6克，赤芍12克，甘草6克，黄芪10克，制川乌3克，白蜜30克。

服2剂，痛似有缓解。原方制川乌改为生川草乌各5克，加细辛4克，服3剂痛大减，手足屈伸自如。药已见效，当重剂续进。生川、草乌改各6克，细辛改5克，再服3剂，疼痛基本控制。但服药后舌麻木不仁，1~2小时后消失，此为乌头轻度中毒症状。原方剂量减轻再服。

处方：生川、草乌各5克，麻黄5克，白芍12克，甘草6克，黄芪12克，细辛4克，白蜜30克(冲)。

加减服30余剂，疼痛消除，行动自如。原方加减，出院调治。[张谷才.从《金匮》方来谈痹症的治疗[J].辽宁中医杂志，1980(9)：17-21.]

按语：上方治“脉管炎”疼痛欲死者，亦有较好的疗效。

矾石汤　治脚气冲心。

矾石二两

上一味，以浆水一斗五升，煎三五沸，浸脚良。

【诠解】

本方指出脚气冲心的辨证论治。人之阳气虚弱，不能运化水湿，水湿毒气伤于下，留滞不去，郁蒸成热，上冲于心，故下肢肿大，麻痹不仁，屈伸不利，而心悸不安。

治以矾石汤。矾石酸涩性燥，能却水收湿解毒，毒解湿收，则不冲心，脚肿自消。

【选注】

《金匮要略编注》："然脚气因风湿、寒湿、湿热所致。经云：伤于湿者，下先受之，阴病者，下行极而上。因上、中二焦之气先虚，脾湿下流，相招外邪，互蒸成热，上冲于心，即地气加天之谓也。故用矾石味酸性温，煎汤淋洗，善能收湿澄浊，清热解毒；然湿从下受，当使下渗而去，则不冲心矣。"

附方

《古今录验》续命汤　治中风痱[①]，身体不能自收，口不能言，冒昧[②]不知痛处，或拘急不得转侧。姚云：与大续命同。兼治妇人产后去血者，及老人小儿。

麻黄　桂枝　当归　人参　石膏　干姜　甘草各三两　芎䓖一两　杏仁四十枚

上九味，以水一斗，煮取四升，温服一升，当小汗，薄复脊，凭几坐，汗出则愈，不汗更服，无所禁，勿当风。并治但伏不得卧，咳逆上气，面目浮肿。

【词解】

①痱：是指四肢不痛，废而不收，无论偏废、全废都称痱。

②冒昧：是指精神恍恍惚惚，郁冒蒙昧。

【诠解】

本方是论述中风偏枯的辨证论治。因为营血素虚，风寒侵入痹阻营卫，营卫不能行于外，所以身体不能自收持，或拘急不得转侧；营卫不得行于内，故冒昧不知痛处，口不能言。

治以续命汤散邪补虚。方中麻黄、桂枝散风寒，行营卫；石膏、杏仁清肃肺气，肺气宣达则使营卫畅行内外；人参、甘草、当归、川芎补气养血，通调营卫；干姜温胃以助药力。

【选注】

《金匮要略心典》："痱者，废也。精神不持，筋骨不用，非特邪气之扰，亦真气之衰也。麻黄、桂枝所以散邪，人参、当归所以养正，石膏合杏仁助散邪之力，甘草合干姜为复气之需，乃攻补兼行之法也。"

《千金》三黄汤　治中风手足拘急，百节疼痛，烦热心乱，恶寒，经日不欲饮食。

麻黄五分　独活四分　细辛二分　黄芪二分　黄芩三分

上五味，以水六升，煮取二升，分温三服。一服小汗，二服大汗。心热[①]

加大黄二分，腹满加枳实一枚，气逆加人参三分，悸加牡蛎三分，渴加栝楼根三分，先有寒加附子一枚。

【词解】

①心热：指胃肠实热积滞。

【诠解】

本方是论述中风偏枯，风寒深入，郁而化热的证治。病人营卫素虚，外感风寒邪气，故恶寒，手足拘急，百节疼痛。风寒外闭，阳气内郁而化热，则烦热心乱，经日不欲饮食。

治以三黄汤，散寒清热，补益卫虚。方中麻黄、独活、细辛散深入之风寒湿邪，温经络行营卫，黄芩清热燥湿，黄芪补卫气以杜风邪。方后注有心热、腹满、气逆、悸、渴等证的治法。由于湿热内郁，胃肠内有实热积滞，所以常见腹满、便秘，或见大便黏滞而臭，故加大黄泻实热，加枳实行气消满。湿热郁于胃，胃气上逆，加人参补脾胃之气，以运化湿浊而降逆气。郁而化热，心热则悸，故加牡蛎安神；肺胃有热阴气伤，加栝楼根养阴清热，清肃肺气；素有阳虚不温，不御风寒者，则加附子温肾通阳。随证加减，不拘一格。

【选注】

《金匮要略方论本义》："亦为中风正治，而少为变通者也。以独活代桂枝，为风入之深者设也。以细辛代干姜，为邪入于经者设也。以黄芪补虚以熄风也；以黄芩代石膏清热，为湿郁于下，热甚于上者设也；大汗心热加大黄，以泄热也；腹满加枳实，以开郁行气也；气逆加人参，以补中益胃也；悸加牡蛎，防水邪也，即治湿热也；渴加栝楼根，以肃肺生津除热也……先有寒，即素有寒也，素有寒则无热可知，纵有热亦内真寒外假热而已。云加附子，则凡大黄、枳实、栝楼根俱不可用，原方中之黄芩亦应斟酌矣，此又为虚而有寒者言治也。"

《近效方》术附汤　治风虚头重眩，苦极，不知食味，暖肌补中，益精气。

白术二两　附子一枚半，炮去皮　甘草一两，炙

上三味，剉，每五钱匕，姜五片，枣一枚，水盏半，煎七分，去滓温服。

【诠解】

本方是论述中风入脏，脾肾两虚的证治。由于肾阳不足，寒湿阴邪乘之，邪气上蔽，故头重眩苦极。脾肾阳虚，不能运化水谷精微，浊阴之气停于中，故不知食味。

治以术附汤温暖脾肾。方中附子温暖肾阳，恢复阳和之气，驱散阴寒浊气；白术、甘草、生姜、大枣温暖脾胃，温散寒湿，恢复脾运之机，藉化阴浊之邪。考此证若用轻扬之品，可能引起虚阳上越；若用清疏之品，可能引起脾寒湿停；若用重镇之品，可能引起脾虚下陷。古人立术附一法，温暖脾肾，恢复阳和之气，用治头重苦眩，以示要略之妙。

【选注】

《金匮要略论注》："肾气空虚，风邪乘之，漫无出路，风挟肾中浊阴之气厥逆上攻，致头中眩苦至极，兼以胃气亦虚，不知食味，此非轻扬风剂可愈，故用附子暖其水脏，白术、甘草暖其土脏，水土一暖，犹之冬月井中，水土既暖，阳和之气可以立复，而浊阴之气不驱自下也。"

《医门法律》："岐伯谓中风大法有四：一曰偏枯，半身不遂；二曰风痱，于身无痛，四肢不收；三曰风懿，奄忽不知人；四曰风痹，诸痹类风状。后世祖其说而无其治，《金匮》有《古今录验》三方可类推之。经谓内夺而厥则为风痱，仲景见成方中有治外感风邪兼治内伤不足者，有合经意，取其三方，以示法程，一则曰《古今录验》续命汤，再则曰《千金》三黄汤，三则曰《近效》白术附子汤。前一方，治荣卫素虚而风入者；中一方，治虚热内炽而风入者；后一方，治风已入脏，脾肾两虚兼诸痹类风状者。学者当会仲景意，而于浅深寒热之间以三隅反矣。"

【病案举例】

患者吴某，女，年43岁，自述眩晕已17年，经常发作。发作时，唯静卧而已，稍动则如坐舟中，甚则失去知觉，一日邀余诊治，失慎撞其枕，即感天旋地转，如飘空中，双目紧闭而不敢睁，神志恍惚不清，让其静卧片刻，眩晕稍定，神志逐渐清醒。望其形体虚胖，经日恶寒，脉沉微，舌白而淡。从其脉证来看，证属脾肾阳虚所致，采用《近效》术附汤：

附子15克，白术9克，炙甘草6克。

嘱其先服1剂，观其疗效。复诊时，眩晕大减，脉舌俱见起色，继与原方3剂，眩晕基本消失。为了巩固疗效，以八味丸调理，观察半年，未见复发。[吴茂荣．运用《近效》术附汤治疗阳虚眩晕的体会[J]．陕西中医，1981(2)：39-40.]

崔氏八味丸　治脚气上入，少腹不仁。

干地黄八两　山茱萸　薯蓣各四两　泽泻　茯苓　牡丹皮各三两　桂枝　附子炮，各一两

上八味，末之，炼蜜和丸梧子大，酒下十五丸，日再服。

【诠解】

本方是论述脚气病的辨证论治。由于肾阳虚弱，不能运化水湿，水湿毒气侵犯于下，随经而上，聚于少腹，故少腹麻木不仁。

治以八味丸温补肾气，助其气化之权，则阳生湿化，脚气自愈。

【选注】

《金匮要略心典》："肾之脉起于足而入于腹，肾气不治，湿寒之气，随经上入，聚于少腹，为之不仁，是非驱湿散寒之剂所可治者，须以肾气丸补肾中之气，以为生阳化湿之用也。"

《千金方》越婢加术汤　治肉极[①]，热则身体津脱，腠理开，汗大泄，厉风气[②]，下焦脚弱。

麻黄六两　石膏半斤　生姜二两　甘草二两　白术四两　大枣十五枚

上六味，以水六升，先煮麻黄，去上沫，内诸药，煮取三升，分温三服。恶风加附子一枚，炮。

【词解】

①肉极：是指肌肉极其消瘦而言。

②厉风气；古代证候名，可能为近代之麻风病。

【诠解】

本方是论述风气入营，大汗消瘦的证治。风湿邪气侵于肌表，风气入营，气浮化热，肌肉热极汗多，津脱表虚，腠理不固，汗泄不已；津脱血少，营血不行于下焦，故脚弱。风入营为"厉风气"之变。

治以越婢加术汤，清热散风，调和营卫。方中麻黄解散风湿，石膏清热，白术、甘草健脾生津，生姜、大枣调和营卫。本方治汗多而用麻黄，因有白术之补、石膏之清，以制其散而成其治。若汗大泄而有恶风寒证，要防其亡阳，可加炮附子助阳固表。

【选注】

《金匮要略论注》："此治风极变热之方也。谓风胜则热胜，以致内极热而汗多，将必津脱，津脱而表愈虚，则腠理不能复固，汗泄不已，将必大泄……风入荣为厉。《内经》云：厉者，有荣气热胕。今风入荣为热，即是

厉风气矣。盖风胜气浮，下焦本虚，至厥阳独行而浊阴不降，无以养阴而阴愈虚，则下焦脚弱。故以麻黄通痹气，石膏清气分之热，姜、枣以和荣卫；甘草、白术以理脾家之正气。汗多而用麻黄，赖白术之扶正，石膏之养阴以制之，故曰越婢加术汤。所谓用人之勇，去其暴也。汗大泄而加恶风，即须防其亡阳，故加附。”

结语

本篇重点论述了中风和历节两病的病因、病机、症状及治法。中风的病因有外因诱发、气血两虚、肝阳上亢、痰浊内发，病机是经脉血气痹阻。辨证当分中络、中经、中腑、中脏，更要详审虚、实、寒、热、痰。本篇还论述了风寒在头的头风病，风湿在皮表的瘾疹，风邪中膈的胸满短气症和风热入营的厉风气等病的辨证论治。中风的治疗，若属气血亏损，虚阳上越，痰浊与风寒痹阻阳气的，可用侯氏黑散清肝化痰，和血散风；若属五脏火热炽盛，血热上逆的风、瘫、痫等病，可用风引汤清热降火，镇惊息风；若属阴血亏损，肝风心火上扰的狂妄等症，可用防己地黄汤滋阴降火，养血息风；若属风湿在上的中风或偏头痛，可外用头风摩散温散风寒湿邪；若属血虚外寒的中风偏枯或痦痱等症，可用续命汤散邪补虚；若中风偏枯，风寒深入，郁而化热，可用三黄汤散寒清热补卫气；若属风寒入脏，脾肾阳虚，头重眩而不知味的，可用术附汤温暖脾肾；若风气入营，大汗消瘦的“厉风气”，可用越婢加术汤清热散风，调和营卫。仅从侯氏黑散、风引汤两张方子的意义，已展示了中风治外风、治痰火、治血痹、补阴血的治略思想。

关于历节的病因，内因方面有肝肾不足、气血两虚，外因方面有汗出入水中、饮酒当风等。但当外邪入侵后，正邪相争，可以寒化，又可热化。在辨证方面，可分为风湿与寒湿两类。桂枝芍药知母汤治疗风湿历节而兼热；乌头汤治疗寒湿历节而偏虚。以上两方已扼要地指出了历节寒热虚实的辨证方法和治疗原则。

与历节相近的脚气病，有属于阳虚，水湿毒气侵于下的，可用八味丸温肾化湿；若属湿热脚气，上冲于心的，可用矾石汤外洗，以解毒收湿，亦能收功。

血痹虚劳病脉证并治第六

概说

本篇论述血痹和虚劳两病的辨证论治。本篇共有条文18条，载方11首，其中附方2首。篇中第1、2条论血痹的发病机理、脉证、治法和方药；第3~7条，以及第9~12条论虚劳的脉证、发病原因和机理，可作为本篇虚劳的总论；其他条文则阐述虚劳的证治和方药。由于血痹和虚劳两种疾病都是虚证，故合为一篇论述。

血痹是以肌肉麻痹为主证，多因气血不足，感受外邪所引起。血痹证除肢体局部麻木外，往往亦有酸胀和微疼的感觉，它和痹证的筋骨肢体疼痛而迥然有别。

虚劳是慢性的衰弱疾患，包括气虚、血虚、阴虚、阳虚和阴阳两虚等一切证候而言。本篇是以脏腑经络气血阴阳虚损的发病机制为立论根据，并提出了治肾虚调节阴阳，治脾虚调节气血的重要治略思想。

1. 问曰：血痹病从何得之？师曰：夫尊荣人①骨弱肌肤盛，重因疲劳汗出，卧不时动摇，加被微风遂得之。但以脉自微涩在寸口，关上小紧，宜针引阳气，令脉和、紧去则愈。

【词解】

①尊荣人：指富贵人。

【诠解】

本条是论述血痹病的病因、病机与治疗方法。凡尊荣人，则养尊处优，好逸恶劳，多食肥甘，而肌肉丰盛，不事劳动则筋骨脆弱，以致肝肾虚弱。阳虚则寸口脉微，血虚则寸口脉涩。阳气虚，血行不畅，重因疲劳则汗出，汗出后，体气愈疲，因而嗜卧，卧中不时动摇，此时加被微风遂得而干之，则风寒外束，风与血相搏，则阳气痹阻，血行不畅，故关脉小紧，紧为邪客，微涩为气血不利，治用针刺法引动阳气。阳气行则邪去，邪去脉和而不紧，则血痹自愈。

【选注】

《金匮要略心典》:"阳气者,卫外而为固也。乃因疲劳汗出而阳气一伤,卧不时动摇而阳气再伤,于是风气虽微,得以直入血中而为痹。经云:邪入于阴则痹也。脉微为阳微,涩为血滞,紧则邪之征也。血中之邪,始以阳气伤而得入,终必得阳气通而后出;而痹之为病,血既以风入而痹于外,阳亦以血痹而止于中,故必针以引阳使出,阳出而邪去,邪去而脉紧乃和,血痹乃通。以是知血分受痹,不当独治其血矣。"

2. **血痹,阴阳俱微,寸口关上微,尺中小紧,外证身体不仁,如风痹状,黄芪桂枝五物汤主之。**

黄芪桂枝五物汤方

黄芪三两　芍药三两　桂枝三两　生姜六两　大枣十二枚

上五味,以水六升,煮取二升,温服七合,日三服。一方有人参。

【诠解】

本条是论述血痹病的辨证论治。由于营卫气血俱虚,阳气不足,阴血涩滞,又感风寒,故见肢体麻木不仁,即谓之血痹。阳气不足,寸关脉微。外感风寒,故尺中脉小紧,血痹之证以肌肉麻痹为主,如邪重者,亦可发生疼痛,故曰如"风痹"状,而实非风痹之关节流窜疼痛之证。

血痹治疗,可用黄芪桂枝五物汤。方中黄芪益卫气之行;桂枝温经通阳,协黄芪达表,温通血脉;芍药通血脉而养阴血;生姜、大枣散风寒,补营血,调和营卫。此节与上节合看其义始备,其方即桂枝汤,妙在以黄芪易甘草,倍用生姜载黄芪走表之法。

【选注】

《医宗金鉴》:"此条言阴阳寸口关上俱微,尺中亦小紧,合而观之,可知血痹之脉浮沉,寸口、关上、尺中俱微、俱涩、俱小紧也。微者虚也,涩者滞也,小紧者邪也,故血痹应有如是之诊也。血痹外证,亦身体顽麻,不知痛痒,故曰:如风痹状,但不似风痹历关节流走疼痛也。主黄芪桂枝五物汤者,调养营卫为本,祛风散邪为末也。"

【病案举例】

金某,女,22岁,工人。1976年2月5日初诊。患者1个月前因用凉水洗衣服,突然发现双手苍白渐即转为青紫,发冷伴有麻木刺疼感，间歇性发作，每次可达数小时，每需双手放入温水中方能缓解。经我院西医外科诊断为“雷诺氏症”。曾使用妥拉苏林、烟酸、消炎痛等效果不佳，乃改用中药治疗。症如上述，舌质淡红，苔白偏厚，脉弦紧。以黄芪桂枝五物汤加减。

处方：黄芪 60 克，桂枝 9 克，白芍 9 克，生姜 2 片，红花 9 克，桃仁 9 克，地龙 15 克。每日 1 剂，水煎服。

上方连服 20 剂，上述症状已全部消失。原方又服 20 剂，病状未见复发。[金学仁．黄芪桂枝五物汤加减治疗雷诺氏症 2 例[J]．中医杂志，1982(1)：72.]

3. 夫男子平人，脉大为劳[①]，极虚亦为劳。

【词解】

①为劳：言其势之将成。

【诠解】

本条是论述虚劳病的变化，有阴阳两种病情。虚劳病人阳气不足，阴血亏损，则有阴虚而阳气外浮之机，故见脉浮大按之无力。又有阴阳气血不足，阳气衰惫之象，故轻取则脉象软，重取则脉无力。脉大与脉极虚都是虚劳病的脉象特点，说明肾精损则阴不配阳，故脉大；脾气损则中气不足，故脉虚。先后天阴阳气血亏损是虚劳病辨证论治的纲领。

【选注】

《医宗金鉴》：“男子平人，应得四时五脏平脉，今六脉大而极虚，非平人之脉也。然大而无力，劳役伤脾气也；极虚者，内损肾阴精也。此皆欲作虚劳之候，故有如是之诊也。”

4. 男子面色薄[①]者，主渴及亡血，卒喘悸[②]，脉浮者里虚也。

【词解】

①面色薄：面色浅薄不红。

②卒喘悸：突然发生气喘心悸。

【诠解】

本条是论述虚劳病的辨证。由于心肾阴血不足，血气少而不荣于面，则面色无华，望之浅白，谓之“面色薄”。上条重在论脉，此条重则论色，合而观之，以见虚劳为病色脉之诊。血气不足，必然津液匮乏，故见口渴，以及亡失血液，所以面色薄也。如其人卒然发生气喘心悸，诊其脉而浮于外，便知其里之虚。夫气虚则喘，血少则悸，而脉又按之无力，如是色、脉、证结合分析，故知其证为虚劳。

【选注】

《金匮要略心典》："渴者热伤阴气，亡血者不华于色，故面色薄者，知其渴及亡血也。李氏曰：劳者气血俱耗，气虚则喘，血虚则悸。卒者，猝然见此病也。脉浮为里虚，以劳则真阴失守，孤阳无根，气散于外，而精夺于内也。"

5. 男子脉虚沉弦，无寒热，短气，里急，小便不利，面色白，时目瞑[①]兼衄，少腹满，此为劳使之然。

【词解】

①目瞑：闭上眼睛。此处"目瞑"有眩晕的意思。

【诠解】

本条是论述阴阳两虚的虚劳病。由于肾中真阳不足，精血内虚，故脉虚沉弦；肾虚不能纳气，则呼吸短气；阳虚不能温煦，则腹中拘急；肾阳虚不能气化津液，则小便不利，少腹胀满；肝血虚，则面色白而无华；阴虚不潜，阳热上扰，则目瞑兼衄。

【选注】

《医宗金鉴》："脉虚沉弦，阴阳俱不足也；无寒热，是阴阳虽不足而不相乘也，短气面白，时瞑兼衄，乃上焦虚而血不荣也；里急，小便不利，少腹满，乃下焦虚而气不行也。凡此脉证，皆因劳而病也，故曰：此为劳使之然。"

6. 劳之为病，其脉浮大，手足烦，春夏剧，秋冬瘥，阴寒精自出，酸削[①]不能行。

【词解】

①酸削：指两腿酸痛、消瘦。

【诠解】

本条是论述虚劳与四时气候的关系。肾精虚损，虚阳浮于外，所以见脉浮大。阴虚生内热，故手足烦热。春夏木火炎盛，阳气外浮，阴气内伤，故病加剧。秋冬金水相生，阴气得助，阳气内藏，故证候得瘥。但是，秋冬阴寒盛阳气衰，阳虚失于固涩，可能精液清冷而自出。精虚则肾虚，肾虚则骨弱，故两腿酸痛如削，不能行走。

【选注】

《金匮悬解》："脉浮大，手足烦者，阳气内虚而外盛也。春夏阳气浮升，内愈寒而外愈热，故剧；秋冬阳气沉降，外热轻而内寒减，故瘥。缘中气虚败，不能交济水火，火炎而上热，水澌而下寒。肾者，蛰闭封藏之官也。水冷不能蛰藏阳气，则阴寒精自出。水寒不能生发肝木，则酸削不能行也。"

7. **男子脉浮弱而涩，为无子，精气清冷**一作：冷。

【诠解】

本条是论述肾阳不足的虚劳病。由脉浮弱而涩推论病情，可知涩为精血衰少，弱为肾阳不足，浮为虚阳不潜，精气不敛。肾之阴阳精气不足，故精气清冷，所以无子。本证阴阳精气交亏，有阴无阳不能生，有阳无阴不能长，是为"精气清冷"之意。

【选注】

《金匮要略编注》："此以脉断无子也。男精女血，盛而成胎。然精盛脉亦当盛，若浮弱而涩者，浮乃阴虚，弱为真阳不足，涩为精衰，阴阳精气皆为不足，故为精气清冷，则知不能成胎，谓无子也。盖有生而不育者，亦是精气清冷所致，乏嗣者，可不知之而守养精气者乎。"

8. **夫失精家①，少腹弦急，阴头寒②，目眩**一作目眶痛**发落，脉极虚芤迟，为清谷亡血失精；脉得诸芤动微紧，男子失精，女子梦交③，桂枝龙骨牡蛎汤主之。**

桂枝加龙骨牡蛎汤方　《小品》云：虚弱浮热汗出者，除桂加白薇、附子各三分，故曰二加龙骨汤。

桂枝　芍药　生姜各三两　甘草二两　大枣十二枚　龙骨　牡蛎各三两

上七味，以水七升，煮取三升，分温三服。

【词解】

①失精家：经常亡失精液的患者。

②阴头寒：指男性龟头发凉。

③梦交：指女子在梦中与男人交接的证候。

【诠解】

本条是论述阴阳两虚的辨证论治。久患失精病的人，由于肾阴耗损太过，阴虚及阳，肾阳亦虚，阳气不能温煦下焦，气化不利，阴寒凝结，故少腹弦急，阴头寒冷，下利清谷，亡血失精，脉象极虚芤迟。病久精衰血少，故目眩发落。以上脉证多属元阳衰惫，但也有阳气微浮之象，如脉芤亡血。脉得芤动微紧，芤动说明心火、相火浮而不守，微紧说明阴寒凝结之象仍然存在，故见男子失精，女子梦交，与少腹弦急等。

本证属阴阳两虚，而见元阳衰惫和阳气浮动两种病证。用助阳之法则有动火之害，如用养阴之法则又有增寒之弊，故仲景从调和阴阳入手，而用桂枝加龙骨牡蛎汤调谐阴阳，交通心肾。方中桂枝温通阳气；芍药敛阴缓急；生姜健胃而散阴寒；甘草益中气；大枣补阴血；又加龙骨潜阳、牡蛎敛阴，安肾宁心，固摄精气。务使阴阳相互维系，阳固阴守，则失精自效。

【选注】

《金匮要略心典》："脉极虚芤迟者，精失而虚及其气也，故少腹弦急，阴头寒而目眩。脉得诸芤动微紧者，阴阳并乖而伤及其神与精也，故男子失精，女子梦交。沈氏所谓：劳伤心气，火浮不敛，则为心肾不交，阳泛于上，精孤于下，火不摄水，不交自泄，故病失精；或精虚心相内浮，扰精而出，则成梦交者是也。徐氏曰：桂枝汤外证得之，能解肌去邪气；内证得之，能补虚调阴阳；加龙骨、牡蛎者，以失精梦交为神精间病，非此不足以收敛其浮越也。"

【病案举例 1】

冯某，男，32 岁，干部，12 月 9 日门诊。

自谓婚前梦遗失精，婚后房事过度，致患盗汗，迄已年余，屡医不效，多则两三次，至少 1 次，汗出则醒，醒后潮热，心悸难寐，一寐又汗，惊惕，每晚如此。现头昏目眩，少气腰痛，精神委顿，面色枯黄，舌淡苔薄微干、尖红，唇燥，小便时清时黄，大便时燥时正常，六脉轻按浮濡，重按微弱而数，此印《内经》所谓"阴虚者，阳必凑之，故少气，时热，而汗出"之候也。拟滋肾水，调阴阳，兼以潜阳固涩。

处方：桂枝 3 克，白芍 12 克，炙甘草、炒枣仁、龟甲胶各 9 克，生熟地各 18 克，龙骨、牡蛎各 15 克，生姜 3 克，大枣 5 克。水煎服。

2 剂后，盗汗止，精神好转。5 剂后，诸症消失。[甘均权．桂枝加龙骨牡蛎汤的临床运用经验[J]. 新医药学杂志，1979(6)：11-12.]

【病案举例 2】

患者王某，男，20 岁。患失精症，几乎每夜均有，人已疲惫不堪，屡经医治而不见效。余诊其脉弦缓无力，视其舌苔淡嫩不泽。余问有梦否？答曰：始则有，而今已无。辨为脾胃不和，心肾阴阳不交，而精关弛废之证。

处方：桂枝 10 克，白芍 10 克，炙甘草 6 克，大枣 12 枚，生姜 10 克，龙骨 15 克，牡蛎 15 克。

此方连服 5 剂，滑精止，人有精神，饮食较佳，从此病愈。（刘渡舟治验）

天雄散方

天雄三两，炮　白术八两　桂枝六两　龙骨三两

上四味，杵为散，酒服半钱匕，日三服，不知，稍增之。

【诠解】

本方指出虚劳病的治法。天雄散方，以温补阳气为主，收敛精气为佐。方中天雄助阳暖水脏，补腰膝，调血脉，利皮肤；桂枝温通阳气；白术健脾化湿；龙骨收敛精气。本方治疗五劳七伤、阳痿遗精等证，而以白术开源，龙骨节流，天雄固本，三法合一，方意突出。

【选注】

《金匮要略方论本义》："天雄散一方，纯以温补中阳为主，以收涩肾精为佐，想为下阳虚甚而上热较轻者设也。"

9. **男子平人，脉虚弱细微者，喜盗汗①也。**

【词解】

①喜盗汗：喜当"善"字解，或"多"字体会。

【诠解】

本条是论述阴阳气血俱虚的脉象和盗汗之证。脉象虚细而微弱，是为不足之脉，可知为阴阳气血不足之证。阳气虚而不能固表，阴血虚则不能内守，故容易发生盗汗。盗汗，睡而汗出，阳加于阴，而阴虚不守之证。

【选注】

《金匮要略方论本义》："男子平人，为形若无病者言也。其形虽不病

而脉病，则病必踵至矣。设平人而见脉虚弱兼以细微，虽未至于脉极大而极虚，而已兆其渐矣。其脉之虚而弱，则阳已损也；细而微，则阴已消也。阳损必驯至于失精，阴耗必驯至于亡血也。验其外证，必喜盗汗。阳损斯表不固，阴损而热自发。皆盗汗之由，亦即虚劳之由也。”

10. **人年五六十，其病脉大者，痹侠背行[①]，若肠鸣，马刀侠瘿[②]者，皆为劳得之。**

【词解】

①痹侠背行：指背后脊柱两旁有麻痹感。

②马刀侠瘿：结核物生于腋下，名马刀。马刀，长形蚌名，生于颈旁名侠瘿。瘿，同缨，缨帽而有带，结于项间，此处结核叫“侠瘿”。

【诠解】

本条是论述三种虚劳病的辨证。病人五六十岁而精气衰少，虚阳外浮，虚火上炎，故脉大而中软。卫阳不足，督脉气衰，则脊柱两旁而有麻木痹阻之感。气虚而陷，则肠鸣矢气；或者阴虚阳郁，痰核结于腋下，如“马刀”形，称为马刀。结于颈旁，称为侠瘿。以上三种病，都是属于虚劳病的范畴。

【选注】

《金匮要略心典》：“人年五六十，精气衰矣，而病脉反大者，是其人当有风气也。痹侠背行，痹之侠脊者，由阳气不足而邪气从之也。若肠鸣、马刀、侠瘿者，阳气以劳而外张，火热以劳而上逆。阳外张则寒动于中而为肠鸣，火上逆则与痰相搏而为马刀、侠瘿。”

11. **脉沉小迟，名脱气[①]，其人疾行则喘喝[②]，手足逆寒，腹满，甚则溏泄，食不消化也。**

【词解】

①脱气：元气脱失。

②喘喝：疾行时张口喝喝而喘。

【诠解】

本条是论述脾肾阳气亏损的虚劳证。脉来沉小而迟，是脾肾阳气亏损的征象，故名曰脱气。肾阳虚不能纳气，急行则喝喝而喘。肾阳虚不能温暖四肢，则手足逆寒。肾阳不足，脾阳又衰，脾胃运化功能不足，则饮食不能消化，故见腹满、溏泄等。肾阳虚则生机衰弱，脾阳虚则气血来源不足，这是一种难于恢复的虚劳病，故名“脱气”以喻其甚。

【选注】

《医宗金鉴》:"脉沉、小、迟,则阳大虚,故名脱气。脱气者,谓胸中大气虚少,不充气息所用,故疾行喘喝也。阳虚则寒,寒盛于外,四末不温,故手足逆冷也。寒盛于中,故腹满溏泄,食不消化也。"

12. 脉弦而大,弦则为减,大则为芤,减则为寒,芤则为虚,虚寒相搏,此名为革。妇人则半产漏下,男子则亡血失精。

【诠解】

本条是论述脉见芤革,主亡血失精。正如陈修园所注:"脉轻按弦而重按大;弦则为阳微而递减;大则为外盛而中芤;减则阳不自振为诸寒;芤则阴不守中为中虚;虚寒相搏,此名为革。革脉不易明,以弦减芤虚二脉形容之,则不易明者明矣。见此脉者,妇人则不能安胎而半产,不能调经而漏下;男子不能统血则亡血,不能藏精则失精。"(《金匮要略浅注》)

【选注】

《金匮要略心典》:"脉弦者阳不足,故为减为寒;脉大者阴不足,故为芤为虚。阴阳并虚,外强中干,此名为革,又变革也。妇人半产、漏下,男子亡血、失精,是皆失其产乳生育之常矣,故名曰革。"

13. 虚劳里急,悸,衄,腹中痛,梦失精,四肢酸疼,手足烦热,咽干口燥,小建中汤主之。

小建中汤方

桂枝三两,去皮　甘草三两,炙　大枣十二枚　芍药六两　生姜三两　胶饴一升

上六味,以水七升,煮取三升,去滓,内胶饴,更上微火消解,温服一升,日三服。呕家不可用建中汤,以甜故也。

《千金》疗男女因积冷气滞,或大病后不复常,若四肢沉重,骨肉酸疼,吸吸少气,行动喘乏,胸满气急,腰背强痛,心中虚悸,咽干唇燥,面体少色,或饮食无味,胁肋腹胀,头重不举,多卧少起,甚者积年,轻者百日,渐致瘦弱,五脏气竭,则难可复常,六脉俱不足,虚寒乏气,少腹拘急,羸瘠百病,名曰黄芪建中汤,又有人参二两。

【诠解】

本条是论述脾胃阴阳两虚的辨证论治。脾胃衰弱,阴血阳气来源不足,可发生元阳衰惫,虚阳上浮和营养不足三种病情,表现出阴阳失调、寒热错杂的证象。如偏于寒的,阳气不能温煦,阴血不能濡养内脏,则为里

急腹中痛。如偏于热的，阴虚内热，虚阳浮动，则为手足烦热，咽干口燥，衄血，多梦失精。如气血虚少不能濡养肌肉，则为四肢酸疼；血不养心，则为心悸。

由上可知，在阴阳失调的病情中，补阴则碍阳，补阳必损阴，只有用甘温之剂以恢复脾胃的运化功能，脾胃运化正常，阴阳气血来源充足，则阴阳平衡，营卫和调，而寒热错杂诸症状自然消失。用小建中汤是本治劳以甘之旨，使其温补脾胃，以滋生化之源，内调气血，外调营卫，则阴阳自在其中。方中桂枝辛温通行阳气，温中散寒；饴糖味甘而厚，缓急止疼，合芍药酸甘以化阴，合桂枝辛甘以化阳；芍药味酸，收敛阴血，养荣平肝；甘草甘平，调中益气；大枣补脾滋液；生姜健胃理气。此方调营卫、和阴阳，为何名以建中？曰：中者脾胃也，营卫生成于水谷，而水谷转输于脾胃，故中气立则营卫流行，而不失治疗之意。

【选注】

《金匮要略心典》："此和阴阳、调营卫之法也。夫人生之道，曰阴曰阳，阴阳和平，百疾不生。若阳病不能与阴和，则阴以其寒独行，为里急，为腹中痛，而实非阴之盛也；阴病不能与阳和，则阳以其热独行，为手足烦热，为咽干、口燥，而实非阳之炽也。昧者以寒攻热，以热攻寒，寒热内贼，其病益甚，惟以甘酸辛药，和合成剂，调之使和，则阳就于阴，而寒以温；阴就于阳而热以和。医之所以贵识其大要也。岂徒云寒可治热，热可治寒而已哉。或问：和阴阳、调营卫是矣，而必以建中者何也？曰：中者脾胃也，营卫生成于水谷，而水谷转输于脾胃，故中气立则营卫流行而不失其和。又，中者四运之轴而阴阳之机也，故中气立则阴阳相循，如环无端，而不极于偏。是方甘与辛合而生阳，酸得甘助而生阴，阴阳相生，中气自立。是故求阴阳之和者必于中气，求中气之立者必以建中也。"

【病案举例】

曹某，男，11岁。

一诊（1972年7月11日）：腹痛反复发作，已有年余。近日寒热不已，其腹痛时作时止，大便或泄或干，有时便血，纳谷不佳，面色萎黄，形体消瘦，脉虚软，舌淡无苔。西医外科诊为节段性小肠炎。

此为太阴虚寒，营卫失和，脾不摄血。治用小建中汤。

处方：桂枝3克，白芍9克，煨姜3片，红枣5枚，炙甘草3克，饴糖30克（冲）。4剂。

二诊（7月15日）：腹痛已和，便中带血，低热不退，纳谷尚少，脉舌同前。原法不变，增以补气。上方加党参6克，黄芪9克。4剂。

三诊（7月19日）：痛除血止，面色转润，但大便不实，胃纳较差，脉沉，舌淡苔润。此中下虚寒，须温里扶阳，拟附子理中汤加味主之。

处方：党参6克，焦白术9克，姜炭3克，炙甘草3克，陈皮3克，淡附片4.5克，怀山药12克，煨木香3克。5剂。

四诊（7月24日）：大便已调，胃纳亦开，但时有低热起伏，脉细舌淡。仍须以甘温退虚热，再拟小建中汤加味。

处方：桂枝3克，白芍9克，煨姜3片，红枣5枚，炙甘草3克，饴糖30克（冲），党参9克，焦白术9克，云苓9克，怀山药12克。5剂。

药后热退而安。经西医复查，认为病情基本痊愈而出院。[董廷瑶．小建中汤治愈小儿虚寒腹痛介绍[J]．中医杂志，1980（12）：36.]

14. 虚劳里急，诸不足，黄芪建中汤主之。于小建中汤内加黄芪一两半，余依上法。气短胸满者，加生姜；腹满者，去枣加茯苓一两半，及疗肺虚损不足，补气加半夏三两。

【诠解】

本条承上条论述阴阳两虚而卫气偏虚的辨证论治。上述之脾胃两虚，营卫气血来源不足，若气虚为甚，形成里虚脉急腹痛，以及眩悸喘喝、失精亡血等，而又见倦怠少气、自汗恶风等，可用黄芪建中汤治疗。

黄芪建中汤，即小建中汤加黄芪以补脾肺之气，而有益气生津、补气固表止汗之功。若因阳气不能温煦，肺中寒凝气滞，聚湿生痰，引起气短胸满等，则加生姜散饮化痰以理气；若痰湿停于肺中，肺气不降而生咳逆，则加半夏降逆涤痰；若寒湿凝于脾胃，运化失常，引起腹满而小便不利，则加茯苓渗湿以利小便。去大枣之甘，以防其滞腻。本方亦治胃与十二指肠溃疡，如辨证得法，效果颇著。

【选注】

《金匮要略论注》："小建中汤，本取化脾中之气，而肌肉乃脾之所生也，黄芪能走肌肉而实胃气，故加之以补不足，则桂、芍所以补一身之阴阳，而黄芪、饴糖又所以补脾中之阴阳也。若气短胸满加生姜，谓饮气滞阳，故生姜以宣之。腹满去枣加茯苓，蠲饮而正脾气也。气不顺加半夏，去逆即所以补正也。”

【病案举例】

易某，男，33岁，医生。

1971年2月。患肺结核10余年，反复咯血，经西医抗结核治疗，中医滋阴保肺或金水双培等法治疗，效果均不明显。X线胸片见右上大片阴影，密度甚高，左肺及右下肺透亮度增高，诊为肺硬变、肺气肿。

症见：恶风自汗，心悸气短，面色少华，形体羸瘦，少腹拘急，手足烦热，饮食少进，口燥咽干，溺清便少，脉虚细，前医投月华丸、百合固金汤等皆无显效。证属肺病日久，子盗母气，导致脾胃亏虚，生化无源。投黄芪建中汤加人参：

黄芪20克，人参10克，饴糖30克，白芍20克，桂枝7克，炙甘草10克，生姜2片，大枣5枚。

服至10剂，诸症见减，饮食增进，精神转佳。效不更方，守方再进，服至30剂时诸症大减，食纳如常人，面色转红润，体重增四斤（2kg）。服至70剂时各症消失，恢复全日工作。[易平华．黄芪建中汤在内科临床应用中的体会[J]．江西中医药，1980（4）：62-64.]

15. **虚劳腰痛，少腹拘急，小便不利者，八味肾气丸主之。**方见妇人杂病中。

【诠解】

本条论述肾之阴阳双虚的辨证论治。肾之阴阳两虚，则阴不濡而阳不煦，气血虚空，故少腹拘急，腰痛膝软，肢冷畏寒。肾与膀胱为表里，若阳不足则气化无权，故小便为之不利。方用八味肾气丸，补阴之虚以生气，助阳之弱以化阴，阳生阴化，气化乃行，则诸证自愈。

【选注】

《金匮要略直解》：“腰者肾之外候，肾虚则腰痛。肾与膀胱为表里，不得三焦之阳气以决渎，则小便不利，而少腹拘急，州都之官亦失其气化之职，此水中真阳已亏，肾间动气已损，与是方以益肾间之气，气强则便溺行，而小腹拘急亦愈矣。”

【病案举例1】

白某，女，26岁。1年来心悸，胸闷，头晕，多汗，口干，腰酸，腿软，血压130/90毫米汞柱，心率120~180次/分钟，心电图示窦性心动过速，未发现有关器质性变化，诊为交感神经β受体功能亢进综合征。此属心肾阳虚，拟金匮肾气汤加减：

熟附子、桂枝、山萸肉、山药、泽泻、生地、丹皮、茯苓各9克。

经治月余，诸证消失。（摘自《浙江中医杂志》1980，4：182）

【病案举例2】

陈某，女，34岁。患病已二载，症状为咽喉干燥而欲频频饮水，然干燥不得解，反而小便增多，尤以夜晚则更甚。尿色清长，量多而畅，除此而又于三五天内必然发生小腹疼痛，痛时则周身发冷，毛孔粟起，如同感冒风寒之状。月经正常，惟带下略多。切其脉沉而无力，视其舌苔薄白而润，咽喉未见红肿。

辨证：肾气虚衰，气化不行，水不变津，则咽喉干燥，虚则饮水自救，故而多饮。然饮入之水不能变化为津液，所以咽喉干燥不解。今阳气衰于下，则阴气独治，是以夜尿多而小腹痛，《内经》云：“三焦膀胱者，腠理毫毛其应”，则小腹痛而又周身发冷，亦势所必然矣。病名“肾消”，非八味地黄丸不能愈。

共服二斤，则诸证皆瘳。（刘渡舟治验）

16. 虚劳诸不足，风气百疾，薯蓣丸主之。

薯蓣丸方

薯蓣三十分　当归　桂枝　曲　干地黄　豆黄卷各十分　甘草二十八分　人参七分　芎䓖　芍药　白术　麦门冬　杏仁各六分　柴胡　桔梗　茯苓各五分　阿胶七分　干姜三分　白蔹二分　防风六分　大枣百枚，为膏

上二十一味，末之，炼蜜和丸如弹子大，空腹酒服一丸，一百丸为剂。

【诠解】

本条论述气血两虚又感风邪的辨证论治。虚劳病人由于脾胃虚弱，气血不足，则易被风邪所袭，因而肺气闭郁，则心中郁烦，腰酸骨节烦疼；风邪扰于上，则头晕目眩；脾胃虚弱，则食少不化；气血虚损，故少气乏力，羸瘦，惊悸失眠。本证若单纯补益气血则有恋邪于里之弊，若单纯攻邪则又有伤正之虑，必以正邪兼顾之法，才能祛邪而不伤正，扶正而不留邪。薯蓣丸，君以薯蓣健脾益阴，治在扶正；臣以人参、茯苓、白术、甘草、干姜、大枣佐薯蓣健脾以益气；当归、川芎、芍药、干地黄、麦冬、阿胶养血而滋阴；配以柴胡、桂枝、防风祛风而散邪；桔梗、杏仁、白蔹则利肺开郁，以行治节；佐以豆卷、神曲运脾气，行药力，有补而不腻之功。

【选注】

《金匮要略论注》："此不专言里急，是内外皆见不足证，非独里急诸不足也。然较黄芪建中证，前但云里急，故主建中，而此多风气百疾，即以薯蓣丸主之，岂非比丸似专为风气乎。不知虚劳证多有兼风气者，正不可着意治风气，故仲景以四君、四物养其气血，麦冬、阿胶、干姜、大枣补其肺胃，而以桔梗、杏仁开提肺气，桂枝行阳，防风运脾，神曲开郁，黄卷宣肾，柴胡升少阳之气，白蔹化入荣之风。虽有风气，未尝专治之，谓正气运而风气自去也。然薯蓣最多，且以此为汤名者，取其不寒不热，不燥不滑，脾肾兼宜，故以为君，则诸药皆相助为理耳。"

17. 虚劳虚烦不得眠，酸枣汤主之。

酸枣汤方

酸枣仁二升　甘草一两　知母二两　茯苓二两　芎䓖二两　深师有生姜二两

上五味，以水八升，煮酸枣仁得六升，内诸药煮取三升，分温三服。

【诠解】

本条是论述虚烦不眠的辨证论治。由于肝血不足，血燥生热，热扰于心，故心烦而不得眠；虚火上炎，故咽干、口燥、盗汗、头晕目转；血虚则心虚，心虚故心悸。

酸枣仁汤以酸枣仁养肝血、安心神；川芎调肝养血解郁；茯苓、甘草补脾和中，宁心安神；知母滋阴降火，养肺肾之阴，以除烦渴。

【选注】

《金匮要略编注》："虚劳虚矣，兼烦是挟火，不得眠是因火而气亦不顺也。其过当责心，然心之火盛，实由肝气郁而魂不安，则木能生火，故以酸枣仁之入肝安神最多为君；川芎以通肝气之郁为臣，知母凉肺胃之气，甘草泻心气之实，茯苓导气归下焦为佐。虽曰虚烦，实未尝补心也。"

18. **五劳虚极，羸瘦[①]腹满，不能饮食，食伤、忧伤、饮伤、房室伤、饥伤、劳伤、经络荣卫气伤，内有干血，肌肤甲错，两目黯黑[②]，缓中补虚，大黄䗪虫丸主之。**

大黄䗪虫丸方

大黄十分，蒸　黄芩二两　甘草三两　桃仁一升　杏仁一升　芍药四两　干地黄十两　干漆一两　虻虫一升　水蛭百枚　蛴螬一升　䗪虫半升

上十二味，末之，炼蜜和丸小豆大，酒饮服五丸，日三服。

【词解】

①羸瘦：身体肌肉消瘦无力。

②两目黯黑：有两种解释。一、两眼呈黑黯色；二、两眼视物发黑。应以前解为得体。

【诠解】

本条是论述虚劳内有瘀血的辨证论治。由于食伤、忧伤、饮伤、房室伤、饥伤、劳伤、经络荣卫伤，而劳热煎熬，使经络营卫气血运行不畅，以致内有干血，肌肤不润而如鳞甲之交错；内有干血，气血不能上荣，故两目之色黯黑；瘀血聚于少腹，则少腹硬满，痛而不移，脉多见沉弦涩。

大黄䗪虫丸，以大黄、桃仁润血泻瘀；干漆急窜，破瘀逐痹；虻虫、水蛭、蛴螬、䗪虫等生物药，实有虫蚁透剔、活血通络之功；芍药、地黄补益肝肾之阴，而有增血行瘀之义；黄芩、杏仁清肺热，利肺气，热去则血不枯，气调则血不停；甘草健脾，调和诸药，以缓中急。

【选注】

《金匮要略直解》："此条单指内有干血而言。夫人或因七情，或因饮食，或因房劳，皆令正气内伤，血脉凝积，致有干血积于中，而尪羸见于外也。血积则不能以濡肌肤，故肌肤甲错，不能以营于目，则两目黯黑。与大黄䗪虫丸以下干血，干血去，则邪除正旺，是以谓缓中补虚，非大黄䗪虫丸能缓中补虚也。"

【病案举例】

石姓，女，19岁。患者16岁月经来潮，18岁初月经渐少，后即经闭不行，形体日渐消瘦，面色㿠白，饮食减少，精神衰弱，头眩心悸，诸医有从气血虚弱论治常服八珍、归脾汤；有从虚寒论治用温经汤等诸药乱投，月经不行，形体更瘦，少腹拘急不舒。脉象迟涩，舌中有紫斑。

病久气血内损，治宜补气养血，但月经不行，瘀血内阻，新血不生，因此治当通瘀破瘀。治仿《金匮》大黄䗪虫丸，攻补兼施，汤丸并进，久服方能达到气血恢复，月经通行的目的。

处方：当归、党参、白术、熟地各10克，桃仁、䗪虫、红花各6克，甘草4克，大枣5枚，川芎6克。2日服1剂。大黄䗪虫丸每服4克，日服3次。

原方加减共服2个月，形体健壮，面渐红润，月经已行1次、量少。原方既获显效，再服1个月，经行正常，病即痊愈。［张谷才．从《金匮》方来谈淤血的证治［J］．辽宁中医杂志，1980（7）：1-3.］

附方

《千金翼》炙甘草汤一云：复脉汤　**治虚劳不足，汗出而闷，脉结悸，行动如常，不出百日，危急者十一日死。**

甘草四两，炙　桂枝　生姜各三两　麦门冬半升　麻仁半升　人参　阿胶各二两　大枣三十枚　生地黄一斤

上九味，以酒七升，水八升，先煮八味，取三升，去滓，内胶消尽，温服一升，日三服。

【诠解】

本方是论述气血两虚，脉结心悸的辨证论治。脾胃虚弱，气血两虚，血脉不养心；心虚则血行不畅，故脉见结代，而心见动悸。血脉虚燥，不能濡养，故失眠盗汗，咽干口燥，身体瘦弱，大便则干。心血不足，血气不畅，故见胸闷。

治以炙甘草汤，补阴血，通阳气。方中炙甘草益气补中，为和中总司而化生气血，复脉之本；人参、大枣补气益胃，使气血化生有源；桂枝配甘草通心阳；生姜配白酒通血脉；生地、阿胶、麦冬、麻仁补心血，养心阴，充

养血脉。炙甘草汤两补阴血阳气，使心气复而心阳通，心血足而血脉充，则诸证自愈。

【选注】

《金匮要略论注》："此虚劳中润燥复脉之神方也。谓虚劳不足者，使阴阳不至睽隔，荣卫稍能顺序，则元气或可渐复。若汗出由荣强卫弱，乃不因汗而爽，反得闷，是阴不与阳和也。脉者所谓壅遏荣气，令无所避是为脉，言其行之健也。今脉结，是荣气不行，悸则血亏，而心失所养，荣气既滞，而更外汗，岂不立槁乎！故虽内外之脏腑未绝，而行动如常，断云不出百日，知其阴亡而阳自绝也。若危急，则心先绝，故十一日死。谓心悬绝，该九日死，再加火之生数，而水无可继，无不死也。故以桂甘行其身之阳，姜枣宣其内之阳，而类聚参、胶、麻、麦、生地润养之物，以滋五脏之燥，使阳得复行于荣中，则脉自复。名曰炙甘草汤者，土为万物之母，故既以生地主心，麦冬主肺，阿胶主肝肾，麻仁主肝，人参主元气，而复以炙甘草为和中之总司。后人只喜用胶、麦等，而畏姜、桂，岂知阴凝燥气，非阳不能化耶。"

《肘后》獭肝散　治冷劳[①]，又主鬼疰[②]一门相染。

獭肝一具，炙干末之，水服方寸匕，日三服。

【词解】

①冷劳：指寒性虚劳证。

②鬼疰：指传染性的痨病。

【诠解】

本方指出虚劳劳瘵的证治。瘵虫传染于体内，耗竭阳气，损伤阴血。阳气虚弱，故病人食少，倦怠乏力。阴血亏损，故潮热，女子血干经闭。津液不润，故音哑。

本方用獭肝一具炙干为末，内服。獭肝性温，温阳化阴，可杀瘵虫，而治冷劳。

【选注】

《金匮要略论注》："劳无不热，而独言冷者，阴寒之气与邪为类，故邪挟寒入肝而搏其魂气，使少阳无权，生生气绝，故无不死。又邪气依正气而为病，药力不易及，故难愈。獭者阴兽也，其肝独应月而增减，是得太阴之正，肝与肝为类，故以此治冷劳，邪遇正而化也。獭肉皆寒，惟肝性独温，故尤宜冷劳，又主鬼疰一门相染，总属阴邪，须以正阴化之耳。"

结语

本篇论述气血虚损所致的血痹与虚劳两种疾病。血痹病是由于营卫不足，感受风邪，血行涩滞所引起，症状以肢体局部麻痹为主。可用针刺疗法和黄芪桂枝五物汤，通阳行痹则愈。

虚劳病是由于气血阴阳虚损，正气不足，阴阳失调所引起。至于虚劳的性质可分为三种：一、元阳衰惫的，则多偏于寒证；二、若虚阳上浮的，则多偏于热证；三、气血不能濡养五脏的，则多见五脏不足之证。

虚劳病的治疗原则：阴虚的养阴以配阳；阳虚的助阳以配阴；血虚的补血；气虚的补气，若干血成劳，外羸而内实，则用大黄䗪虫丸缓中止痛，补虚活瘀；若气血两虚，中气不立，阴阳不和，难于调理的，可用小建中汤补脾胃之气，化生血液，而缓急止痛，调和阴阳；若阴阳两虚，而心肾不交，则用桂枝加龙骨牡蛎汤调节阴阳，收敛精气。其他如天雄散之补阳；酸枣仁汤之补血；八味肾气丸之阴阳两补；薯蓣丸之正邪兼顾；黄芪建中汤治虚劳里急；炙甘草汤治心悸脉结；獭肝散治冷劳等，究其治疗宗旨，皆是“后天之治本血气，先天之治法阴阳”而已。

肺痿肺痈咳嗽上气病脉证治第七

概说

本篇论述肺痿、肺痈、咳嗽上气的辨证论治。篇中共有条文15条，载方16首，其中包括附方6首。篇中第1~4条为全篇的总论，阐述了肺痿、肺痈、咳嗽上气的成因、病理变化、脉证、治则与转归；第5、10条专论肺痿的脉证治法；第6~9条专论咳嗽上气的脉证与治法；第13、14条则论述肺胀的证治；第11、12、15条论肺痈的脉证与治法。由于这3种病证都与肺病有关，故合为一篇讨论。

肺痿是肺脏气津不足，肺叶枯萎的病变，然有寒热之分：热性肺痿是肺热气燥，津伤不布，则成肺痿；寒性肺痿是肺寒津凝，气不布津，而成肺痿。肺痿的主要证候表现为咳嗽、咳吐涎沫等。

肺痈，是火毒之邪由气而血伤肺成痈，多属实证，其主要证候多以咳嗽胸痛，吐脓液浊痰为主。

咳嗽上气即咳嗽气喘，亦有虚证实证之分。肺胀是饮邪填塞肺中，以咳喘上逆，不能平卧，喉中或有痰鸣声为其特点。

肺痿、肺痈、咳嗽上气3种病证都关系于肺，轻者使肺气不利而发生咳嗽；重者由气及血，而发生胸痛，咳吐脓血。

1. 问曰：热在上焦者，因咳为肺痿，肺痿之病，从何得之？师曰：或从汗出，或从呕吐，或从消渴，小便利数，或从便难，又被快药下利，重亡津液，故得之。曰：寸口脉数，其人咳，口中反有浊唾涎沫①者何？师曰：为肺痿之病。若口中辟辟燥②，咳即胸中隐隐痛，脉反滑数，此为肺痈，咳唾脓血。脉数虚者为肺痿，数实者为肺痈。

【词解】

①浊唾涎沫：浊唾是浓稠痰，涎沫是稀饮。

②辟辟燥：辟者，空也。形容口中干燥，津液极少，咳而无痰之状。

【诠解】

本条是论述肺痿、肺痈的病因，证候和鉴别诊断。肺痿病的成因，是由于汗出太多；或呕吐频作而伤胃液；或因消渴而津液不滋；或小便利数而下伤津液；或大便秘结，燥热伤津；或因攻下过度，而重伤津液，如此种种，不一而足。总之，津伤则阴虚，阴虚则生热，热灼肺叶，肺燥火盛，则寸口脉数，热炼津液而为痰，故口中反有浊唾涎沫。

肺痈病是由于湿热火毒聚于肺，壅塞不通，腐肉化脓，故咳唾脓血。邪热在肺，津液不布，则口中干燥；热壅于肺，血脉不利，则胸中隐隐作痛。

肺痿病是燥热伤阴，故脉来虚数。肺痈病是痰热壅塞，故脉数实有力。

【选注】

《医宗金鉴》："李彣曰：潘硕甫云：痿与痈，皆热在上焦，其脉皆数，皆咳，亡津液，未有异也。但痿属肺气虚而亡津，虽有热亦不烈，故不致燥涸，虽咳而口中有浊唾涎沫，故脉虽数而虚也；痈则气壅血凝，邪实而热烈，故津液亡而更觉干涸，口中辟辟燥，咳即胸中隐痛，津液既涸，脉应涩滞而反滑数者，蓄热腐脓，脉故数实也。"

2. 问曰：病咳逆，脉之，何以知此为肺痈？当有脓血，吐之则死，其脉何类？师曰：寸口脉微[①]而数，微则为风，数则为热；微则汗出，数则恶寒。风中于卫，呼气不入；热过[②]于荣，吸而不出；风伤皮毛，热伤血脉；风舍于肺，其人则咳，口干喘满，咽燥不渴，多唾浊沫[③]，时时振寒[④]。热之所过，血为之凝滞，蓄结痈脓，吐如米粥。始萌可救[⑤]，脓成则死。

【词解】

①脉微：沉取则微而不显，意指浮脉而言。

②过：经过。

③浊沫："浊唾涎沫"的简称。

④振寒：恶寒而身体振动。

⑤始萌可救：病邪在萌芽时可以挽救。

【诠解】

本条是论述肺痈的病因及其病理变化。肺痈的形成可以分为三个阶段：一、风热之邪始伤于卫；二、风热之邪内舍于肺，凡此犹属邪浅病轻，尚未成为肺痈，故易于治疗，其预后也是良好；三、风热火毒内传荣分而壅结于肺，邪深病重，则成为肺痈，脓成而不易治疗，其预后较差。

寸口脉微而数，微，此处指沉取无力，乃浮脉之象，为风中于卫；数脉为热，主热在于内。微为风，风性疏泄则汗出；数为热，内热而外风则反恶寒。风伤于卫，气得风而浮，则吸气不入，故气则呼利而吸难；热过于荣，血得热而壅，则气亦因之不伸，故气吸而不出，此证风伤皮毛虽浅，而热伤血脉则深。风邪从卫入荣而内舍于肺，结而不散，则使肺气不利而作咳。肺热而壅，则口干喘满；因热在血中，故咽燥而不渴；热邪必逼肺之津液不布，故多唾浊沫；热盛于里而反时时振寒，由是热之所过，则血为之凝滞，蓄结于肺叶而为痈脓，故吐如米粥之脓样物。

【选注】

《医门法律》："然风初入卫，尚随呼气而出，不能深入，所伤者不过在于皮毛，皮毛者肺之合也，风由所合，以渐舍肺俞，而咳唾振寒，兹时从外入者，从外出之易易也；若夫热过于荣，即随吸气深入不出，而伤其血脉矣。卫中之风，得荣中之热，留恋固结于肺叶之间，乃致血为凝滞，以渐结为痈脓，是则有形之败浊必从泻肺之法而下驱之，若得其毒随驱下移，入胃、入腹、入肠，再一驱即尽去不留矣，安在始萌不救，听其脓成而致肺叶腐败耶？"

3. 上气①，面浮肿，肩息②，其脉浮大，不治；又加利，尤甚。

【词解】

①上气：指气喘。

②肩息：指呼吸摇肩，气息困难之状。

【诠解】

本条是论述正虚气脱的上气证。上气面浮肿，摇肩呼吸，气有升而无降。切其脉浮大无根，反映肾不纳气，元阳之根已拔，故为不治。又加下利，则阳脱于上，阴脱于下，离决之象见，故尤甚焉。

【选注】

《金匮要略浅注补正》："此是较论上气，而非肺痈者也。师意以为肺痈、肺痿无不上气，而亦有非肺痈、肺痿独见上气之证者。总之，上气而浮肿，肩息，脉浮大者，不但肺不制，兼之肾气脱，为不治也；又加下利，脾肾皆脱，为尤甚矣。若上气喘躁为肺胀，欲作风水，则又与脱证不同，但发其汗则愈，层层剥辨，以明此上气证，又与痈痿之上气有别也。"

4. 上气，喘而躁者，属肺胀，欲作风水，发汗则愈。

【诠解】

本条是论述外寒内饮的上气证。由于风寒外束，肺失宣降，水饮内停，肺气壅闭，气机不利，故肺气胀满，上逆而喘，烦躁不安。本证肺气壅闭，不能通调水道，水湿溢于肌表，可能成为风水。肺胀的病因主要是风寒外束，水饮内积，若发汗散风寒，则肺气通畅，肃降得宜，水饮可以解除，而诸证自减。

【选注】

《金匮要略心典》："上气喘而躁者，水性润下，风性上行，水为风激，气凑于肺，所谓激而行之，可使在山者也，故曰欲作风水。发汗令风去，则水复其润下之性矣，故愈。"

5. 肺痿，吐涎沫而不咳者，其人不渴，必遗尿、小便数。所以然者，以上虚不能制下①故也。此为肺中冷，必眩，多涎唾，甘草干姜汤以温之。若服汤已②渴者，属消渴。

甘草干姜汤方

甘草四两，炙　干姜二两，炮

上㕮咀，以水三升，煮取一升五合，去滓，分温再服。

【词解】

①不能制下：指肺气不能制约下焦。

②服汤已：已，当完了讲。

【诠解】

本条是论述虚寒肺痿的辨证论治。虚寒肺痿，因于上焦阳虚，肺中寒冷，气虚不能敷布津液于诸经，所以多吐涎沫。其人不咳不渴，必遗尿，而且小便亦经常频数，这是上虚不能摄下的证候特点。由于上焦阳气不足，又必见头眩之证。

治以甘草干姜汤温肺气，行津液，制约下焦之阴水。方用甘草、干姜辛甘化阳，以温肺寒。温则润，能行津液而利阳气，气利则津达，肺得其养，则肺不痿。方有理中之意，具有振中阳、补土暖金之功。

若服甘草干姜汤后而反口渴者，说明此证已属消渴，则按消渴病治之，不在此例。本条说明虚寒肺痿的治疗要温肺益气，待阳气复而津液敷布，则唾证自愈，而肺痿可复。

【选注】

《医宗金鉴》："肺中冷，则其人必不渴，遗尿，小便数，头眩，多涎唾。所以然者，以上焦阳虚，不能制约下焦阴水，下焦之水泛上而唾涎沫，用甘草干姜汤以温散肺之寒饮也。"

【病案举例】

宁某,女,58岁,1968年11月25日诊。有肺结核、气管炎病史已久,经常低热盗汗,咳嗽,近3年来气喘加重,入冬尤甚,经检查确诊为肺源性心脏病。症见:形体消瘦,咳吐白痰,自觉痰凉,咳即遗尿,浸湿衣裤,胸闷气喘,不能平卧,四肢欠温,舌质淡,苔白腻,脉沉细。

证属肾阳虚衰,气虚下陷,治以温补肾阳,益气固正。

方用:熟地24克,山萸、山药、陈皮、半夏各12克,丹皮、茯苓各9克,黄芪30克,白术15克,桂枝、附子各4.5克。

3剂后,咳喘稍减,但饮食欠佳,余症同前,乃求治于周师。师观其脉证,谓"此乃中阳虚衰,运化无权,土不生金则肺痿,失去肃降之力,不能通调水道,故咳而遗尿,病机为肺中虚冷,阳气不振,上虚不能制下也。乃甘草干姜汤证无疑。"

方用:甘草30克,干姜30克。浓煎频服。

服药2剂,遗尿、咳嗽减轻,再增甘草为60克,3剂。症状基本控制,继用肾气丸加减调治而愈。(摘自《浙江中医杂志》1982,1:40)

6. 咳而上气,喉中水鸡[①]声,射干麻黄汤主之。

射干麻黄汤方

射干十三枚。一法三两　麻黄四两　生姜四两　细辛　紫菀　款冬花各三两　五味子半升　大枣七枚　半夏大者洗,八枚。一法半升

上九味,以水一斗二升,先煮麻黄两沸,去上沫,内诸药煮取三升,分温三服。

【词解】

①水鸡:即田鸡。水鸡声,是形容咳喘的痰鸣声连连不绝。

【诠解】

本条是论述寒饮咳喘的辨证论治。外受风寒,闭塞肺气,水饮内发,痰阻其气,气触其痰,故咳嗽喘急,喉中连连如水鸡之鸣。

治以射干麻黄汤散寒宣肺,开气道之痹。方中麻黄、细辛温经散寒,开肺化饮;款冬、紫菀温肺止咳;半夏、生姜涤痰降逆;射干开利咽喉气道;

五味子酸收肺气，以监麻黄、细辛之散；大枣安中扶虚，调和诸药。

【选注】

《医门法律》："上气而作水鸡声，乃是痰碍其气，气触其痰，风寒入肺之一验耳。发表、下气、润燥、开痰，四法萃于一方，用以分解其邪，不使之合，此因证定药之一法也。"

【病案举例】

王某，女，62岁，初诊日期：1979年5月4日。

病情摘要：肺炎后患咳喘已10年多，1978年冬喘咳一直未缓解。上月底感冒后哮喘更甚。

现症：哮喘甚，喉中痰鸣，伴咳吐白痰量多，恶寒背冷，口中和，大便溏泄，日二三行，苔白微腻，脉弦细。听诊两肺满布哮鸣音，左肺有湿啰音。

脉证合参，此为外寒内饮，合邪阻肺，治以散寒化饮，化痰降逆，与射干麻黄汤加减：

射干10克，麻黄10克，桑白皮10克，干姜6克，桂枝10克，杏仁10克，炙草10克，冬花10克，半夏10克，五味子10克。

结果：上药服3剂，喘平，咳吐白痰仍多，左肺偶闻干鸣，未闻湿啰音，上方继服6剂。7月17日随访，仅胸闷，吐少量白痰。（摘自《北京中医学院学报》1981，2：23）

7. 咳逆上气，时时唾浊，但坐不得眠，皂荚丸主之。

皂荚丸方

皂荚八两，刮去皮，用酥①炙

上一味，末之，蜜丸梧子大，以枣膏和汤服三丸，日三、夜一服。

【词解】

①酥：酥油，俗称黄油。

【诠解】

本条是论述痰浊咳喘的辨证论治。由于上焦有热，煎熬津液形成稠黏的浊痰，阻碍气道，肺金不能肃降，故咳嗽气喘，时时吐出浊痰。痰浊壅盛，吐之不尽，卧则痰上而阻气，呼吸不利，故但坐而不得眠。

本证之痰浊有胶固不拔之势，如不迅速扫除，则痰壅气闭，使人闷绝。

治以皂荚丸，皂荚涤痰去垢，扫除痰浊，其力最猛，故饮用枣膏，使其安胃补脾。用蜜为丸者，以制药悍也，又有生津润肺之效，俾涤痰破结而又不伤正，为制方之旨。辨证眼目在于"但坐、唾浊"四字。

【选注】

《金匮要略心典》："浊，浊痰也。时时吐浊者，肺中之痰，随上气而时出也。然痰虽出而满不减，则其本有固而不拔之势，不迅而扫之不去也。皂荚味辛入肺，除痰之力最猛，饮以枣膏，安其正也。"

8. *咳而脉浮者，厚朴麻黄汤主之。*

厚朴麻黄汤方

厚朴五两　麻黄四两　石膏如鸡子大　杏仁半升　半夏半升　干姜二两　细辛二两　小麦一升　五味子半升

上九味，以水一斗二升，先煮小麦熟，去滓，内诸药煮取三升，温服一升，日三服。

【诠解】

本条以脉测证，有外寒与内饮之异，故其治法亦各不同。夫咳而脉浮，则表邪居多，邪在肺家气分，故小青龙汤去桂、芍、草三味，而加厚朴、杏仁利肺以理气；石膏以清热；小麦养心和胃，以扶正气。本方是为有制之师，用药极为巧妙。

【选注】

《医宗金鉴》："李彣曰：咳者，水寒射肺也；脉浮者，停水而又挟风以鼓之也。麻黄去风散肺逆，与半夏、细辛、干姜、五味子、石膏同用，即前小青龙加石膏，为解表行水之剂也。然土能制水，而地道壅塞，则水亦不行，故用厚朴疏敦阜之土，使脾气健运，而水自下泄矣。杏仁下气去逆，小麦入心经能通火气，以火能生土助脾，而共成决水之功也。"

9. *脉沉者，泽漆汤主之。*

泽漆汤方

半夏半升　紫参五两，一作紫菀　泽漆三斤，以东流水五斗煮取一斗五升　生姜五两　白前五两　甘草　黄芩　人参　桂枝各三两

上九味，㕮咀，内泽漆汁中煮取五升，温服五合，至夜尽。

【诠解】

本条继上文而言若咳而脉沉，则里邪居多，为水饮羁縻于肺而不出

也。治用泽漆汤逐水通阳，止咳平喘。方中泽漆逐水，消痰之力为猛；桂枝通阳，温化水气；紫菀、白前温肺，止咳平喘；生姜、半夏健胃涤痰散饮；黄芩清肺，除水饮郁生之热；人参、甘草扶正健脾，运化水湿。本方先煎泽漆，汤成之后入诸药，取其逐饮为先，领诸药而治咳逆之气。

【选注】

《医宗金鉴》："李彣曰：脉沉为水，以泽漆为君者，因其功专于消痰行水也，水性阴寒，桂枝行阳气以导之。然所以停水者，以脾土衰不能制水，肺气逆不能通调水道，故用人参、紫参、白前、甘草补脾顺肺，同为制水利水之方也。黄芩苦以泄之，半夏、生姜辛以散之也。"

10. **大逆[①]上气，咽喉不利，止逆下气者，麦门冬汤主之。**

麦门冬汤方

麦门冬七升　半夏一升　人参二两　甘草二两　粳米三合　大枣十二枚

上六味，以水一斗二升，煮取六升，温服一升，日三、夜一服。

【词解】

①大逆：大，应为火。"火逆"为津虚火炎，虽咳逆而无痰涎。

【诠解】

本条是论述虚火上炎的咳喘证治。肺胃津液耗损，燥火内盛，虚火上炎，肺中燥热而不得滋润，故见咳逆上气，脉来虚数等。阴液虚少，不润咽喉，故咽喉燥痒不利，或咽中如有物梗，口干欲得凉润，其舌光红少苔。

治以麦门冬汤，清养肺胃，止逆下气。方中重用麦门冬滋养肺胃之阴液，清降肺胃之虚火；半夏用量极少，为麦冬七分之一，则降逆开结，而疏通津液流行之道；用人参、粳米、甘草、大枣益气养胃，生津润燥。脾胃健运，津液充足，上承于肺，虚火自敛，咳逆上气等证亦可随之消解。此条与泽漆汤治水饮凝结之咳逆相比，而有水咳、火逆之分，并引申下文肺痈之实喘而又不同矣。文法前后比较，读者须知。

【选注】

《金匮要略方论本义》："火逆上气，挟热气冲也，咽喉不利，肺燥津干也。主之以麦冬生津润燥，佐以半夏开其结聚，人参、甘草、粳米、大枣概施补益于胃土，以资肺金之助，是为肺虚有热津短者立法也，亦所以预救乎肺虚而有热之痿也。"

【病案举例】

李某，女，75岁，1981年1月22日初诊。

高年形瘦体弱，素来不禁风寒，不耐劳作。稍受外感则每易发热咳嗽，稍有劳累则必定气喘息促。半月前因外感发热咳嗽未得及时治疗，迁延时日，至今虽外邪自解，但口干咽燥，气喘息促，咳嗽频繁，吐出大量白色涎沫。面色萎黄，纳食少进，口淡乏味，精神疲惫，卧床不起。脉虚缓，舌质淡红少苔。此属肺痿之证，气阴两伤。治拟《金匮》麦门冬汤培土生金，以降冲逆。

处方：麦冬12克，党参12克，制半夏6克，炙甘草10克，大枣7枚，茯苓10克，粳米一把（自加）。

1月25日复诊：服药3剂，纳食增加，口干、咳嗽大有转机，精神好转，已能起床活动。然仍面色萎黄，脉缓右关虚大，苔薄而略干。脾气大虚，胃阴亦伤，再用前方加山药12克、炙黄芪10克。

服7剂后，诸症悉除，已能操持家务。［连建伟．重温《金匮》谈肺痿［J］．浙江中医学院学报，1982（2）：24-25.］

11．肺痈，喘不得卧，葶苈大枣泻肺汤主之。

葶苈大枣泻肺汤方

葶苈熬[①]令黄色，捣丸如弹子大　大枣十二枚

上先以水三升，煮枣取二升，去枣内葶苈，煮取一升，顿服。

【词解】

①熬：当炒字解。

【诠解】

本条是论述肺痈在将成未成之初，邪气壅于肺的辨证论治。由于肺痈初起，风热病毒、浊唾涎沫壅滞于肺，阻碍气机，因而咳喘不能平卧，甚或胸中隐隐作痛。

治以葶苈大枣泻肺汤，乘其始萌一击而去。方中葶苈苦寒滑利，开泄肺气，泻水逐痰；佐以大枣之甘以和药力，而有安胃补脾，补正生津，调和药性的作用。

【选注】

《金匮要略编注》："风中于卫，血气壅逆，呼气不入，则喘不得卧，因

循日久，必致肺叶腐败，吐脓而死，故用葶苈急泻肺实之壅，俾气血得利，不致腐溃吐脓，且以大枣先固脾胃之元，其方虽峻，不妨用之耳。”

12. 咳而胸满，振寒，脉数，咽干不渴，时出浊唾腥臭，久久吐脓如米粥者，为肺痈，桔梗汤主之。

桔梗汤方亦治血痹。

桔梗一两　甘草二两

上二味，以水三升，煮取一升，分温再服，则吐脓血也。

【诠解】

本条是论述肺痈已经成脓的证治。由于肺痈日久，腐血为脓，故时出浊唾腥臭，或久久吐脓如米粥样的，叫做肺痈。毒热郁于里而使皮表不固，故脉数而振寒。湿热郁于肺络，肺气不利，故咳而胸满。毒热壅于肺的血分，故咽干而不渴。

治以桔梗汤，为治肺痈之主方，此病为风热所壅，故以桔梗开结排脓；热聚成毒，故用甘草清热解毒。甘草倍于桔梗，其力似乎太缓，实为痈脓已成，正伤毒溃之治法。

【选注】

《金匮要略论注》：“此乃肺痈已成，所谓热过于荣，吸而不出，邪热结于肺之荣分，故以苦梗下其结热，开提肺气，生甘草以清热解毒，此亦开痹之法，故又注曰：再服则吐脓血也。”

【病案举例】

施某，男，17岁。病史摘要：患者憎寒发热1周，咳嗽胸闷不畅，吐少量白色黏痰。查血：白细胞24 500/立方毫米，中性85%。X光胸透并摄片报告为左下肺脓肿。经住院治疗8天，使用大量抗生素，发热不退，遂邀中医诊治。

用：桔梗60克，生甘草30克。

服药1帖，咳嗽增剧，翌晨吐出大量脓痰，夹有腥臭；原方继进2帖，排出多量脓痰，发热下降，减桔梗为20克，减生甘草为10克，加南沙参、银花、鱼腥草、生薏仁、瓜蒌皮等。服至10余帖，脓尽热退，精神佳，饮食增，胸透复查：脓肿已消散吸收，血象亦正常。[吴传铎. 桔梗汤治疗肺痈的临床体会[J]. 江苏中医杂志，1981(3)：35.]

13. 咳而上气，此为肺胀，其人喘，目如脱状[①]，脉浮大者，越婢加半夏汤主之。

越婢加半夏汤方

麻黄六两　石膏半斤　生姜三两　大枣十五枚　甘草二两　半夏半升

上六味，以水六升先煮麻黄，去上沫，内诸药，煮取三升，分温三服。

【词解】

①目如脱状：是指两目外鼓，有如脱出之状。

【诠解】

本条是论述热饮“肺胀”的证治。由于外感风热，水饮内发，内外合邪，热饮上蒸，填塞肺中，肺气胀满，故咳嗽上气，喘急不得息；喘甚则两目鼓出而欲脱状。其脉浮大者，为风邪热饮盛于表里而不解也。

治宜越婢加半夏汤。用麻黄、生姜攻外宣肺，发越水气；石膏清肺中之热，以降肺气；半夏降逆化痰；大枣健脾补中，调和诸药。

【选注】

《金匮要略心典》：“外邪内饮，填塞肺中，为胀，为喘，为咳而上气。越婢汤散邪之力多，而蠲饮之力少，故以半夏辅其未逮。不用小青龙者，以脉浮且大，病属阳热，故利辛寒不利辛热也。目如脱状者，目睛胀突如欲脱落之状，壅气使然也。”

14. 肺胀，咳而上气，烦躁而喘，脉浮者，心下有水，小青龙加石膏汤主之。

小青龙加石膏汤方《千金》证治同，外更加胁下痛引缺盆。

麻黄　芍药　桂枝　细辛　甘草　干姜各三两　五味子　半夏各半升　石膏二两

上九味，以水一斗，先煮麻黄，去上沫，内诸药，煮取三升，强人服一升，羸者减之，日三服，小儿服四合。

【诠解】

本条是论述痰饮挟热的“肺胀”证治。由于外感风寒，寒饮内发，内外合邪，郁而生热，故咳而上气，烦躁而喘。脉浮，指此证为风饮，与肺痈证不同。

治以小青龙加石膏汤，外散寒饮，内清烦热，本方介于越婢汤、大青龙汤之间，寒温并进，两不相碍。

【选注】

《金匮要略浅注》：“心下有水，咳而上气，以小青龙汤为的剂，然烦躁则挟有热邪，故加石膏，参用大青龙之例，寒温并进，而不相碍。”

【病案举例】

李某，男，20岁，1973年夏门诊。哮喘发作旬余，形寒畏冷，时当盛夏，犹着毛线背心，口和不渴。证属寒哮，以发作于暑令，依寒包热证治，径予小青龙加石膏汤原方：

麻黄9克，桂枝4.5克，生石膏30克，细辛2.4克，五味子9克，干姜3克，炒白芍9克，法半夏9克，甘草6克。

服3剂，减轻大半；继服3剂，哮喘已获控制。[蒋洁尘.《金匮》中的肺胀[J].湖北中医杂志，1981(5)：6-7.]

附方

《外台》炙甘草汤　治肺痿涎唾多，心中温温液液[①]者。方见虚劳中。

【词解】

①心中温温液液：泛恶欲吐之意。

【诠解】

本方指出凉燥肺痿的辨证论治。由于凉燥伤肺，肺虚气乏，不能敷布津液而四达，反聚而成涎，故涎唾为多。肺气虚乏，津液不能流布，化成痰涎，积于膻中，故心中温温液液。

治以炙甘草汤，温润肺气，以行津液。方中人参、炙甘草、生姜、大枣温补脾肺，双补气阴，温润肺气；桂枝温通阳气以行津液；麦冬、生地、麻仁、阿胶滋补阴血，润肺滋燥。

【选注】

《金匮要略方论集注》：“汪双池曰：肺痿者，肺虚气惫而肺叶枯萎，此乃清燥之甚，如秋树之枯叶，非由火热，与肺痈大不相似。总有热而咳血者，亦属燥淫所郁之阴火，非实火也，故仲景治肺痿用此汤，及甘草干姜汤。肺枯而反多唾者，肺燥之甚，不能复受津液，则胃气之上蒸者皆化痰涎而已。痰涎积于膻中，津液不复流布，故心中温温液液。”

《千金》甘草汤

甘草

上一味，以水三升煮减半，分温三服。

【诠解】

本方是凉燥肺痿的治法。由于凉燥之气伤于肺，肺叶枯萎，不能敷布津液，故涎唾多。肺痿不能流布津液，津液化为痰涎，积于膻中，故心中温温液液。治用甘草一味，健脾消饮，生津润燥，清肺胃虚热，解毒扶正，故可疗肺痿疾患。

【选注】

《金匮要略论注》："肺痿之热由于虚，则不可直攻，故以生甘草之甘寒频频呷之，热自渐化也。"

《千金》生姜甘草汤　治肺痿咳唾，涎沫不止，咽燥而渴。

生姜五两　人参三两　甘草四两　大枣十五枚

上四味，以水七升，煮取三升，分温三服。

【诠解】

本方之治是由于脾胃中虚，则使水寒不运，反阻津液不能上滋，以致肺叶枯萎，故吐唾涎沫不止。胸咽干槁无液以滋，则咽燥而渴。

治宜生姜甘草汤，培土生金，滋津润燥。方中人参、甘草、大枣补脾气，化生津液，润枯泽槁；生姜辛散温通，而暖中宫布散津液。

【选注】

《金匮要略论注》："此汤即甘草一味方广其法也。谓胸咽之中，虚热干枯，故参、甘以生津化热，姜、枣以宣上焦之气，使胸中之阳不滞而阴火自熄也，然亦非一二剂可以期效。"

《千金》桂枝去芍药加皂荚汤　治肺痿吐涎沫。

桂枝　生姜各三两　甘草二两　大枣十枚　皂荚一枚，去皮子，炙焦

上五味，以水七升，微微火煮取三升，分温三服。

【诠解】

本方是论述气不致津的肺痿证治。由于气寒不温，胸阳不布，而使肺津枯槁，因而成痿。此证吐涎沫则非无津液，乃是虽得津液但不能收摄与分布耳。

治宜桂枝去芍药加皂荚汤。方中甘草、生姜、大枣温补心肺阳气，而有生津润燥，散寒温肺的功效，桂枝温通胸肺，宣行营卫，合皂荚利涎通窍，以除浊痰。

【选注】

《金匮要略编注》："用桂枝汤嫌芍药酸收，故去之；加皂荚利涎通窍，

不令涎沫壅遏肺气而致喘痿；桂枝和调营卫，俾营卫宣行，则肺气振而涎沫止矣。”

《外台》桔梗白散　治咳而胸满，振寒，脉数，咽干不渴，时出浊唾腥臭，久久吐脓如米粥者，为肺痈。

桔梗　贝母各三分　巴豆一分，去皮，熬研如脂

上三味，为散，强人饮服半钱匕，羸者减之。病在膈上者，吐脓血；膈下者泻出；若下多不止，饮冷水一杯则定。

【诠解】

本方是论述湿热火毒肺痈的辨证论治。由于寒痰冷饮壅滞于肺，日久化热而腐溃气血，则见胸满隐痛，咳嗽吐黄痰腥臭，久久吐脓如米粥，成为肺痈。脓成于内，毒气外见，则振寒脉数；寒痰之邪使津液不布，则咽干不渴。

治以桔梗白散泻痰排脓。方中贝母开胸中之郁结，以利巴豆之峻攻，而急破其脓，驱毒外出；桔梗开提肺气，载药上行，以驱尽胸肺之毒。

【选注】

《金匮要略论注》：“此即前桔梗汤证也。然此以贝母、巴豆易去甘草，则迅利极矣。盖此等证危在呼吸，以悠忽遗祸不可胜数，故确见人强或证危，正当以此急救之。不得嫌其峻，坐以待毙也。”

《千金》苇茎汤　治咳有微热，烦满，胸中甲错，是为肺痈。

苇茎二升　薏苡仁半升　桃仁五十枚　瓜瓣半升

上四味，以水一斗，先煮苇茎得五升，去滓，内诸药，煮取二升，服一升，再服，当吐如脓。

【诠解】

本方是论述肺痈的辨证论治。由于湿热内结，痰热瘀血郁结肺中，故咳嗽微热，烦满，吐腥臭黄痰脓血。气滞血凝在肺，不能荣养肌肤，故胸部皮肤粗糙如鳞状。治宜苇茎汤，方中苇茎清肺泄热，利肺滑痰；薏苡仁利湿排脓，清肃肺经毒脓；冬瓜子清化热结，涤脓血浊痰；桃仁活血祛瘀，泻血分热毒。

【选注】

《金匮要略论注》：“此治肺痈之阳剂也。盖咳而有微热，是邪在阳分也；烦满，则挟湿矣；至胸中甲错，是内之形体为病，故甲错独见于胸中，乃胸上之气血两病也。故以苇茎之轻浮而甘寒者，解阳分之气热，桃仁泻

血分之结热；薏苡下肺中之湿；瓜瓣清结热而吐其败浊，所谓在上者越之耳。”

15. 肺痈胸满胀，一身面目浮肿，鼻塞清涕出，不闻香臭酸辛，咳逆上气，喘鸣迫塞，葶苈大枣泻肺汤主之。

方见上。三日一剂，可至三四剂，此先服小青龙汤一剂乃进，小青龙方见咳嗽门中。

【诠解】

本条是论述湿热壅塞于肺成痈，而脓未成的辨证论治。由于痰热火毒，浊唾涎沫壅塞于肺，气机被阻，故胸满而胀，喘鸣迫塞；肺气壅塞，通调水道失职，则水气泛滥，故一身面目浮肿。肺气不利，不摄津液，故鼻塞流涕，不闻香臭。

葶苈大枣泻肺汤的方解见前。

【选注】

《金匮要略直解》：“痈在肺，则胸胀满；肺调百脉而主皮毛，肺病则一身面目浮肿也；肺开窍于鼻，肺气壅滞，则畜门不开，但清涕渗出，而浊脓犹塞于鼻肺之间，故不闻香臭酸辛也。以其气逆于上焦，则有喘鸣迫塞之证，与葶苈大枣汤以泻肺。”

结语

本篇论述肺痿、肺痈以及咳嗽上气的辨证论治。肺痿有虚热与虚寒两种类型，虚热肺痿，可用麦门冬汤养胃润肺，并清虚火；虚寒肺痿，先用甘草干姜汤温肺复气，以约下焦而布津液。

肺痈要辨脓成与未成，未成脓时，可用葶苈大枣泻肺汤开泄肺气。若已成脓，时间已久，用桔梗汤排脓解毒而不伤正。至于《千金》苇茎汤，有清泻肺热，兼有逐痰排脓解痈的作用，对于肺痈脓成与未成均可应用。

咳嗽上气有寒热虚实之分：虚火上炎的咳喘，可用麦门冬汤清养肺胃，止逆下气；痰浊壅盛的咳喘，可用皂荚丸涤痰去垢；外寒内饮的咳喘，可用射干麻黄汤散寒开痹化饮；寒饮上迫的咳喘，可用厚朴麻黄汤温散寒邪，降气化饮；水饮内停的实性咳喘，可用泽漆汤逐水气，止咳平喘。

肺气胀满由痰饮郁肺引起，要辨清寒饮与热饮的不同。如热饮填塞肺中，可用越婢加半夏汤宣肺泄热，降逆平喘；寒饮壅肺，内挟有烦热，可用小青龙加石膏汤外散寒邪，内清热邪。

奔豚气病脉证治第八

概说

本篇论述奔豚气病的辨证论治。本篇中的条文共有5条，载方3首。其中第1、2条为奔豚气病的总论，阐述了本病的发病机理和症状；第3~5条则为奔豚气病的辨证论治。

奔豚气，是指气从少腹上冲咽喉的一种突然发作性疾病。因气冲而急，有似豚之奔跑，故称为奔豚气病。这种病，有因肝而成，或因肾而发等不同。它的证候，以"气从少腹，上冲咽喉，发作欲死，复还止"为其临床特征。

奔豚气病多因惊发激动肝肾之气上冲而成；抑或血不养肝而肝气上冲，以及心阳上虚，水寒之气上犯所致。

1. 师曰：病有奔豚，有吐脓，有惊怖，有火邪，此四部病，皆从惊发得之。

【诠解】

本条论述奔豚气、吐脓、惊怖、火邪四部病，都从惊发得之。惊，由于精神突然受到刺激，而心先受病，心受病若引起肾之水寒之气上凌，则成奔豚气病；若心受病而及于胃，胃从少阴之火化，则生内痈，而发生"吐脓"；若心病而肝风得少阴之火热扇动，则可发生"惊怖"；若心病生火，而肾水不能上济，心火无制而旺，则成"火邪"。由此可见，以上四部病皆是从惊发得之。然本文论奔豚气病为主，吐脓等则是连类发明。

【选注】

《金匮要略方论本义》："凡人心藏神，心安则神安，若因外事猝起惊动其心，则神魂飞越，而为气、为血，俱从之奔越矣。又凡人喜则气开，忧则气敛，怒则气侈，恐则气歉，心既惊动而气血随之，更复气歉，消阳闭藏，遂结聚成病，此奔豚、吐脓、惊怖、火邪四部病之根源也。"

2. 师曰：奔豚病从少腹起，上冲咽喉，发作欲死，复还止，皆从惊恐得之。

【诠解】

本条论述奔豚病的证候和病因。惊恐之变，如思虑易伤心神，恐惧易伤肾志等。神志受伤，则心和肾两脏同病，心火不能下温肾水，肾水不能上滋心火，则心肾水火失调，而下焦水邪之气则可从少腹如豚之奔，直上冲咽喉，而成奔豚病。奔豚之气上乘于心，则见心惊胆怯，心中烦乱；奔豚气上冲于中，则有腹中胀满，或气满支心，温温欲吐等。奔豚病发作之时，其人有恐怖之感，故有“发作欲死”的记载。随着冲气的下退，症状也逐渐消失，恢复如常，故曰“复还止”。

本篇第一、第二两条说明奔豚病有因肝、因肾的不同，本条文的精神主要侧重于肾邪上冲之证。

【选注】

《医宗金鉴》：“奔豚者，肾病也，以其病从少腹上冲咽喉，有如豚窜奔突之状，故名之也。发作则肾气上乘于心而欲死，作已则气衰复还于肾而止，故其病虽有微甚不同，然必皆从惊恐得之。盖惊伤心，恐伤肾，两脏交病也。水能胜火，肾上凌心，故治法宜泻肾而补心也。”

3. 奔豚，气上冲胸，腹痛，往来寒热，奔豚汤主之。

奔豚汤方

甘草　芎䓖　当归各二两　半夏四两　黄芩二两　生葛五两　芍药二两　生姜四两　甘李根白皮一升

上九味，以水二斗，煮取五升，温服一升，日三、夜一服。

【诠解】

本条论述肝气上逆而作奔豚的证治。由于情志不舒，肝气郁结，化热而动，其气上冲，故为气上冲胸；肝气犯胃，胃气郁滞不通，故见腹痛；肝胆相为表里，肝气为病，则使少阳之气怫郁，故见往来寒热。

治以奔豚汤，疏肝清热，降逆止痛。方中重用甘李根白皮清热降逆；葛根、黄芩清火平肝；川芎、当归、芍药调肝和血；而芍药、甘草相合又可缓急止痛；生姜、半夏和胃降逆。诸药相配，使肝气条达，则冲气自降，诸证即愈。

本证是肝郁化热引起的奔豚气病，方中重用甘李根白皮清肝火，降冲逆。然李根白皮有催吐作用，故不宜多用。

【选注】

《金匮要略浅注》：“此言奔豚之由肝邪而发者，当以奔豚汤畅肝气而去客邪也。第比为客邪立法，若肝脏本病发作，以乌梅丸为神剂，此即《金匮》之正面处，寻出底面也。”

【病案举例】

任某,女,28岁,1977年8月初诊。患者2年来闲居在家,心情不佳。近2个月来,突然发作气自少腹上冲,直达咽喉,窒闷难忍,仆倒在地,发作数分钟后自行缓解,竟一如常人,每周发作数次,且伴有失眠、多梦、脱发。经各医院检查,未查出阳性病理体征。遂诊断为"癔病"。察舌红苔薄,脉弦细,疑为奔豚气,遵仲景奔豚汤原方:

当归、法半夏各9克,生甘草、川芎、黄芩、白芍、生姜各6克,葛根、李根白皮各12克。水煎服。

连进3剂后,其病顿失。随访4年,旧病未再发作。

另治一李姓妇人,与此症相同,亦投以奔豚汤而愈。随访3年,未曾复发。(摘自《浙江中医杂志》1982,5:225)

4. 发汗后,烧针令其汗,针处被寒,核起而赤者,必发奔豚,气从少腹上至心,灸其核上各一壮①,与桂枝加桂汤主之。

桂枝加桂汤方

桂枝五两　芍药三两　甘草二两,炙　生姜三两　大枣十二枚

上五味,以水七升,微火煮取三升,去滓,温服一升。

【词解】

①一壮:是指每烧艾炷一枚,名为一壮。

【诠解】

本条是论述阳气虚弱,阴寒上冲之奔豚病的证治。因太阳病发汗不解,又用烧针再发其汗,以致腠理大开,卫阳不固,风寒外入,针处被寒,寒凝血脉,瘀结针孔,故见核起而赤的红硬结块。由于一汗再汗,心阳必虚,内外阴寒相援,故可上凌心阳,而发为气从少腹上冲至心,重则发作欲死。

治以艾炷,外灸其核,温散阴寒;内服桂枝加桂汤,外散寒邪,内泄阴气。方中重用桂枝助心阳以散阴寒,平冲降逆。本证内外两法同治,共奏温阳散寒、降逆平冲、调和营卫的作用。

【选注】

《医宗金鉴》:"烧针,即温针也,烧针取汗亦汗法也。针处宜当避寒,若不知谨,外被寒袭,火郁脉中,血不流行,所以有结核肿赤之患也。夫温

针取汗，其法亦为迅烈矣，既针而营不奉行作解，必其人素寒阴盛也。故虽有温针之火，但发核赤，又被寒侵，故不但不解，反召阴邪，而加针之时，心既惊虚，所以肾水阴邪得上凌心阳而发奔豚也。奔豚者，肾水阴邪之气，从少腹上冲于心，若豚之奔也。先炙核上各一壮者，外祛其寒邪，继与桂枝加桂汤者，内伐其肾邪也。"

《金匮要略方论本义》："炙后与桂枝加桂汤主之，意取升阳散邪，固卫补中，所以为汗后感寒，阳衰阴乘之奔豚立法也。与前条心动气弛，气结热聚之奔豚，源流大别也。"

【病案举例】

治一崔姓妇女，50岁，患病颇奇，自觉有一股气从内踝沿阴股上窜，行至小腹则胀，抵心胸则气短心悸，头出冷汗；少顷气下行则诸证随减，每日发作两三次，甚为恐怖。其人面色青黄不泽，舌质淡嫩，苔白而润，脉弦数，按之无力。

此证中医名"奔豚"，然如此证者实属罕见。且奔豚发作，皆因心阳虚于上坐镇无权，下焦肾之阴邪得以上冲。今阴来搏阳而与之争，故脉虽弦数而按之无力；况弦脉属阴，阴气上逆是以脉弦。当奔豚所过之处，则发胀、憋气、心悸等，亦勿怪其然。舌质淡嫩，则是心阳之虚，治宜助心阳，伐肾降冲。

用桂枝加桂汤原方，另服黑锡丹6克。

共服5剂，其病不发。（刘渡舟治验）

5. 发汗后，脐下悸者，欲作奔豚，茯苓桂枝甘草大枣汤主之。

茯苓桂枝甘草大枣汤方

茯苓半斤　甘草二两，炙　大枣十五枚　桂枝四两

上四味，以甘澜水一斗，先煮茯苓，减二升，内诸药，煮取三升，去滓，温服一升，日三服。甘澜水法，取水二斗置大盆内，以杓扬之，水上有珠子五六千颗相逐，取用之。

【诠解】

本条是论述心阳不足，水饮内动，欲作奔豚气的证治，由于下焦素有水饮停留，复感风寒，发汗过多，内伤心阳，心阳不能下温肾水，水气欲往上冲，水与气搏，所以脐下筑筑而动悸，此乃欲作奔豚之兆。

治以苓桂甘枣汤，温阳利水，培土渗湿。本方以茯苓、桂枝为主药，温阳化水，交通心肾，泄降冲逆；甘草、大枣和中益气，培土制水。诸药相配，共奏温阳下气，培土伐水之功。

本方与桂枝加桂汤证同属阳虚阴乘所致的奔豚病，两者区别在于有无水饮。桂枝加桂汤证是汗后阳虚，阴气乘虚而上冲，故重用桂枝温阳下气；苓桂枣甘汤证则是汗后阳虚，水饮内动而引起，故重用茯苓健脾利水。

【选注】

《医宗金鉴》："程林曰：汗后脐下悸者，阳气虚而肾邪上逆也。脐下为肾气发源之地，茯苓泄水以伐肾邪，桂枝行阳以散逆气，甘草、大枣甘温助脾土以制肾水。煎用甘澜水者，扬之无力，全无水性，取其不助肾邪也。"

结语

本篇论述了奔豚病的症状、病机与治疗。奔豚病，因肝郁化热上冲，宜用奔豚汤类疏肝清热，降逆平冲；因阳虚阴寒上逆，治以桂枝加桂汤温阳降逆，散寒消阴；因阳虚水饮内动，则用苓桂甘枣汤温阳利水，下气止悸。

胸痹心痛短气病脉证治第九

概说

本篇论述胸痹、心痛的辨证论治，因短气是胸痹、心痛的并发症，故一并论及。篇中共有条文9条，载方10首。本篇第1、2条阐述胸痹、心痛的发病机理，以及虚实两证的鉴别，故为胸痹、心痛的总论；第3~7条阐述了胸痹的主证与代表方剂，还讨论了胸痹的兼证；第8、9条则叙述了心痛的证治。胸痹与心痛在病位上有偏上、偏下之分，然病变的部位皆在心胸，又可同时发病。至于短气一证，在两证之中有其内在联系，故合成一篇讨论。

胸痹既是证候名，又是病位和病机的概括。由于阳气微弱，阴寒内盛，引起胸中阳气闭塞不通，出现胸痛掣背为主的症状特点，故称之为胸痹。

心痛是指胃脘疼痛证，其病机是因阳虚阴盛，气机不通所致。

短气是指呼吸迫促似喘的症状，其病因多属痰饮湿浊阻碍气机的实证；而少气则多为气不足息，是心肺气虚之证。本篇所论的短气多为胸痹、心痛的伴发证。

1. 师曰：夫脉当取太过不及[①]，阳微阴弦，即胸痹而痛，所以然者，责其极虚也。今阳虚知在上焦，所以胸痹心痛者，以其阴弦故也。

【词解】

①太过不及：系指关前阳微为不及，关后阴弦为太过。

【诠解】

本条论述胸痹心痛之病皆由虚处容邪，可从其脉象而溯其病源。由于胸中阳气不振，卫气不行，故关前之寸脉微；微为阳微，谓阳气之不及。若寸脉与尺脉相比，而关后之阴脉则见弦，弦为阴弦，谓阴气之太过，于是阴邪乘于阳位，即胸痹而心痛。

“所以然者”以下是作者自注句，说明此证责其上焦阳气极虚，虚则无以为胜邪之本，然究其所以胸痹心痛者，以其阴中之弦，乃阴中之寒邪乘上焦之虚而为痹痛，是虚为致病之因，而弦则是邪客之象也。

【选注】

《医宗金鉴》:"脉太过则病,不及亦病,故脉当取太过不及而候病也。阳微,寸口脉微也,阳得阴脉为阳不及,上焦阳虚也;阴弦,尺中脉弦也,阴得阴脉为阴太过,下焦阴实也。凡阴实之邪,皆得以上乘阳虚之胸,所以病胸痹心痛,胸痹之病轻者即今之胸满,重者即今之胸痛也。"

2. 平人①,无寒热②,短气不足以息者,实也。

【词解】

①平人:正常无病之人,暗示非上条的胸阳虚之比。

②无寒热:指无表证。

【诠解】

本条继上条而言,亦有不从虚得病,而指出实邪之证,与上条对比发明。"平人"没有感受外邪,亦无寒热,突然气急短促,呼吸不利的,一般属于实证。本证多因痰饮湿浊阻滞胸中,升降气机不利,故胸膈痞塞短气,不足以息。此与上条胸痹,本虚标实的短气证不同。

【选注】

《金匮要略心典》:"平人,素无疾之人也。无寒热,无新邪也。而乃短气不足以息,当是里气暴实,或痰、或食、或饮,碍其升降之气而然。盖短气有以素虚宿疾而来者,有从新邪暴遏而得者。二端并否,其为里实无疑,此审因察病之法也。"

3. 胸痹之病,喘息咳唾,胸背痛,短气,寸口脉沉而迟,关上小紧数,栝楼薤白白酒汤主之。

栝楼薤白白酒汤方

栝楼实一枚,捣　薤白半斤　白酒①七升

上三味,同煮取二升,分温再服。

【词解】

①白酒:一名清酒,又称米酒。

【诠解】

本条论述胸痹的证治。胸背居于上,今胸阳不振,阴寒困郁于里,则阴来搏阳,而有喘息咳唾;呼吸之间不相续则短气;胸阳不振,寒邪塞其前后阴阳之位,则胸背疼痛。更审其脉,则寸口之阳脉沉而迟,即上所言阳微之意,关上之阴脉小紧数,即上所言阴弦之意,由尺上溢于关,为阴乘阳位。

治以栝楼薤白白酒汤，通阳散寒，豁痰下气。方中栝楼开散胸中痰结，通行经络血脉之滞；薤白辛温通阳，散结化痰，行气止痛；白酒轻扬温通，消阴散寒，载药上行。以上诸药合用，使胸中阳气宣畅，寒浊消散，胸痹则愈。

【选注】

《医宗金鉴》："寸口脉沉而迟，沉则为里气滞，迟则为脏内寒，主上焦脏寒气滞也。关上小紧而疾，小为阳虚，紧疾寒痛，是主中焦气急寒痛也。胸背者，心肺之宫城也，阳气一虚，诸寒阴邪得之乘之，则胸背之气痹而不通，轻者病满，重者病痛，理之必然也，喘息、咳唾、短气证之必有也。主之以栝楼薤白白酒汤者，用辛以开胸痹，用温以行阳气也。"

【病案举例】

周某，男，25岁，社员。于1974年8月21日，发冷，发热，右胸剧痛，咳嗽，来门诊。检查：体温38.5℃，脉搏101次/分钟，血压120/84毫米汞柱，右胸部突起，第2肋以下呼吸音、语音均消失，心脏气管纵隔左移。右胸试穿抽出50毫升浅黄色液体，送检呈瑞氏反应阳性。诊断为渗出性胸膜炎。治用栝楼薤白白酒汤：

栝楼实50克，薤白20克，水煎后加白酒（60度）一小杯，早晚各服1次。

连服10剂痊愈。1个月后复查未见异常。［李书华．栝蒌薤白白酒汤治疗渗出性胸膜炎［J］．吉林中医药，1981（2）：47.］

4．胸痹，不得卧①，心痛彻背②者，栝楼薤白半夏汤主之。

栝楼薤白半夏汤方

栝楼实一枚，捣　薤白三两　半夏半斤　白酒一斗

上四味，同煮取四升，温服一升，日三服。

【词解】

①不得卧：有不得平卧和不能卧寐两种意义。

②心痛彻背：即心胸疼痛，痛到后背。

【诠解】

本条论述痰浊闭塞胸痹的证治。胸痹是以喘息咳唾，胸背痛，短气为主证。由于胸阳不振，寒饮停滞，肺中气机不畅，则喘息咳唾，而致不得平

卧。寒浊阻碍气机，故心痛彻背。

治以栝楼薤白半夏汤，通阳散结，逐饮降逆。方中以栝楼薤白白酒汤通阳气，散痰结，而除胸痹；加半夏逐饮降逆，亦可通阴阳，使人安卧而眠。

【选注】

《医宗金鉴》："上条胸痹胸背痛，尚能卧，以痛微而气不逆也。此条心痛彻背不得卧，是痛甚而气上逆也，故仍用前方，大加半夏以降逆也。"

【病案举例】

李某，女性，57岁，干部。冠心病心绞痛5~6年，心前区疼痛每日2~3次，伴胸闷气短，心中痞塞，疲乏，脉弦细，苔白质淡边齿痕。此系胸痹之病，乃心阳虚，胃不和遂致气机不畅，血脉痹阻，拟通阳宣痹，心胃同治，仿栝楼薤白半夏汤合橘枳姜汤化裁。

处方：栝楼30克，薤白12克，半夏15克，枳壳10克，橘皮15克，生姜6克，党参30克，生黄芪30克，桂枝12克，香附12克。

服上方2个月余后，心前区痛偶见，胸闷气憋减轻，脉弦细，苔薄。心电图$TV_{4\sim6}$由倒置转低平或双向，$ST_{4\sim6}$由下降0.1mV转回升0.05mV。[赵锡武，张问渠．对《金匮·胸痹篇》的讲述与临床运用[J]．中医杂志，1981(3)：45-48.]

5. 胸痹，心中痞气，气结在胸，胸满，胁下逆抢心①，枳实薤白桂枝汤主之，人参汤亦主之。

枳实薤白桂枝汤方

枳实四枚　厚朴四两　薤白半斤　桂枝一两　栝楼实一枚，捣

上五味，以水五升，先煮枳实、厚朴，取二升，去滓，内诸药，煮数沸，分温三服。

人参汤方

人参　甘草　干姜　白术各三两

上四味，以水八升，煮取三升，温服一升，日三服。

【词解】

①抢心：突然，劫夺之意。

【诠解】

本条论述胸痹病势之剧者，即胸痹更加心中痞，客气留结不去。除胸

痹证外，又见胸满、胁下之气逆而抢夺于心，此证由胸及心而牵及胁下，为留为结为逆为抢，反映了阴邪之横行无忌，所以治用枳实薤白桂枝汤，通阳散结，降逆平冲。方中栝楼、薤白通阳散结，豁痰下气，温通血脉；枳实、厚朴泄其痞满，以降冲逆之气；桂枝通阳下气，开滞塞之寒，而降冲逆之气。诸药相配，使阳通结散，则诸证可愈。此方为挞伐邪气而设。若因正气不支，而中焦虚寒为甚，大气不转，阴寒闭塞，故见心下痞满，倦怠无力，语音低微，四肢逆冷，脉沉细等，则治用人参汤补中温阳，以治寒湿之邪。方中人参、白术、甘草甘温补气健脾；干姜辛温，暖中焦，去寒邪，散痞除结。诸药相配，使中焦阳气开发，痞气能散，胸满则消，胸痹可愈，此即塞因塞用之法。

【选注】

《医宗金鉴》："心中，即心下也。胸痹病，心下痞气，闷而不通者虚也。若不在心下而气结在胸，胸满连胁下，气逆撞心者实也。实者用枳实薤白桂枝汤主之，倍用枳、朴者，是以破气降逆为主也。虚者用人参汤主之，即理中汤，是以温中补气为主也。由此可知痛有补法，塞因塞用之义也。"

【病案举例】

张某，男，40岁，工人。1975年患脑血栓致轻度半身不遂，1979年在当地县医院针灸过程中，忽然出现剧烈胸痛气短，后送西安某医院救治诊断为"心肌梗死"，住院4个多月病情好转出院。出院后每日清晨天将明时仍见心绞痛，端坐呼吸，必须含化1片硝酸甘油片。1979年10月邀余诊治，其脉沉涩无力，时有结止，形寒肢冷，每早从胃脘痛起，引至左胸胁，平日气短神怯。乃中阳不运，气虚血瘀而致，拟《金匮》人参汤加味：

红丽参10克，土白术10克，川红花10克，甘草5克，干姜10克，桃仁10克，丹参10克，降香10克，元胡10克，川楝子10克，枳实10克。

2剂药后，黎明时心绞痛即未出现，又以此方加减服药2个多月，近半年来很少出现心绞痛。[武长春．白术在《伤寒杂病论》中的配伍及应用[J]．陕西中医，1981(3)：42-44.]

6. 胸痹，胸中气塞、短气，茯苓杏仁甘草汤主之，橘枳姜汤亦主之。

茯苓杏仁甘草汤方

茯苓三两　杏仁五十个　甘草一两

上三味，以水一斗，煮取五升，温服一升，日三服，不差更服。

橘皮枳实生姜汤方

橘皮一斤　枳实三两　生姜半斤

上三味，以水五升，煮取二升，分温再服。《肘后》《千金》云：治胸痹，胸中愊愊如满，噎塞习习如痒，喉中涩燥唾沫。

【诠解】

本条继上条论述胸痹证亦有病势之稍缓者，其证候则为胸中时觉气之阻塞，息之出入亦觉不流利而短气。此水气滞而为病，若水盛于气者则短气，治以茯苓杏仁甘草汤，使水利则气顺矣。若气盛于水者，则胸中气塞，可用橘枳生姜汤，使其气开则痹可通而病可愈。胸痹之病有挟水挟气之异，故亦不可不知。

橘枳姜汤，温通降逆，散水行气。方中橘皮理脾肺之气机；枳实消痞下气；生姜辛温散水，降逆和胃。诸药相合，使脾胃升降得宜，痹散气行，气塞可通，痞满、气短可消。

茯苓杏仁甘草汤有宣肺化饮之功。方中茯苓渗湿利水，疏通肺气；杏仁利肺气，以祛痰湿；甘草和中扶正。三药相合，使水饮去而肺气利，诸证可除。

橘枳姜汤证病变在胃，偏于食滞气郁；茯苓杏仁甘草汤证病变在肺，偏于水饮气塞。

【选注】

《医宗金鉴》："胸痹胸中急痛，胸痛之重者也；胸中气塞，胸痹之轻者也。胸为气海，一有其隙，若阳邪干之则化火，火性气开不病痹也。若阴邪干之则化水，水性气阖，故令胸中气塞短气，不足以息，而为胸痹也。水盛气者则息促，主以茯苓杏仁甘草汤以利其水，水利则气顺矣。气盛水者则痞塞，主以橘皮枳实生姜汤以开其气，气开则痹通矣。"

7. 胸痹缓急[①]者，薏苡附子散主之。

薏苡附子散方

薏苡仁十五两　大附子十枚，炮

上二味，杵为散，服方寸匕，日三服。

【词解】

①缓急：指治法，而要缓解胸痹急剧疼痛。

【诠解】

本条论述胸痹急痛证的治法。由于阳气衰微，阴寒痰湿壅盛，阳气不伸，胸阳痹塞，故胸中痛剧；阳气不达四肢，故见四肢厥冷。

治以薏苡附子散温阳化湿，开痹以缓急痛。方中薏苡仁通络利湿，开结缓急；炮附子温阳通络，以散阴寒。二药相须，温阳开痹，阳气伸则痛缓。因为病情急迫，故用散剂，取其药力迅速而收效极快，此方有缓解血脉拘急和扶阳抑阴之效。

【选注】

《金匮玉函经二注》："胸痹缓争者，痹之急证也。寒饮上聚心膈，使阳气不达，危急为何如乎？故取薏苡逐水为君，附子之辛热为佐，驱除寒结，席卷而下，又乌能不胜任而愉快耶。"

8. 心中[①]痞，诸逆[②]心悬痛[③]，桂枝生姜枳实汤主之。

桂枝生姜枳实汤方

桂枝　生姜各三两　枳实五枚

上三味，以水六升，煮取三升，分温三服。

【词解】

①心中：指胃脘部。

②诸逆：是指胃中水饮寒邪向上冲逆。

③心悬痛：如空中悬物，动摇而痛。又心痛于上而不下，故叫悬痛。

【诠解】

本条论述寒饮气逆的心痛证治。因阳气不足，寒邪留于胃，痞塞郁滞，气机不畅，故心下痞；阴寒之邪向上冲逆，则心痛如悬而不下。

治以桂枝生姜枳实汤，温阳散寒，化饮降逆。方中桂枝、生姜通阳散寒，温化水饮，以平冲逆；枳实开结下气，可降冲逆。三药相使，共奏温通阳气，化饮散痞，降逆止痛之功。

本条与第五条皆见心中痞，气上逆证。第五条是胸痹见心中痞，气上逆。因此，在治疗上用栝楼、薤白开其胸痹，用桂枝、枳实、厚朴通阳，散痞，下气。本条是单纯的寒饮心中痞和心悬痛，故不用栝楼、薤白，而用桂枝、枳实、生姜温阳化饮，降冲下气。

本条与第六条橘枳姜汤仅一味药不同，第六条橘皮、生姜、枳实专于理气；本条以桂枝加强温阳降逆之力。可见，前者是胸中气塞较甚，本条则以寒饮上逆之心痛为主。

【选注】

《金匮要略心典》："诸逆，该痰饮、客气而言。心悬痛，谓如悬物动摇而痛，逆气使然也。桂枝、枳实、生姜，辛以散逆，苦以泄痞，温以祛寒也。"

9. **心痛彻背，背痛彻心，乌头赤石脂丸主之。**

赤石脂丸方

蜀椒一两。一法二分　乌头一分，炮　附子半两，炮。一法一分　干姜一两。一法一分　赤石脂一两。一法二分

上五味，末之，蜜丸如梧子大，先食服一丸，日三服，不知，稍加服。

【诠解】

本条论述阴寒痼结心痛的证治。由于阳气衰微，阴寒痼结，经脉凝滞不通，故心痛彻背，背痛彻心，痛无休止，而四肢厥冷，脉来沉紧。

治以乌头赤石脂丸，温阳化阴，开结止痛。方中乌头、附子、干姜、蜀椒大辛大热，温阳散寒，开结行痹，通经脉而止疼痛；赤石脂收敛心阳，安定心气。

【选注】

《医宗金鉴》："李彣曰：心痛在内而彻背，则内而达于外矣；背痛在外而彻心，则外而入于内矣。故既有附子之温，而复用乌头之迅，佐干姜行阳，大散其寒，佐蜀椒下气，大开其郁。恐过于大散大开，故复佐赤石脂入心，以固涩而收阳气也。"

【病案举例】

项某，女，47岁。初诊：1978年3月27日。胃脘疼痛，每遇寒或饮冷而发，发则疼痛牵及背部，绵绵不已，甚或吐酸泛漾，大便溏泄，曾温灸中脘而得缓解，脉迟苔白，以丸剂缓进：

制川乌9克，川椒9克，制附子9克，干姜12克，赤石脂30克，炒白术15克，党参15克，炙甘草9克，高良姜9克，瓦楞子30克。

上药各研细末，和匀再研极细，存贮。每日服2次，每次2克，温开水冲服。

按语：本例脘痛彻背，绵绵不已，与《金匮》"心痛彻背，背痛彻心"证相似，但其病因病机是由于脾胃阳虚，寒凝气滞所致，故方用《金匮》乌头赤石脂丸加高良姜温中散寒止痛，复入参、术、甘草以和中缓急，健脾止泻，赤石脂亦有治泻实肠的作用；煅瓦楞子止酸有显效。丸方组成，妙于化裁。经随访，服药后胃痛明显减轻，少发，大便亦成形，后再续服一料而愈。[卢良威．何任老师对金匮方的应用[J]．浙江中医学院学报，1980(4)：19-21.]

九痛丸　治九种心痛。

附子三两，炮　生狼牙一两，炙香　巴豆一两，去皮心，熬①研如脂　人参　干姜　吴茱萸各一两

上六味，末之，炼蜜丸如梧子大，酒下，强人初服三丸，日三服；弱者二丸。兼治卒中恶，腹胀痛，口不能言。又治连年积冷，流注心胸痛，并冷冲上气，落马坠车血疾等，皆主之。忌口如常法。

【词解】

①熬：作炒字解。

【诠解】

本条是论九种心痛的治法。九种心痛，即虫心痛、注心痛、风心痛、悸心痛、食心痛、饮心痛、冷心痛、热心痛、去来心痛。由于积聚、痰饮、结血、虫注、寒冷、中恶、跌打损伤等原因而使阳气不足，瘀血饮浊久留，痼结于胸，痹塞不通，则心胸疼痛。

治以九痛丸，温阳散寒，开结解疼。方中附子、干姜、吴茱萸温阳散寒，消散胸中痼结；狼毒燥湿杀虫，祛除痰饮；巴豆驱逐积聚，峻泻痰血凝结；人参补中益气。诸药相配，使冷结消散，阳气得伸而瘀结去，则心胸诸证自除。

九痛丸是温热之剂，能温散阴寒邪气，故可兼治卒中阴寒恶邪引起的腹胀痛，口不能言等；或兼治阴寒浊气，痼结于内，浊气上逆引起的心胸疼痛，冷冲上气者。本方又可温散瘀血，缓解疼痛，故可治落马坠车之瘀血作痛等。

【选注】

《金匮要略直解》："九痛者……虽分九种，不外积聚、痰饮、结血、虫

注、寒冷而成。附子、巴豆散寒冷而破坚积；狼牙、茱萸杀虫注而除痰饮；干姜理中气而和胃脘。相将治九种之心痛。巴豆除邪杀鬼，故治中恶腹胀痛，口不能言。连年积冷流注，心胸痛，冷气上冲，皆宜于辛热，辛热能行血破血，落马坠车血凝血积者，故并宜之。”

结语

本篇所论胸痹心痛，是由阳微阴盛、阳气痹塞引起。因此，在治疗上均以温通阳气，驱散寒邪为基本原则，可用栝楼薤白白酒汤通阳散结，豁痰下气；若痰饮较重，兼有不得卧寐，心痛彻背证者，则用栝楼薤白半夏汤通阳散结，蠲饮降逆；兼见心下痞气，胸满，胁下逆抢心等气结实证者，用枳实薤白桂枝汤通阳散结，降逆平冲；中焦阳虚而寒湿不化者，用人参汤补中温阳，运化水湿；如兼有寒浊郁滞，气塞，短气，病在脾者，用橘枳姜汤温通理脾，散水行气；病在肺而短气者，用茯苓杏仁甘草汤宣肺化饮；如胸痛急剧者，则用薏苡附子散温阳化湿，开痹缓痛。心痛兼寒饮在胃，心中痞，诸逆心悬痛者，用桂枝生姜枳实汤温阳散寒，化饮降逆；若阴寒痼结，心痛彻背，背痛彻心者，用乌头赤石脂丸温阳化阴，固阳充正则使邪不得居；多种寒结心痛，则可用九痛丸温阳散寒，开结解痛。

腹满寒疝宿食病脉证治第十

概说

本篇论述腹满、寒疝、宿食3种病证的辨证论治。篇中的条文共有26条，载方16首，包括附方3首。在本篇的条文中，第1~8条阐述腹满的病理机制、脉证、虚实鉴别、误治变证，以及治疗原则等，可视为腹满的总论；第9~16条则是腹满的辨证论治的具体分析；第17~20条论寒疝的方证，以及寒疝可下的脉证；第21~26条论宿食的脉证和方药。由于腹满、寒疝、宿食3种病证均有腹部胀满或疼痛的证候，所以合为一篇论述。

腹满是腹中胀满，可出现在许多不同的疾病之中，所以其病机比较复杂。本篇的腹满可概括为两大类：一为热证、实证，其病变多在于胃；一为寒证、虚证，其病变多在于脾。

寒疝，是阴寒腹痛的病变。王冰注《素问·大奇论》中曰："疝者，寒气结聚之所为也。"所以前人认为，凡风寒之气攻冲作痛的，或寒积高起如山的，均称之为疝，与后人所说的疝气内容有所不同。

宿食，是指胃肠中有凝结的食物停滞不消，经宿不化的一种病变，古人叫"宿食"，现多称为食积。

1. 趺阳脉微弦，法当腹满，不满者必便难①，两胠②疼痛，此虚寒从下上也，当以温药服之。

【词解】

①便难：指大便秘结难出。

②胠：音区，指胁上腋下的部位。

【诠解】

本条是论述虚寒性腹满和寒疝的病因、脉证和治疗原则。趺阳脉以候胃病，若"脉微而弦"，微则中阳不足，弦属阴盛有寒。以阴加阳，脾胃受之，则为腹满。腹满者，寒凝而气结也。假若不见腹满，而阴寒之邪旁攻胠胁，寒凝津不下达，则可出现大便难和两胠疼痛的症状。这种寒邪为病是因阳虚而寒从下上攻所致，与中焦之寒不同，故当服温药以去其寒。

【选注】

《金匮要略心典》:"趺阳,胃脉也,微弦,阴象也。以阴加阳,脾胃受之,则为腹满。设不满,则阴邪必旁攻胠胁而下闭谷道,为便难,为两胠疼痛。然其寒不从外而从下上,则病自内生,所谓肾虚则寒动于中也,故不当散而当温。"

2. 病者腹满,按之不痛为虚,痛者为实,可下之。舌黄未下者,下之黄自去。

【诠解】

本条是辨析腹满一证有虚实之分,应通过腹诊和舌诊来辨别是虚证或是实证。虚寒腹满,是因脾经虚寒,气虚不运,寒湿内生所致。因无宿食、燥屎等有形之邪,所以腹虽满而按之不痛。实邪的腹满,因胃肠有宿食、燥屎积滞不去,使腑气阻塞不通,故腹满按之而疼痛。若胃肠积滞化热,浊热得以熏蒸,则舌苔必然黄厚,反之,若虚寒性腹满,则舌苔必不发黄为辨。治疗之法,有黄苔之腹满,当用泻下实热之法。

【选注】

《金匮要略心典》:"腹满按之不痛者,无形之气散而不收,其满为虚;按之而痛者,有形之邪结而不行,其满为实。实者可下,虚者不可下也。舌黄者热之证,下之实去,则黄亦去。"

3. 腹满时减,复如故,此为寒,当与温药。

【诠解】

本条是论述虚寒腹满的症状和治疗原则。由于脾胃虚寒,运化功能失调,虚寒之气相搏而胀满。若腹中得温,寒气消散,胀满即可减轻。若虚寒之邪又聚,则腹满如故。如此反复发作,故曰"腹满时减,复如故"。由于虚寒引起的胀满,可用温中理脾之法,温煦中阳,散其阴寒,则腹满自除。

【选注】

《金匮要略心典》:"腹满不减者,实也,时减复如故者,腹中寒气得阳而暂开,得阴而复合也。此亦寒以内生,故曰当与温药。"

4. 病者痿黄,躁而不渴,胸中寒实而利不止者,死。

【诠解】

本条是论述腹满的危重之证。由于脾胃阳虚,运化功能减弱,气血资源不足,肌肤不得荣润,故面色痿黄。此证是寒非热,故口不渴;中阳虚衰，不得温运水湿，水湿阴邪壅结于胸，阴盛阳微，阴不得阳，故其人躁动不安。有躁无烦是谓阴躁，若再见下利不止，则为阳气衰败，中气不固之象。正虚邪实，顾此失彼，则难于治疗，故曰死。

【选注】

《金匮要略心典》："痿黄，脾虚而色败也。气不至故躁；中无阳故不渴。气竭阳衰，中气已败，而复寒结于上，脏脱于下，何恃而可以通之止之乎？故死。"

5. 寸口脉弦者，即胁下拘急而痛，其人啬啬恶寒也。

【诠解】

本条针对趺阳脉微弦，提出寸口脉弦的不同病变。两者虽然皆主寒，但趺阳主胃病，从内而生，从下而上；寸口则主病从外至，而主荣卫不和，故同属阴邪而有内外之别。在内者则大便难，在外者则啬啬恶寒，治以散寒之法。

【选注】

《金匮要略浅注》："微弦脉见于趺阳与见于寸口者不同，以趺阳主胃，病从内生，寸口主荣卫，病从外至也。若寸口脉弦者，弦为寒而主痛，其人即胁下拘急而痛，与两胠疼痛不同，盖彼主乎内，而此主乎外也。主乎内者，其人痛而兼便难，主乎外者，其人痛而兼啬啬恶寒也。"

6. 夫中寒家①喜欠②，其人清涕出，发热色和者，善嚏。

【词解】

①中寒家："中"读平声，即素体虚寒的人。

②欠：即打呵欠。

【诠解】

本条是论述喜欠、善嚏的病证鉴别。欠的发生，多为素体虚寒而阳气不足之人，寒气内盛，阳气被抑，阳欲上而阴引之，是以作"欠"。嚏的发生是外感风寒，阴欲入阳拒之则嚏，而兼有鼻流清涕。嚏则阳气振奋，能外出驱寒，故发热而色和。所以说，喜呵欠者，内有阴寒，阴引阳入所致；善嚏者，为外中寒邪，阳气外出所致。

【选注】

《金匮要略浅注补正》："中寒家，内阴外阳，阴引阳入则善欠。观于欠则人寐，可知其阳入阴也。若其人清涕出，发热色和者，此为外寒束闭，非中寒也。外寒束闭，外阴内阳，阴阖阳开，则阳气外发而善嚏。观于嚏则人醒，可知其阳出阴也。一欠一嚏，阴阳各别。仲景交互辨论，至为精细。观其下节，外寒清涕出，便知中寒者清涕不出，观其下发热色和，便知中寒者不发热，色必清白而不和矣。”

7. 中寒，其人下利，以里虚也，欲嚏不能，此人肚中寒。一云痛。

【诠解】

本条是论述里虚中寒的病证。本证因中阳素虚，卫外无能，复感外寒，直侵中焦，阴寒凝聚脾胃，阳虚不得驱寒外出，故欲嚏不能；中阳不运，因而下利。所以说，这是中阳虚弱，腹中寒不能拒邪外出的里虚证。

【选注】

《金匮要略心典》：“中寒而下利者，里气素虚，无为捍蔽，邪得直侵中脏也。欲嚏不能者，正为邪逼，即不能却，又不甘受，于是阳欲动而复止，邪欲去而仍留也。”

8. 夫瘦人绕脐痛，必有风冷，谷气不行[①]，而反下之，其气必冲，不冲者，心下则痞。

【词解】

①谷气不行：指谷食不能消化，寓有大便不通畅的证候在内。

【诠解】

本条是论述里虚寒证及误下后的变证。本证是中焦虚寒，生化竭乏，气血来源不足，日久则形体瘦弱。又感风寒邪气，伤于脾胃，脾胃运化被阻，寒凝气结，故大便不通而绕脐疼痛。若误认此证为燥实不大便，妄用苦寒之品攻之，此时谷气虽行，大便得通，但风冷之邪未除而阳气更伤。若兼伤下焦阳气，不能制伏阴寒，则其气必冲；若伤中焦阳气，使阴寒之气不化，痞于心下，而成心下痞，成心下痞则气不上冲。

【选注】

《金匮要略心典》：“瘦人脏虚气弱，风冷易入，入则谷气留滞不行，绕脐疼痛，有似里实，而实为虚冷，是宜温药以助脾之行者也。乃反下之，谷出而风冷不与俱出，正乃益虚，邪乃无制，势必犯上无等，否亦窃剧中原也。”

9. 病腹满，发热十日，脉浮而数，饮食如故，厚朴七物汤主之。

厚朴七物汤方

厚朴半斤　甘草　大黄各三两　大枣十枚　枳实五枚　桂枝二两　生姜五两

上七味，以水一斗，煮取四升，温服八合，日三服。呕者加半夏五合，下利去大黄，寒多者加生姜至半斤。

【诠解】

本条是论述腹满兼表证的治法。由于外感风寒化热十余日不解，邪热在表，所以脉浮而数。热伤津液，肠中实热内结，故见腹满，大便虽硬未至于燥屎程度，则饮食如故。

本证是腹满兼见表热，里证重于表证，治宜厚朴七物汤，泄满散热，表里同解。本方即小承气汤合桂枝汤去芍药而成。以小承气汤峻泻肠中实热积滞，则腹满可去；以桂枝汤调和营卫，解散表热。因腹满不痛，故去芍药。此方泄满除热，为七里三表之治。

本证若见呕者，胃中亦有实热，胃逆于上，可加半夏降逆止呕；若下利者，可去大黄，以免重伤肠胃之气；如寒盛者，则增生姜之剂量以散风寒表邪。

【选注】

《金匮玉函经二注》："此有里复有表之证也。腹满而能饮食，亦热邪杀谷之义；发热脉浮数，此表邪正炽之时，故以小承气治其里，桂枝去芍药以解其表，内外两解，涣然冰释，即大柴胡汤之意也。以表见太阳，故用桂枝耳。"

【病案举例】

侯某，女，30岁，湖南人。患经漏2个月余，曾经中西医治疗，而经漏如故，且脐腹绞痛难忍，用吗啡止痛，收效不大，反而出现口干，舌燥，自汗，发热等症。经其友介绍来诊。症见脉弦细，舌苔白腻少津。结合上述诸症观之，显系血枯化燥，血室瘀热所致。势非攻下，莫可救治。但患者体质虚损，目前用下恐再伤正气，经漏更甚，以致危殆。宜本"体功重于病邪"之原则，治法当分两步。先从健脾养肝，恢复机体功能，待体质好转，方再议下，处方用逍遥散加胡黄连。数剂后，果现脉数，舌转黄燥，发热，自汗，腹痛拒按，大便秘结，数日未解。此瘀热伤津，而肠燥之征象已备，体功已趋好转，下清之条件已具，乃用仲景厚朴七物汤。

处方：川厚朴9克，枳实9克，大黄9克，桂枝9克，甘草9克，生姜3片，大枣3个。

方中枳、朴、大黄系小承气汤，用于攻里泻下，并除血室瘀热；桂枝、生姜，升肝达郁，肝气得升，则血得归藏而经漏可止；甘草、大枣，补益元气而和中，如此组合，既能逐瘀退热，又能安正。

嘱服上方1剂。次日来诊，大为好转，自诉大便已通，下黑粪两次，每次半痰盂之多，且汗止舌润，脉静身凉，两月多来之经漏亦随之而止。继以归芍六君汤调理而愈。[戴慧芬，严继林．崩漏六例[J]．云南中医学院学报，1980(2)：35-36，41.]

10．腹中寒气，雷鸣切痛，胸胁逆满，呕吐，附子粳米汤主之。

附子粳米汤方

附子一枚，炮　半夏半升　甘草一两　大枣十枚　粳米半升

上五味，以水八升，煮米熟汤成，去滓，温服一升，日三服。

【诠解】

本条是论述中阳虚衰，寒气久盛的腹痛证治。本病是由阳气虚衰，寒邪内盛，则腹中雷鸣。阴寒收引拘急，所以腹中切痛。寒气向上冲逆，故见胸胁逆满，呕吐。脉象可见弦紧，舌苔每见白滑。

本证治宜附子粳米汤，温阳以散寒气，降逆且止疼痛。方中附子温暖阳气，驱散寒湿；粳米、甘草、大枣缓中止痛，补虚助正；半夏辛开降逆止呕，粳米滋液安胃。诸药相伍，以使阳气振奋，浊阴之邪下降，中州之气健运，则其痛可止。

【选注】

《医宗金鉴》："腹中切痛寒也，腹中雷鸣气也。腹中寒气，故雷鸣切痛。而胸胁逆满者，肠胃之外寒气为之也；腹痛雷鸣呕吐者，肠胃之中寒气为之也。主之以附子粳米汤，胜寒气，和内外，此治腹中寒之法也。"

11．痛而闭①者，厚朴三物汤主之。

厚朴三物汤方

厚朴八两　大黄四两　枳实五枚

上三味，以水一斗二升，先煮二味，取五升，内大黄煮取三升，温服一升，以利为度。

【词解】

①闭：指大便不通。

【诠解】

本条是论述腹满疼痛而大便秘结的证治。由于胃肠实热积滞，闭阻不通，气滞不行，所以腹满疼痛而大便秘结。

治宜厚朴三物汤，行气通便。厚朴三物汤与小承气汤的药味相同，惟小承气汤意在荡积攻实，故以大黄为君；厚朴三物汤意在行气泄满，则以厚朴为主。方中厚朴行气消满；大黄、枳实泄热导滞。三药相等，使实热积滞消除，腑气得以通畅，则诸证自解。

【选注】

《金匮要略心典》："痛而闭，六腑之气不行矣。厚朴三物汤与小承气同，但承气意在荡实，故君大黄，三物意在行气，故君厚朴。"

12. 按之心下满痛者，此为实也，当下之，宜大柴胡汤。

大柴胡汤方

柴胡半斤　黄芩三两　芍药三两　半夏半升，洗　枳实四枚，炙　大黄二两　大枣十二枚　生姜五两

上八味，以水一斗二升，煮取六升，去滓，再煎温服一升，日三服。

【诠解】

本条是论述满痛在于心下，病属少阳、阳明的证治。本病因少阳气郁，阳明热结，胆胃积滞，壅塞不通，故按之心下满痛。"此为实也"是自注句。意在言外，大便秘结不通，抑或下利黏秽，里急后重等证自在言外，故当以大柴胡汤下之。

方中柴胡、黄芩疏肝理气兼清胆热；芍药平胆止疼；大黄、枳实泄胃中实热积滞；半夏和胃消痞满；大枣、生姜调和脾胃。诸药相合，以解少阳阳明两经之实邪。

厚朴三物汤证与大柴胡汤证不同。本证痛在心下，病属少阳兼阳明，故治宜和解少阳，泄阳明热积为主。厚朴三物汤证痛闭在腹，病在肠中实热积滞，故治以行气泄满为主。

【选注】

《金匮要略论注》："此亦两解之方，但此为太阳已传少阳者设也。谓按之心下痛，此有形为病，故曰实而当下。用大柴胡者，不离于小柴胡之和解而稍削其有形之邪耳。"

【病案举例】

邱某，男，30岁。近2周来右胁下持续剧烈胀痛，痛连右侧肩背，口苦纳钝，大便干结，失眠。脉弦滑，舌质红，苔黄糙。经X线造影摄片诊断为：胆囊炎，胆石症。此乃少阳、阳明合病，热郁胆胃，腑气不畅。拟以大柴胡汤加减治之：

柴胡、广郁金、黄芩、生白芍、生大黄各9克，玄明粉（冲）、天花粉各6克，金钱草30克。

3剂后，大便通顺，日解软粪2次，胃纳转佳，右胁胀痛减轻，夜寐易醒，舌红苔薄黄，脉弦滑。前方减生大黄为6克，减玄明粉为3克，加焦山栀、淡豆豉各9克。再进5剂后，右胁痛止，大便正常，夜寐稍安，舌红苔净，脉弦滑。

仍拟清解之剂治之：柴胡、黄芩、生白芍、广郁金、焦山栀各9克，天花粉6克，金钱草30克，蒲公英、竹茹各15克。

5剂后病瘥。改以轻剂善后，用玉米须30克、蒲公英15克代茶饮。[魏长春. 胆病诊治琐谈[J]. 广西中医药，1981(3)：3-6.]

13. **腹满不减，减不足言，当须下之，宜大承气汤。**

大承气汤方。见前痉病中。

【诠解】

本条是论述腹满里实重证的证治。本病因肠中燥屎与气滞内结，实积化热，闭塞不通，所以腹满不得减轻。即使腹满减轻，亦是微乎其微，故谓“减不足言”。重申腹满不减为里实重证，与腹满时减的虚寒证完全不同。

本证急当下之，治以大承气汤峻下通便，行气泄满。方中大黄苦寒泄热，荡涤肠胃实热积滞；以芒硝咸寒软坚润燥，泄热通便；枳实苦微寒，下降破气，散结消痞；厚朴苦温，行气除满。四味同用，共奏峻下热结之功。

【选注】

《金匮要略心典》：“减不足言，谓虽减而不足云减，所以形其满之至也，故宜大下。以上三方，虽缓急不同，而攻泄则一，所谓中满者，泻之于内也。”

14. **心胸中大寒痛，呕不能饮食，腹中寒，上冲皮起，出见有头足，上下痛而不可触近，大建中汤主之。**

大建中汤方

蜀椒二合，去汗　干姜四两　人参二两

上三味，以水四升，煮取二升，去滓，内胶饴一升，微火煎取一升半，分温再服，如一炊顷，可饮粥二升，后更服，当一日食糜，温复之。

【诠解】

本条论述虚寒腹痛的证治。本病因脾胃阳衰，中焦寒盛，阴寒上阻心胸，则心胸中大寒痛；阴寒之气冲逆于胃，则呕不能食；寒气攻冲于腹，所以腹皮高起，出现似有头足的包块；经脉寒凝拘挛，故上下疼痛而不可触近。

由于本病是中焦阳虚阴盛，阴寒凝结经络，血脉拘挛作痛的虚寒腹痛证，故又可见手足逆冷，脉沉伏等证。治用大建中汤温中散寒，缓急止痛。方中蜀椒、干姜温中散寒，干姜与蜀椒同用，温阳散寒力强而猛，使中焦阳气恢复，寒气消散，则疼痛可除；人参、饴糖温补脾胃，荣养血脉，缓解拘急疼痛。诸药相合，以使中气建立，阳气温和，阴寒消散，血脉不滞，则诸证自愈。

服后一炊顷，令其饮粥者，亦是温养中焦之气，以助药力而去寒邪之意。

【选注】

《医宗金鉴》："心胸中大寒痛，谓腹中上连心胸大痛也，而名大寒痛者，以有厥逆脉伏等大寒证之意也。呕逆不能饮食者，是寒甚拒格于中也。上冲皮起，出现头足者，是寒甚聚坚于外也。上下痛不可触近，是内而脏腑，外而经络，痛之甚亦由寒之甚也。主之以大建中汤，蜀椒、干姜大散寒邪，人参、胶饴大建中虚。服后温覆，令有微汗，则寒去而痛止，此治心胸中寒之法也。"

【病案举例】

陈某，女，37岁。素体虚寒，常喜热饮，一日食后不慎受凉，脘腹急痛如刀割，痛觉放射至肩胛部，痛楚甚剧，时而前俯后仰，或弯腰按腹；时而辗转反侧，又合眼甩头。伴有恶心，呕吐苦汁，并吐出蛔虫1条。触诊：右上腹近心窝处剧痛拒按，四肢发冷。察其舌淡，苔薄白，脉象沉弦。诊断为蛔厥，即胆道蛔虫症，治拟温中散寒，安蛔止痛，予大建中汤：

川椒3克，干姜6克，党参9克，红糖1匙。

先煎前3味，去滓，纳红糖，微火调烊，趁热小口顿服。服后随即痛止，安然入寐，熟睡一夜。次日下床，一如常态，嘱其节饮食，慎生冷，善自调理。至今17年，追访未再发。（摘自《浙江中医杂志》1981，5：210）

15. **胁下偏痛，发热，其脉紧弦，此寒也，以温药下之，宜大黄附子汤。**

大黄附子汤方

大黄三两　附子三枚，炮　细辛二两

上三味，以水五升，煮取二升，分温三服，若强人煮取二升半，分温三服，服后如人行四五里，进一服。

【诠解】

本条论述寒邪结于胁下的证治。本病是因寒凝肝胆部位，故胁下一侧偏痛。发热，乃是阳气被郁所致。若其脉弦紧的，“此寒也”是自注句，说明此证属寒而非热，治当以温药下之，用大黄附子汤温阳通便而止痛。方中附子温经祛寒，细辛散寒止痛，大黄泻下通便。诸药相配，共奏祛寒开结，通便止痛之功。

【选注】

《金匮要略心典》：“胁下偏痛而脉紧弦，阴寒成聚，偏着一处，虽有发热，亦是阳气被郁所致，是以非温不能已其寒，非下不能去其结，故曰宜以温药下之。程氏曰：大黄苦寒，走而不守，得附子、细辛之大热，则寒性散而走泄之性存，是也。”

【病案举例】

陈某，男，44岁，医生。患慢性结肠炎多年，因腹胀腹痛、呕吐于1977年9月9日住院治疗。经西医灌肠、肛门排气及注射新斯的明等处理，腹痛不减。X光腹部透视及钡剂灌肠，发现双下腹有3个液平面，拟诊为肠梗阻。9月14日邀中医会诊。症见：腹胀满不能平卧，痛苦呻吟，烦躁不安，尤以两侧胁下疼痛拒按为甚，大便3天未解，体温38℃，舌淡苔白，脉弦紧。综上脉症，“属寒邪内积，腑气不通，不通则痛”，诊为寒疝腹痛。宗《金匮》大黄附子汤。

处方：附子 18 克，大黄 10 克，细辛 6 克。水煎服。

服后 10 小时大便仍不通。嘱再进 1 剂。约 3 小时许，大便得通，腹痛大减，依原方再服 3 天，每天 1 剂，诸症解除。后用黄芩汤合赤小豆当归散调理而安，于 9 月 20 日痊愈出院。[张绍宗．医案三则[J]．福建中医药，1981(5)：29，58.]

16. 寒气厥逆，赤丸主之。

赤丸方

茯苓四两　半夏四两，洗。一方用桂　乌头二两，炮　细辛一两。《千金》作人参

上四味，末之，内真朱为色，炼蜜丸如麻子大，先食酒饮下三丸，日再夜一服，不知，稍增之，以知为度。

【诠解】

本条是论述阴寒痰湿之邪气上逆心胃的证治。然述证简略，以方补证，当有呕吐、厥冷、心悸等证。赤丸有温阳止痛，降逆除痰之功。方中乌头、细辛温阳散寒而止痛；茯苓、半夏温化痰湿，以治心悸；朱砂重镇安神，以护心胸正气。诸药相合，则阳复阴散，厥逆之证可解。《雷公药性赋》认为乌头反半夏，不能同用；此处仲景两药并用，相反相成，且用量较小，而又以蜜制其悍，故可获良效。

【选注】

《金匮悬解》："寒气厥逆，寒气在内，手足厥冷也。四肢秉气于脾胃，寒水侮土，四肢失秉，是以厥逆。寒水上凌，心火澌败，是宜泄寒水而护心君。赤丸，茯苓、乌头泄水而驱寒湿；半夏、细辛降浊而下冲气，真朱保护心君而止疼痛也。"

17. 腹痛，脉弦而紧，弦则卫气不行，即恶寒；紧则不欲食，邪正相搏，即为寒疝。寒疝绕脐痛，若发则白津[①]出，手足厥冷，其脉沉紧者，大乌头煎主之。

大乌头煎方

乌头大者五枚，熬去皮，不㕮咀

上以水三升，煮取一升，去滓，内蜜二升，煎令水气尽，取二升，强人服七合，弱人服五合。不差，明日更服，不可一日再服。

【词解】

①白津：剧烈疼痛所出的冷汗。

【诠解】

本条论述寒疝的病机、证候和治法。本病由于寒结于内，聚而不散，犯寒即发，谓之寒疝。此证初起，腹满而脉弦紧。弦紧脉皆属阴，但弦之阴从内生，紧之阴从外得。弦则卫气不行即恶寒，阴出而痹在外之阳；紧则不欲食，阴入而痹其胃内之阳。卫阳与胃阳两衰，而内寒与外寒交盛，于是，阴反无畏而上冲，阳反不治而下伏，则谓“邪正相搏，即为寒疝，寒疝绕脐痛”。若发作之时，阴寒内动，疼痛剧烈，而使人汗出，手足厥冷；若并见沉紧之脉，则沉主里，紧主寒、主痛、主实，故急以大乌头煎散寒破结以救阳气。方中乌头大辛大热有毒，散沉寒痼冷而止疼痛；佐白蜜以监乌头之毒烈，且润燥养血，并能缓急止痛而延长疗效。方后注云“强人服七合，弱人服五合”“不可一日再服”，可知本方药力峻烈，理宜慎用。

【选注】

《金匮要略论注》：“此寒疝之总脉证也。其初亦止腹满，而脉独弦紧，弦则表中之卫气不行而恶寒，紧则寒气痹胃而不欲食，因而风冷注脐，邪正相搏而绕脐痛，是卫外之阳，胃中之阳，下焦之阳皆为寒所痹，因寒脐痛，故曰疝。至发而白津出，寒重故冷涎也；手足厥冷，厥逆也；其脉沉紧是寒已直入于内也，故以乌头一味，合蜜顿服之，以攻寒峻烈之剂，即后人所谓霹雳散也。”

18. 寒疝，腹中痛及胁痛里急者，当归生姜羊肉汤主之。

当归生姜羊肉汤方

当归三两　生姜五两　羊肉一斤

上三味，以水八升，煮取三升，温服七合，日三服。若寒多者，加生姜成一斤；痛多而呕者，加橘皮二两，白术一两。加生姜者，亦加水五升，煮取三升二合服之。

【诠解】

本条论述血虚寒疝的证治。病起于肝血虚而寒邪内凝，故腹中痛及胁痛里急，“里急”指腹、胁疼痛有拘急之象。根据临床所见，往往出现两目视力降低。

治宜当归生姜羊肉汤，采用“精不足者，补之以味”的理论，故用味厚之羊肉以温补肝血，配当归以润肝血之急；重用生姜温中散寒止痛。方后注云:“寒多者,加生姜成一斤”,为温散阴寒也。“痛而多呕”,乃肝气上逆犯胃所致,故加橘皮、白术理气和胃为宜。凡寒疝疼痛,必有血脉不和之变,故大乌头煎润之以白蜜,本方治之以羊肉,其药虽异,但理则不殊。

【选注】

《金匮要略心典》:“此治寒多而血虚者之法。血虚则脉不荣,寒多则脉绌急,故腹胁痛而里急也。当归、生姜温血散寒,羊肉补虚益血也。”

【病案举例】

岳某,女,52岁。常因头痛,身疼而服大量阿司匹林,已近20年,每当饮冷或遇寒即觉腹痛。1976年12月13日突然头痛加剧,鼻齿衄血百余毫升,腹中绞痛,全身满布米粒大小之紫癜,尤以躯干为多。于次日住院治疗。诊见面色萎黄,形寒肢冷,紫斑大小不等,不隆起,压之不退色。舌淡苔白,脉沉细无力。化验:血小板34 000/立方毫米。遂诊为“血小板减少性紫癜”,虚寒肌衄,宜补血温阳。

方拟当归生姜羊肉汤:当归50克,生姜50克,羊肉100克。水煎服,每日1剂。

服药9剂,诸证悉除,紫斑逐渐消退。化验:血小板140 000/立方毫米。于1976年12月24日病愈出院,随访3年未见复发。1979年12月化验为170 000/立方毫米。[田国栋.治验简介[J].吉林中医药,1981(1):38.]

19. 寒疝,腹中痛,逆冷,手足不仁,若身疼痛,灸刺诸药不能治,抵当乌头桂枝汤主之。

乌头桂枝汤方

乌头

上一味,以蜜二斤,煎减半,去滓,以桂枝汤五合解之,令得一升后,初服二合,不知,即服三合,又不知,复加至五合。其知者如醉状,得吐者为中病。

桂枝汤方

桂枝三两,去皮　芍药三两　甘草二两,炙　生姜三两　大枣十二枚

上五味,剉,以水七升,微火煮取三升,去滓。

【诠解】

本条论述寒疝兼有表证的证治。寒疝由于阳虚不温,阴寒内结,则腹

中疼痛；阳虚不煦，气血不温，则四肢逆冷而麻木不仁；此时，若寒客体表则身体疼痛。此证表里皆寒而内外皆痛，故灸刺诸药不能治，只有用抵当乌头桂枝汤方能奏效。

本方即乌头煎合桂枝汤。乌头煎重于温里，温阳散寒而治腹痛；桂枝汤解表散寒，调和营卫而止身痛。表里寒邪俱解，则手足不仁，逆冷等证可愈。必须指出的是：乌头的毒性很大，宜小量试服，无反应者，方可增量。服后如醉酒状或恶心呕吐，是药已中病的反应。如果发现药后呼吸急迫，心跳加快而有歇止以及头痛等证，为中毒反应，要立刻停药，急服绿豆汤或黑豆甘草汤以解其毒。

【选注】

《金匮要略论注》："起于寒疝腹痛而至逆冷，手足不仁，则阳气大痹，加以身疼痛，营卫俱不和，更灸刺诸药不能治，是或攻其内或攻其外，邪气牵制不服，故以乌头攻寒为主，而合桂枝全汤以和营卫。所谓七分治里，三分治表也。如醉状则营卫得温而气胜，故曰知；得吐，则阴邪不为阳所容，故上出而为中病。"

20. 其脉数而紧乃弦，状如弓弦，按之不移。脉数弦者，当下其寒；脉紧大而迟者，必心下坚；脉大而紧者，阳中有阴，可下之。

【诠解】

本条论述寒疝当下的脉候。"脉数而紧乃弦。"数者，急迫也；紧者，有力也。数紧同见，乃为弦而有力之脉，故按之挺直不移，状如弓弦。此脉主阴寒内结肠胃，阳气起而与之争，阳气在外，阴寒在内，阳中有阴，故脉来数弦。宜用温下之剂驱除阴寒，而无须温散。

"脉紧大而迟者"，是因寒实之邪凝聚肠胃，而痼结更甚，则心下痞硬，故脉来紧迟。若阳气起而驱寒，则脉大而紧，为阳中有阴，可以用温下之法。弦紧是寒疝的主脉，脉来弦紧兼见数、大或迟，皆为寒结可下之证，如用大黄附子汤法等。

【选注】

《金匮要略心典》："脉数为阳，紧弦为阴，阴阳参见，是寒热交至也。然就寒疝言，则数反从弦，故其数为阴凝于阳之数，非阳气生热之数矣；如就风疟言，则弦反从数，故其弦为风从热发之弦，而非阴气生寒之弦者，与此适相发明也。故曰脉数弦者当下其寒。紧而迟，大而紧亦然。大虽阳脉，不得为热，正以形其阴之实也。故曰阳中有阴，可下之。"

附方

《外台》乌头汤　治寒疝腹中绞痛，贼风入攻五脏，拘急不得转侧，发作有时，使人阴缩，手足厥逆。方见上。

【诠解】

本条论述寒疝表里寒盛的治法，即前面所说的乌头桂枝汤证。本证为阴寒凝聚腹中，经脉痉挛，故腹中绞痛；风寒乘虚而入，急速内犯，入攻五脏，故拘急不得转侧；阳虚阴盛，不能温养四肢，则手足厥逆；寒主收引，故阴缩。近人门纯德用此方治寒性脉管炎而疼痛难忍者，服之效应如神。

【选注】

《金匮要略论注》："云贼风入攻五脏，则知此为外邪内犯至急，然未是邪藏肾中，但刻欲犯肾，故肾不为其所犯则不发，稍一犯之即发，发则阴缩，寒气敛切故也。肾阳不发，诸阳皆微，故手足厥逆。"

《外台》柴胡桂枝汤方　治心腹卒中痛者。

柴胡四两　黄芩　人参　芍药　桂枝　生姜各一两半　甘草一两　半夏二合半　大枣六枚

上九味，以水六升，煮取三升，温服一升，日三服。

【诠解】

本条论述表邪挟内热腹痛的证治。本证因外感风寒，内传少阳，气血不得通畅，肝胆疏泄失利，气郁化热，故心腹疼痛。

治以小柴胡汤和解少阳，清热开郁；用桂枝汤调和营卫，解散风寒。二方相合以奏缓急止痛，和里解表之功。

【选注】

《金匮要略方论本义》："有表邪而挟内寒者，乌头桂枝汤证也；有表邪而挟内热者，柴胡桂枝汤证也……以柴胡、桂枝、生姜升阳透表；人参、半夏、甘草、大枣补中开郁；黄芩、芍药治寒中有热杂合。此表里两解，寒热兼除之法也。"

《外台》走马汤①　治中恶②心痛腹胀，大便不通。

巴豆二枚，去皮心熬　杏仁二枚

上二味，以绵缠捶令碎，热汤二合，捻取白汁，饮之当下，老小量之。通治飞尸鬼击病。

【词解】

①走马汤：形容病情急速和药效急速，捷如奔马故名。

②中恶：病名，俗称绞肠乌痧，有忽然仆倒，精神昏乱，颜面发黑，心腹痛、胀满，大便不通等证。有吐血、衄血症状的，称“鬼击”；有喘咳气息急迫症状的，称“飞尸”；见有腹脐绞痛，上冲心胸胀闷的，则称“寒疝”。

【诠解】

本方论述腹痛大便不通的证治。中恶之证，因臭秽恶毒之气，从口鼻而入于心肺，气血不行，肠胃脏腑被寒浊秽毒壅塞，所以胸胁腹内绞急切痛，欲吐不吐，欲泻不泻，为寒实内结，升降受阻之证。

治宜走马汤，速攻寒实，以开闭塞。方中巴豆为大热大毒峻猛之品，急泻毒邪之结；佐以杏仁开利肺气，又利大肠之闭。二药相配，使毒邪或从大便排出，或从口呼出，或吐泻交作，而使其病可愈。

【选注】

《金匮要略论注》：“中恶心痛，此客忤也；腹胀不大便，是正气不复能运。此时缓治，皆不暇及，故须以巴豆峻攻，杏仁兼利肺与大肠之气，一通则无不通，故亦主飞尸鬼击，总是阴邪不能留也。”

21. 问曰：人病有宿食，何以别之？师曰：寸口脉浮而大，按之反涩，尺中亦微而涩，故知有宿食，大承气汤主之。

【诠解】

本条从脉象的变化论述宿食的证治。宿食多因饮食不节，食积不化，滞阻中焦而成。宿食积滞，谷气内盛，壅塞于中，胃气上逆，故寸口脉浮而大；宿食壅遏脾胃，中焦气机不畅，所以按之脉涩；食滞久郁，脾胃不能运化，糟粕停于大肠，下焦气血不得宣通，故尺中脉微而涩。

本证治应通泻胃肠，消食导滞，如大承气汤法。

【选注】

《金匮要略心典》：“寸口脉浮大者，谷气多也。谷多不能益脾而反伤脾，按之脉反涩者，脾伤而滞，血气为之不利也。尺中亦微而涩者，中气阻滞，而水谷之精气不能逮下也，是因宿食为病，则宜大承气下其宿食。”

22. 脉数而滑者实也，此有宿食，下之愈，宜大承气汤。

【诠解】

本条是论述宿食初停的证治。饮食不节，谷气郁滞肠胃，郁而化热，故脉数；食阻肠道，滞而能通，营卫充实而抗邪，脉来流利如珠从指下而过，故见脉滑。脉数而滑者，为宿食初滞不久，当以大承气汤下之。

【选注】

《金匮要略方论本义》:“滑与涩相反,何以俱为实宜下?滑者涩之浅,而实邪欲成未成者;涩者滑之深,而实邪已成者。故不论为滑为涩,兼大而见于关部,则有物积聚,宜施攻治,无二理也。”

23. 下利不欲食者,有宿食也,当下之,宜大承气汤。

大承气汤方。见前痉病中。

【诠解】

本条论述宿食下利的证治。饮食太过,壅遏于胃肠,失其运化之能则下利。虽利,但胃中食滞不得出,故下利而又不欲食。治以大承气汤去其宿食,恢复脾胃升降之机则病愈。

以上三条论述宿食证治。二十一条言“大承气汤主之”是肯定之语。因积滞已久,不用攻之,则虑其正虚。二十二条是宿食初停不久,病情较轻,虽可下之,但不一定用重剂,故用大承气汤加一“宜”字,表示有斟酌余地。二十三条是宿食下利,虽下利而宿食未净,尚无虚象,宜大承气汤攻下宿食。

【选注】

《金匮要略心典》:“谷多则伤脾,而水谷不分,谷停则伤胃,而恶闻食臭,故下利不欲食者,知其有宿食当下也。夫脾胃者,所以化水谷而行津气,不可或止者也。谷止则化绝,气止则机息,化绝机息,人事不其顿乎?故必大承气速去其停谷,谷去则气行,气行则化续而生以全矣。若徒事消克,将宿食未去而生气已消,岂徒无益而已哉。”

【病案举例】

唐某,女,35岁,农民。主诉:人工流产后腹胀且痛,肛门坠胀难受,坐时犹如锥刺,卧不安,寝不宁,纳呆食少,大便日行数次,量少质稀,或如水样,已历2个月。当地诊断为肠炎。经用痢特灵等抗菌药物未效。病势日增,形体消瘦,四肢软弱,某医曾投以大剂补方,药价甚巨,服2帖后腹胀气窒,饮食不进,诸症加剧,而来我院要求手术治疗。当时患者偏坐于凳子一角,言其所苦。妇科检查:外阴经产式,阴道通畅,宫颈轻度炎症,子宫体中位大小正常,但左后壁连及左侧少腹有肿块,坚硬压痛拒按,重按时肛门有少许清水流出。此乃燥屎内聚,热结旁流。拟大承气汤加味以荡涤肠腑之燥便。

处方：大黄9克（后下），芒硝9克（冲），枳实9克，厚朴6克，木香9克，槟榔9克，桃仁9克，生甘草3克。

药后肠鸣，腹痛阵作，翌晨解出燥屎10余枚，坚如弹丸，顿感腹部舒适。原方再进1帖，排出大量坚硬大便。第3次复诊：又给增液承气汤加减而收功。[赵翠英，姚菊芳.治疗节育手术后神经功能性疾病三例[J].江苏中医杂志，1981（1）：30-31.]

24. 宿食在上脘，当吐之，宜瓜蒂散。

瓜蒂散方

瓜蒂一分，熬黄　赤小豆一分，煮

上二味，杵为散，以香豉七合煮取汁，和散一钱匕，温服之，不吐者，少加之，以快吐为度而止。亡血及虚者，不可与之。

【诠解】

本条是论述宿食在上脘的证治。宿食积滞在于上脘，可见胸脘痞闷、胀痛，欲吐而不能出等证。

宜用瓜蒂散因势利导，使邪从上而越之。方中瓜蒂味苦，涌吐实邪；赤小豆味酸性泄，此为酸苦涌泄之治，又佐以香豉，宣开胸脘郁结，服药后得快吐即停服。本方为实邪郁于上脘而设，然药性悍易伤正气，所以亡血及虚人，不可与之。总之，宿食在上宜吐，在中宜消，在下宜泻，三法已立，因证而施。

【选注】

《金匮要略编注》："此骤食停滞胃之上脘也。食壅上脘胸膈之间，脾气不得转输，当遵《内经》高而越之之法，用瓜蒂、香豉、赤小豆煎汤涌吐，其邪立解矣。"

25. 脉紧如转索无常者，有宿食也。

【诠解】

本条论述宿食的脉象。脉紧如转索无常者，是形容脉如同绳索转动之状，来往有力，左右弹人之手。主宿食不化，停积于中，正邪相搏，则脉紧张有力。

【选注】

《金匮要略心典》："脉紧如转索无常者，紧中兼有滑象，不似风寒外感之紧，为紧而带弦也。故寒气所束者，紧而不移；食气所发者，乍紧乍滑，如以指转索之状，故曰无常。”

26. **脉紧，头痛风寒，腹中有宿食不化也。**一云：寸口脉紧。

【诠解】

本条论述宿食与外感风寒的鉴别。外感风寒和宿食都有脉紧，头痛等证。宿食头痛，是因食积不化，郁滞于中，清阳不升，浊气上乘，故见头痛，又有胸痞，恶心厌食，腹痛等证。外感风寒头痛，是由风寒外束太阳之经，又有发热，恶寒等证。食滞脉紧，如转索无常。风寒外束，脉紧而浮。一为食滞，一为外感，综合脉证可以鉴别。

【选注】

《金匮要略心典》："脉紧头痛风寒者，非既有宿食，而又感风寒也，谓宿食不化，郁滞之气上为头痛，有如风寒之状，而实为食积类伤寒也。仲景恐人误以为外感而发其汗，故举以示人曰：腹中有宿食不化。意亦远矣。"

结语

腹满有寒热虚实的不同，故治法亦有所别。如里实气滞不通的腹满，宜行气除满，用厚朴三物汤主之；若见腹满急剧不减，宜峻下通便，行气除满，大承气汤主之；腹满若兼表证，宜解表除满，表里同治，厚朴七物汤主之；心下满兼有少阳证者，宜和解少阳，兼泻阳明热结，大柴胡汤主之；寒实结滞，胁下偏痛，在于一侧的，宜温下寒结，大黄附子汤主之；若脾胃阳虚，阴寒内盛，腹中雷鸣切痛者，宜温阳散寒，降逆止痛，附子粳米汤主之；脾胃阳衰，中焦寒盛，上冲皮起见有头足，痛而不可触近者，宜温中散寒，缓急解痉，大建中汤主之；脾肾阳虚，水湿内停，以厥逆为主的，宜温阳止痛，降逆除湿，赤丸主之。

寒疝因血虚有寒，腹痛，胁痛里急的，宜温养补血，兼散寒气，当归生姜羊肉汤主之；若阴寒内结，绕脐疼痛，痛剧则自汗和手足厥冷的，宜驱寒止痛，大乌头煎主之；若表里皆寒，有腹中痛，逆冷，手足不仁和身痛等症的，宜驱散阴寒，调和营卫，乌头桂枝汤主之。

附方有3首：表里皆寒，贼风内入，即用乌头桂枝汤温里解表，散寒止痛；表邪兼见内热郁结，宜用柴胡桂枝汤清热开郁，解散表邪；若寒浊秽毒壅塞于里的寒结证，可用走马汤攻逐寒实邪气。

宿食在上脘，常见恶心，泛泛欲吐的，可用瓜蒂散，因势利导，吐其宿食；宿食在下，常见腹痛等证者，可用大承气汤泻下积滞。

五脏风寒积聚病脉证并治第十一

概说

本篇论述了五脏为病的证治，用以体现五脏为核心的辨证方法。其中既有中风、中寒等邪伤脏，又有气血阴阳不和的病机。至于五脏的死脉论述，反映了人以胃气为本的思想。篇中还论述了三焦为病与积聚等病。

本篇中共有条文 20 条，载方 3 首。其中第 1~3 条论肺中风、中寒证和真脏脉象；第 4~7 条论肝中风、中寒证、真脏脉象和肝著的证治；第 8~12 条论心中风、中寒证、真脏脉象和癫狂证；第 13~15 条论脾中风、真脏脉象和脾约的证治；第 16、17 条论肾著的证治和真脏脉象；第 18、19 条则论三焦病变；第 20 条论积聚槃气的脉证。本篇条文虽只 20 条，但内容极为丰富，可供我们学习和研究。

1. 肺中①风者，口燥而喘，身运②而重，冒③而肿胀。

【词解】

①中：读仲。

②身运：当身体运动讲。

③冒：指头目眩冒。

【诠解】

本条是论述肺中风的辨证。由于风热伤肺，热灼津液，津枯不行，肺气壅滞，津不上承，气不下降，故口燥而喘。肺之清肃之令不行，浊阴不降，故时作昏冒。肺主一身之气，肺气不治，故身运而重。肺气不能通调水道，下输膀胱，水气外溢，故身体肿胀。

【选注】

《金匮要略心典》："肺中风者，津结而气壅。津结则不上潮而口燥；气壅则不下行而喘也。身运而重者，肺居上焦，治节一身，肺受风邪，大气则伤，故身欲动而弥觉其重也。冒者，清肃失降，浊气反上，为蒙冒也。肿胀者，输化无权，水聚而气停也。"

2. 肺中寒，吐浊涕。

【诠解】

本条是论述肺中寒的辨证。由于寒邪伤中于肺，肺受阴寒之邪，则津液凝聚不行，故时吐痰涎浊涕。

【选注】

《金匮要略心典》："肺中寒，吐浊涕者，五液在肺为涕，寒气闭肺窍而蓄脏热，则浊涕从口出也。"

3. 肺死脏[①]，浮之虚，按之弱如葱叶，下无根者死。

【词解】

①肺死脏：指肺将死而真脏之脉见。真脏脉，即无胃气的死脉。

【诠解】

本条是论述肺脏将死的脉候。肺脏将死，肺气将绝，脏真涣散；阳浮于上，故浮取脉虚，沉取弱如葱叶，中空无根者，为肺气已败，故主死。

【选注】

《金匮要略心典》："肺死脏者，肺将死而真脏之脉见也。浮之虚，按之弱如葱叶者，沈氏所谓有浮上之气，而下无翕之阴是也。《内经》云：真肺脉至，大而虚，如以毛羽中人肤。亦浮虚中空，而下复无根之象尔。"

4. 肝中风者，头目瞤[①]，两胁痛，行常伛[②]，令人嗜甘。

【词解】

①瞤：动也。

②行常伛：经常屈背而行。

【诠解】

本条是论述肝中风的辨证。由于风热之邪中于肝经，而使肝血不能滋润，以致风阳上旋，故头目瞤动。

另外，肝之经脉失养，所以两胁作痛，而行则屈背不能伸直。肝经燥急，求助于味，故喜食甘味，以缓肝血之急。

【选注】

《医宗金鉴》："肝中风，外合于筋，肝中风邪，风胜则动，故头目瞤动也。两胁肝之部，肝受病故两胁痛也。风伤筋，故行常伛偻也。肝苦急欲甘缓之，故令人嗜甘也。"

5. 肝中寒者，两臂不举，舌本[①]燥，喜太息，胸中痛，不得转侧，食则吐而汗出也。《脉经》《千金》云：时盗汗咳，食已吐其汁。

【词解】

①舌本：舌根。

【诠解】

本条是论述肝中寒的辨证。由于阴寒之邪客于肝经，以致筋脉收引拘急，所以两臂不能上举。肝寒凝滞，气郁而不条达，故喜太息，以及胸中痛，而身体不得转侧。

肝病传胃，胃气失于和降，则食而作吐，吐则汗出。肝寒郁结，津液不行，不能上濡，因肝脉上连舌本，所以舌本干燥。

【选注】

《金匮要略心典》："肝中寒，两臂不举者，肝受寒而筋拘急也。徐氏曰：四肢虽属脾，然两臂如枝，木之体也，中寒则木气困，故不举。亦通。肝脉循喉咙之后，中寒者逼热于上，故舌本燥。肝喜疏泄，中寒则气被郁，故喜太息。太息，长息也。肝脉上行者挟胃贯膈，故胸痛不能转侧，食则吐而汗出也。"

6. 肝死脏，浮之弱，按之如索不来[①]，或曲如蛇行[②]者死。

【词解】

①如索不来：沉取脉象如绳索，郁阻坚劲，有伏而不起，劲而不柔之象。

②曲如蛇行：脉象如蛇行弯曲之状，虽左右奔引而不能上行，亦伏且劲之意。

【诠解】

本条是论述肝脏将死的真脏脉候。由于肝之阴血大伤，真气将散，故脉浮取而弱，沉取按之如索不来。脉委曲不前，或曲如蛇行而无柔和之胃气，故曰死。

【选注】

《医宗金鉴》："肝中风寒之邪，若脉见浮之极弱，按之不弦，是失其肝之本脉也。今按之如索不来，曲如蛇行而去，夫索曲蛇行，去而不来，非皆肝脏之死脉乎？"

7. 肝著，其人常欲蹈其胸上，先未苦时，但欲饮热，旋覆花汤主之。臣亿等校诸本旋覆花汤，皆同。

【诠解】

本条是论述肝著的辨证论治。由于气郁寒凝，胸胁脉络郁滞则著而不行，可见胸胁痞闷，或见胀痛不休。若此时以足蹈其胸上，或以手按摩之，可使凝滞的气血暂得舒展而减轻疼痛。此病先未苦时，但欲饮热为舒，此热能胜寒，而有利于气血之行也。

治宜旋覆花汤，下气散结，活血通络。方中旋覆花咸温，下气散结，舒肝利肺；葱白通胸中之阳气；新绛现无，可用茜草根、红花代替，有活血化瘀之功。本方能使血络畅行，阳气通利，则瘀血去，而肝著可愈。

【选注】

《金匮要略浅注》："肝主疏泄，气血滞而不行，如物之粘着为病，名曰肝着，其人常欲以手蹈其胸上，藉按摩以通其气也。盖血气之郁滞，遇热略散，苟至大苦时，则病气发而为热，又非饮热所能胜矣，故必先于未苦时，但欲求其散而思饮热，由此病证而得其病情以为据，以旋覆花汤主之。"

8. 心中风者，翕翕[①]发热，不能起，心中饥，食即呕吐。

【词解】

①翕翕：鸟羽闭合之状，用以形容发热在表的情况。一解为鸟羽开合的形状。

【诠解】

本条是论述心中风的辨证。由于心经有热，复中风邪，风热相合，而向外发泄，所以翕翕发热。风热伤气，则无力起床活动。风热壅于上，热伤胃阴，故又心中饥而不能食，食入则助热而气逆即吐。

【选注】

《金匮要略心典》："翕翕发热者，心为阳脏，风入而益其热也。不能起者，君主病而百骸皆废也。心中饥，食则呕者，火乱于中，而热格于上也。"

9. 心中寒者，其人苦病心如啖蒜状[①]，剧者心痛彻背，背痛彻心，譬如蛊注[②]，其脉浮者，自吐乃愈。

【词解】

①心如啖蒜状：心里难受，好像吃蒜后心中嘈杂而辣。

②蛊注：据称古时南方有养蛊之术，人被其害，则叫“蛊注”。

【诠解】

本条是论述心中寒的辨证。由于心中于寒，寒凝脉络，阳气闭结，心火被郁，欲越而不得越，故心中有灼辣感而如啖蒜之状。如病情进一步加剧，则胸阳为阴寒痹阻尤甚，故见心痛彻背，背痛彻心，譬如似蛊注那样的痛苦。如其人脉浮者，主阳气能伸，将拒邪外出，而自吐乃愈。

【选注】

《金匮要略直解》：“《内经》曰：心恶寒，寒邪干心，心火被敛而不得越，则如啖蒜状而辛辣，愦愦然而无奈，故甚则心痛彻背，背痛彻心，如蛊注之状也；若其脉浮者，邪在上焦，得吐则寒邪越于上，其病乃愈。”

10. 心伤者，其人劳倦，即头面赤而下重，心中痛而自烦，发热，当脐跳，其脉弦，此为心脏伤所致也。

【诠解】

本条是论述心经气血损伤的辨证。心伤是由于心经气血损伤于内，故稍有劳倦，心阳即浮于上而不能下周，故证见头面赤，而下身反沉重；血虚不养于心，热动于中，故心中痛而发烦。心阳浮动于上，则不能镇摄下焦之阴与水寒之气，水气蠢蠢欲试，故而当脐跳动，其脉则弦。弦，主阴，主水也。

【选注】

《金匮要略心典》：“心伤者，其人劳倦，即头面赤而下重。盖血虚者，其阳易浮，上盛者，下必无气也。心中痛而自烦发热者，心虚失养而热动于中也。当脐跳者，心虚于上而肾动于下也……今脉弦，是变温润圆利之常而为长直劲强之形矣，故曰：此为心脏伤所致也。”

11. 心死脏，浮之实如丸豆①，按之益躁疾者死。

【词解】

①丸豆：丸当动词解，即和手指丸捻豆子。

【诠解】

本条是论述心脏将死的脉候。因为心血枯竭，心阳脉动，血脉失去温润和调之象，所以脉浮取坚硬躁急，如手丸麻豆而按之益躁急不宁的，为阴气已绝，故主死。

【选注】

《金匮要略心典》：“经云：真心脉至，坚而搏，如循薏苡子，累累然。

与此浮之实如麻豆,按之益躁疾者,均为上下坚紧,而往来无情也,故死。”

12. 邪哭[①]使魂魄不安者,血气少也。血气少者,属于心,心气虚者,其人则畏,合目欲眠,梦远行而精神离散,魂魄妄行。阴气衰者为癫,阳气衰者为狂。

【词解】

①邪哭:人病如邪所凭而为悲哭。

【诠解】

本条是论述血气虚少的辨证。气血虚少,血不养心,魂魄不安,则其人悲泣如邪哭,并时常发生恐怖情绪。精神离散,合目欲眠,多梦远行。若气血虚少,经久不愈,以致阴气衰者可以转变为癫,阳气衰者亦可转变为狂。盖必正气先虚而后邪入为病也。

【选注】

《金匮要略心典》:“邪哭者,悲伤哭泣,如邪所凭,此其标有稠痰浊火之殊,而其本则皆心虚而气血少也。于是寤寐恐怖,精神不守,魂魄不居,为癫为狂,势有必至者矣。经云:邪入于阳则狂,邪入于阴则癫。此云:阴气衰者为癫,阳气衰者为狂。盖必正气虚而后邪气入,经言其为病之故,此言其致病之原也。”

13. 脾中风者,翕翕发热,形如醉人,腹中烦重[①],皮目瞤瞤而短气。

【词解】

①烦重:心烦而腹重,一解为腹重为甚。

【诠解】

本条是论脾中风的辨证。由于脾经风热,运化失职,阻滞气机,故腹中烦重。风热外束,故翕翕发热,面色红如醉酒状。风主动,故皮目为之瞤动而短气。

【选注】

《金匮要略浅注》:“脾中风则周身翕翕发热,形如醉人,面红,四肢俱软;腹中因风动火而烦;本气湿生而重,下上眼胞属脾胃,而名皮目风入而主动,则见瞤瞤;脾居肺肾之中界,一病则懒于承上接下,天水不交而短气。”

14. 脾死脏，浮之大坚，按之如覆杯，洁洁[①]状如摇者死。臣亿等计五脏各有中风中寒，今脾只载中风，肾中风、中寒俱不载者，以古文简乱极多，去古既远，无文可以补缀也。

【词解】

①按之如覆杯，洁洁：形容脉象中空，如覆空杯，其中绝无涓滴之水。

【诠解】

本条是论述脾脏将死的脉候。脾胃气绝，不能运化水谷，饮食停聚，故脉浮取大坚。脾胃气散，阴津全无，故脉重按中空，而且躁疾不宁如摇者，故主死。

【选注】

《医宗金鉴》：“脾中风寒之邪，若脉见浮之大坚，失其和缓，按之状如覆杯，高章明洁，有力如摇，乃脾脏之死脉也。”

15. 趺阳脉浮而涩，浮则胃气强，涩则小便数，浮涩相搏，大便则坚，其脾为约[①]，麻子仁丸主之。

麻子仁丸方

麻子仁二升　芍药半斤　枳实一斤　大黄一斤　厚朴一尺　杏仁一升

上六味，末之，炼蜜和丸梧子大，饮服十丸，日三，以知为度。

【词解】

①约：当节约与约束讲。

【诠解】

本条是论述脾约的辨证论治。由于胃气强盛，故趺阳脉浮。脾脏津液不足，故趺阳脉涩滞而不流利。胃气强，伤于脾，脾阴弱，能食而不能运化，津液不能敷布而还入胃中，反被迫下渗，则小便反数。胃燥而脾阴不濡，故大便难。胃强而脾弱，这是脾约证的病理特点。

治以麻子仁丸，泄热润燥，利气通便。方中大黄泄热通便，治胃气之强；芍药、麻子仁滋阴润燥，治脾阴之弱；枳实、厚朴理脾肺之气，以行津液；杏仁润燥而利肺气，以通幽导便。

【选注】

《医宗金鉴》：“趺阳胃脉也，若脉涩而不浮，脾阴虚也，则胃气亦不强，不堪下矣。今脉浮而涩，胃阳实也，则为胃气强，脾阴亦虚也。脾阴虚不能为胃上输精气，水独下行，故小便数也；胃气强，约束其脾，不化津液，故大便难也。以麻仁丸主之，养液润燥，清热通幽。不敢恣行承气者，盖因脉涩终是虚邪也。”

16. 肾著之病，其人身体重，腰中冷，如坐水中，形如水状，反不渴，小便自利，饮食如故，病属下焦，身劳汗出，衣一作表。里冷湿，久久得之，腰以下冷痛，腹重如带五千钱，甘姜苓术汤主之。

甘草干姜茯苓白术汤方

甘草　白术各二两　干姜　茯苓各四两

上四味，以水五升，煮取三升，分温三服，腰中即温。

【诠解】

本条是论述肾著的证治。肾被寒湿之邪滞着为病，由于身劳汗出，腠理开泄，衣里冷湿，寒湿之邪因而留着于肾之外府，所以腰中冷痛，其状如坐水中，或腰肿如水状，身体沉重，腹重如带五千钱。其人反不渴，小便自利，饮食如故，是说明此病为寒湿所着，滞而不去，是湿非水，而与水证鉴别。

本证是寒湿留着于腰部，病不在于肾之本脏，治宜甘姜苓术汤温中散湿，健脾利水。方中干姜、甘草温中散寒，以补脾阳之衰；茯苓、白术驱湿外出，健脾以胜湿，俾正气旺而寒湿去，则肾著之病可愈。

【选注】

《金匮要略论注》："腰为肾之腑，真气不贯，故冷如坐水中。形如水状者，盖肾有邪则腰间带脉常病，故溶溶如坐水中，其不用之状，微胀如水也……故药以苓、术、甘扶土渗湿为主，而以干姜一味温中去冷，谓肾之元不病，其病止在肾之外府，故治其外之寒湿而自愈也。若用桂附，则反伤肾之阴矣。"

【病案举例 1】

谢某，女，30 岁，1979 年 9 月 26 日初诊。患者于 2 年前足月生产第一胎时，胞衣滞留，当时屋冷身寒，历三时许，强努而下，汗出湿被。自此感腰以下冷痛，如坐水中，少腹重坠，小便不禁。素日议论水、想到水、洗身洗脸、过河逢水、室外下雨或闻水声、见小儿撒尿、茶壶倒水等，皆小便不能控制而自行排出。在当地多次检查泌尿系统而未发现器质性病变，久服调节神经类西药无效，昨晚坐浴后症状加重，小便滴沥不断，一夜未能离便盆，遂远途就诊。患者 2 年来形体衰弱，面色无华，神疲畏寒，饮食如故，大便正常，月事以时下。问诊间谈水即小便淋漓。切两脉寸关弦、尺沉虚，舌质正常，苔薄白布津。

病属下焦虚寒，寒湿着而不去，故腰以下冷痛；肾阳虚惫，膀胱失约，故小便失禁。治宜肾著汤：

云苓20克，炒白术60克，炙甘草20克，干姜15克，制附子20克。水煎服。

1979年9月30日复诊：述服上方3剂后，腰以下冷痛除，少腹已无重坠感。虽闻水声，见水时微有尿意，但已能控制。原方加益智仁30克、乌药12克。带药3剂喜归。最近信访，痼疾悉除，未见复发。[李晓光，谷清溪．遗尿怪证[J]．山东中医学院学报，1980(3)：64.]

【病案举例2】

刘某，女，26岁。右侧腰与臀酸重疼痛，白带淋漓不断。切其脉沉迟，视其舌淡嫩而苔白。辨证：寒湿下注腰肾，脾阳不能温焙之证。

处方：干姜12克，白术12克，茯苓16克，炙甘草6克，续断10克，杜仲10克。

共服4剂，腰与臀酸痛愈，而带下减十之七八。(刘渡舟治验)

17. 肾死脏，浮之坚，按之乱如转丸，益下入尺中者，死。

【诠解】

本条是论述肾死脏的脉候。肾阴亏竭，真气不固，浮动于外，势将外脱，故脉浮取坚实，按之乱如转丸，有躁动不柔，下于尺部更为明显。此为肾之真脏脉现，故死。

【选注】

《医宗金鉴》："肾中风寒之邪，若见浮之极坚，按之乱动有如转丸，及下入尺中，通然乱动，皆肾死真脏之脉也。"

18. 问曰：三焦竭部，上焦竭善噫①，何谓也？师曰：上焦受中焦气，未和，不能消谷，故能噫耳；下焦竭，即遗溺失便。其气不和，不能自禁制，不须治，久则愈。

【词解】

①噫：嗳气。

【诠解】

本条是论述三焦气不和的辨证。三焦各部所属的脏腑生理功能衰退，如上焦心肺的功能衰退，而反出现嗳出食气的中焦症状，其原因为上焦心肺功能衰退，气化失常，中焦脾胃精微之气不能上达，陈腐之气聚于中焦，故中焦不能消化水谷，经常嗳出食气。下焦肾、膀胱以及大小肠功能衰退，不能制约二便，或遗尿或大便失禁。但由于上焦心肺功能衰退，其气不和，荣不能内守，卫不能外固，下焦不能制约二便，出现遗尿，或大便失禁。本证不须治疗下焦，须待上焦心肺正气恢复，荣卫之气调和则愈。

上焦受气于中焦，下焦受气于上焦，中焦受气于下焦，三焦是相互作用、相互维系的。三焦发病是相互影响、相互传变的。如上焦心肺的气血不和，可以引起中焦发病。上焦心肺血气不和，也可引起下焦发病。在治疗过程中，调和上焦心肺之血气，使五脏元真通畅，既能治疗中焦善噫，又能治疗下焦遗尿失便。在辨证过程中要看其整体，考虑疾病的传变，认清疾病局部和整体的关系，才能制订出全面的治疗原则。

【选注】

《医宗金鉴》："若中焦虚竭，不能消化水谷，谷气不受，则上焦不相为用而失和也。失和则谷气郁而不宣，故善噫也。下焦虚竭，不能供升生之气于中焦，则失和也。失和则肾气独沉，自不能禁，故前遗溺而后失便也。"

19. 师曰：热在上焦者，因咳为肺痿；热在中焦者，则为坚；热在下焦者，则尿血，亦令淋秘不通。大肠有寒者，多鹜[①]溏；有热者，便肠垢；小肠有寒者，其人下重便血，有热者必痔。

【词解】

①鹜：水鸟，其粪溏而不成形。又说鸭一名鹜。

【诠解】

本条是论述三焦的辨证。热在上焦，肺热燥火内盛，耗伤肺阴，肺叶不润，则为燥咳肺痿。热在中焦，脾胃热盛，伤津耗液不润大肠，故大便燥实坚硬。热在下焦，肾与膀胱热盛，迫血妄行，则为尿血。煎熬尿液，故尿少而赤疼，或热炼为砂淋、石淋与尿闭等证。

大肠有寒，水谷不分，则水粪杂下而为鹜溏。大肠有热，燥伤肠液，涩滞不行，称为肠垢，故大便脓血，黏滞而臭。小肠有寒，阳不化阴，湿浊停留，故下重便血。小肠有热，热向下注，蓄于肛门，则为痔。

【选注】

《医宗金鉴》："热在上焦者，篇中所谓肺痿吐涎沫也。热在中焦者，篇中所谓腹满坚痛也。热在下焦者，篇中所谓小便淋沥也。其外大肠有寒者，多清彻鹜溏，即下利溏泻也。有热者，便稠粘肠垢，即下利脓血也。小肠有寒者，下重便血，即结阴便血也。有热者，热流于大肠，蓄于肛门，必病痔也。"

20. 问曰：病有积、有聚、有槃气①，何谓也？师曰：积者脏病也，终不移；聚者腑病也，发作有时，展转痛移，为可治；槃气者胁下痛，按之则愈，复发，为槃气。诸积大法：脉来细而附骨者，乃积也。寸口积在胸中；微出寸口，积在喉中；关上积在脐傍；上关上，积在心下；微下关，积在少腹。尺中，积在气冲；脉出左，积在左；脉出右，积在右；脉两出，积在中央，各以其部处之。

【词解】

①槃气：即食气。槃，恐为谷之误。

【诠解】

本条是论述积聚槃气的辨证，并说明积聚的脉诊。积病在脏，由于气郁血瘀，阴凝积结在脏，所以形成痞块，推之不移，痛有定处。聚病在腑，由于气郁而滞，感寒而聚，偏聚于腑，所以痛无定处，发作有时，推之能移。聚病其根不深，较积病易治。槃气即食积之病，由于脾胃宿食停滞，胃壅肝郁，所以恶心嗳气，腹满胁痛，按之则气血流畅，疼痛缓和，但不久又气壅肝郁，胁下疼痛。

诊断积病的重要方法：脉来细而附骨，就是积病。因为气郁血瘀，阴凝积结在脏，所以气血荣卫不能上行而外达，脉来细而沉，好像附在骨上。可以根据脉沉细出现的部位，诊断积病的部位。如寸口脉沉细，积病在胸中；寸口微上脉沉细，积病喉中；关位脉沉细，积病在脐旁；关位微上脉沉细，积病在心下；关脉微下脉沉细，积病在少腹；尺部脉沉细，积病在气冲；沉细脉象在左脉出现，积病在身体左侧；沉细脉象在右脉出现，积病在身体右侧；沉细脉象在左右两侧出现，积病在中央。治疗积病的立法处方，要根据不同部位，用不同的方法。

【选注】

《医宗金鉴》："积者脏病，无时不有，不移其处也。聚者腑病，发作有时，展转痛移也，为可治，谓腑病易治也。槃气者，饮积胁下痛也，按之则止，不按复痛，以水气得按暂散，故痛暂止也。此即其证而言之。然诸积大法，尤当以诊候之也，脉来沉伏附骨而细者，乃诸积之诊也。若见两寸，积在胸中也；微出近鱼际，积在喉中也。两关，积在脐傍也；上关近寸，积在心下也；微下近尺，积在少腹也。尺中，积在气冲也；脉出左，积在左；脉出右，积在右；脉两出，谓左右俱见，积在中央也。各以其部之处，而诊积之所在也。”

结语

本篇主要论述五脏风热、阴寒的辨证方法。所谓中风，代表阳证、实证；中寒代表阴证、虚证，可知风和寒是代表两类不同性质的疾病。五脏之风寒和真脏脉，说明在脏腑病机辨证过程中，一要辨准疾病的部位，二要辨清疾病的性质，三要辨明疾病的程度。

本篇也论述了肝着、肾着、脾约三病的辨证论治方法。肝着非只肝病，是肝脉肺络郁滞之病，故治以旋覆花汤活血通络，下气散结。肾着非只肾病，是寒湿留着于腰部，故治以甘姜苓术汤温中散湿，健脾利水。脾约非只脾病，是胃强约束脾阴之病，故治以麻子仁丸泄胃热，滋脾阴。以上三病的辨证论治说明：要掌握辨证论治的一般规律，也要掌握辨证论治的特殊规律。

本篇论述三焦辨证，说明上、中、下三焦相互为用，彼此制约，平衡协调的关系。

痰饮咳嗽病脉证并治第十二

概说

本篇共有条文41条，载方19首，附方1首。篇中第1~15条皆有论而无方，重点论述了痰饮的分类、证候特点，以及治疗原则等，故可目之为本篇的总论；第16~32条基本上有论有方，针对痰、悬、溢、支、留诸饮进行了辨证论治，并指出了痰饮病的脉诊和预后，故可目之为本篇的各论。本篇论证精彩，铮铮有声，是古今治痰饮病的绝唱。

1. 问曰：**夫饮有四，何谓也？** 师曰：**有痰饮①，有悬饮②，有溢饮③，有支饮④。**

【词解】

①痰饮：是指狭义的痰饮，为四饮之一。痰饮又称淡饮，形容清稀流动之状。

②悬饮：是指水饮留于胁下，如同悬挂之物而不上不下，偏于一侧。

③溢饮：是指水饮泛溢于外。

④支饮：是指水饮结于心下两边，如树枝旁出，又解为支撑上逆之状。

【诠解】

本条是论述痰饮病的分类，由于水饮停留的部位和主证不同，所以又分痰饮、悬饮、溢饮、支饮四种类型。

【选注】

《金匮要略论注》："饮非痰，乃实有形之水也。其所因不同，所居不同，故有悬、溢、支之分。悬者如物空悬，悬于膈上而不下也；溢者如水旁溃满盈而偏溢支体也；支者如果在枝，偏旁而不正中也，所以《伤寒论》有支结之条。痰饮者，亦即饮与涎相杂，久留不去者，其间或凝或不凝，凝者为痰，不凝者为饮也。"

《医宗金鉴》："李彣曰：夫饮有四，而此独以痰饮名。总之，水积阴或为饮，饮凝阳或为痰，则分而言之，饮有四，合而言之，总为痰饮而已。"

2. 问曰：四饮何以为异？师曰：其人素盛今瘦[①]，水走肠间，沥沥有声[②]，谓之痰饮；饮后水流在胁下，咳唾引痛，谓之悬饮；饮水流行，归于四肢，当汗出而不汗出，身体疼重，谓之溢饮；咳逆倚息[③]，气短不得卧，其形如肿，谓之支饮。

【词解】

①素盛今瘦：指未病之前，身体丰满，已病之后则身体消瘦。

②沥沥有声：水饮在肠内流动时所发出的声音，同“漉漉有声”。

③咳逆倚息：指咳嗽气逆不得平卧，只能倚物坐息。

【诠解】

本条是论述四饮的病机和主证。痰饮病是由于脾胃虚弱，不能运化精微，肺气不能敷布津液，而使饮食精微变成痰饮，若下流肠间，所以沥沥有声可闻。饮食精微化为痰饮，不得充养肢体，所以日见消瘦。

悬饮病，是由于水饮形成以后停留积聚在胁下，气机升降不利，所以咳唾时牵引胁肋疼痛。

溢饮，是由于水饮形成之后停积于内，泛溢于四肢体表，故身体疼痛而沉重。水邪郁滞，表闭不开，故不汗出。

支饮，是水饮停留在心下的胸膈，水气凌肺，气失宣降，而咳逆倚息，不能平卧；气逆于上，饮停不化，故形如水肿。

【选注】

《金匮玉函经二注》：“水性走下，而高原之水流入于川，川入于海。塞其川，则洪水泛溢，而人之饮水亦若是。《内经》曰：饮入于胃，游溢精气，上输于脾，脾气散精，上归于肺，通调水道，下输膀胱，水精四布，五经并行。今所饮之水，或因脾土壅塞而不行，或因肺气涩滞而不通，以致流溢，随处停积。水入肠间者，大肠属金主气，小肠属火，水与火气相搏，气火皆动，故水入不得，流走肠间，沥沥有声，是名痰饮。然肠胃与肌肤为合，素受水谷之气，长养而肥盛，今为水所病，故肌肉消瘦也。水入胁下者，属足少阳经，少阳经脉从缺盆下胸中，循胁里，过季胁之部分，其经多气属相火，今为水所积，其气不利，从火上逆胸中，遂为咳唾，吊引胁下痛，是名悬饮。水泛溢于表，表阳也，流入四肢者，四肢为诸阳之本，十二经脉之所起，水至其处，若不胜其表之阳，则水散当为汗出，今不汗，是阳不胜水，反被阻碍经脉荣卫之行，故身体疼重，是名溢饮。水流入肠间，宗气不利，阳不得升，阴不得降，呼吸之息，与水迎逆于其间，遂作咳逆倚息，短气不得卧。荣卫皆不利,故形如肿也,是名支饮。"

3. 水在心[①],心下坚筑[②],短气,恶水,不欲饮。

【词解】

①水在心:水,是指水饮。在心,是指水饮影响于心。

②心下坚筑:是指心下痞坚,而又筑筑惕惕,悸动不安。

【诠解】

本条是论述水饮影响于心的辨证。水饮形成之后,停于心下,聚而动荡,上凌于心,内搏阳气,故心下坚筑。饮邪遏阻心阳,宗气滞而不畅,故见短气。阴寒凝聚,水饮内停,故恶水,不欲饮。

【选注】

《金匮要略论注》:"心主火,水逼之,故气收而筑,如相攻然。坚者,凝阴之象。短气,心气抑而宗气弱,则呼气自短也。恶水不欲饮,水本为火仇,水多则恶益增矣。"

4. 水在肺,吐涎沫,欲饮水。

【诠解】

本条是论述水饮影响于肺的辨证。水饮形成之后,饮邪射肺,肺气激动水饮,水随气泛,故上吐涎沫。由于多吐涎沫,耗损津液,故又口干欲饮。

【选注】

《金匮要略心典》:"吐涎沫者,气火相激而水从气泛也,欲饮水者,水独聚肺,而诸经失溉也。"

5. 水在脾,少气身重。

【诠解】

本条是论述水饮影响于脾的辨证。水饮形成之后,饮邪困脾,中阳不运,湿浊不化,停于肢体,故身重。脾不运化,则气血不足,故少气倦怠。

【选注】

《金匮要略论注》:"脾主肌肉,且恶湿,得水气则濡滞而重,脾精不运,则中气不足,而倦怠少气。"

6. 水在肝,胁下支满[①],嚏而痛。

【词解】

①支满:支撑胀满。

【诠解】

本条是论述水饮影响于肝的辨证。水饮形成之后,饮邪壅塞于肝,肝络不畅，故胁下支撑胀满，嚏时引胁内痛。

【选注】

《金匮要略心典》："肝脉布胁肋，水在肝，故胁下支满，支满犹偏满也。嚏出于肺，而肝脉上注肺，故嚏则相引而痛也。"

7. **水在肾，心下悸。**

【诠解】

本条论述水饮影响于肾的辨证。水饮形成之后，饮邪犯肾，肾不主水，水饮上逆，水气凌心，故心下悸动。

【选注】

《金匮玉函经二注》："心属火而宅神，畏水者也。今水在肾，肾水愈盛，上乘于心，火气内郁，神灵不安，故作悸动，筑筑然惧也。"

8. **夫心下有留饮，其人背寒，冷如水大。**

【诠解】

本条是论述留饮的辨证。水饮形成之后，饮邪留于心下，困阻心阳，则使阳气不布，不能温暖背部的心俞，故病人背寒冷如水大。

【选注】

《金匮玉函经二注》："心之俞出于背，背阳也。心有留饮，则火气不行，惟是寒饮注其俞，出于背。寒冷如掌大，论其俞之处，明其背之非尽寒也。"

9. **留饮者，胁下痛引缺盆，咳嗽则辄已**一作：转甚。

【诠解】

本条是论述留饮的辨证。饮成之后，若留于胁下，肝络闭阻，壅塞不通，阻碍阴阳升降之机，故胁下痛引缺盆。咳嗽之时，气满更甚，故咳嗽则胁痛加重。

【选注】

《金匮要略直解》："缺盆者，五脏六腑之道，故饮留于胁下，而痛上引缺盆。引缺盆则咳嗽，咳嗽则痛引胁下而转甚，此属悬饮。"

10. **胸中有留饮，其人短气而渴，四肢历节痛，脉沉者，有留饮。**

【诠解】

本条论述胸中留饮的两种变化。水饮停留在胸中，压抑肺气，故其人短气。肺气不利，气不布津，故又口渴。

饮邪留于胸中，渐渐增多，又流于四肢，而使关节气血痹着不通，则四肢历节疼痛。凡有留饮，必滞于气，故其脉沉。沉脉主气郁，又主水结，故可一脉两断。

【选注】

《金匮悬解》："饮阻窍隧，肺无降路，津液凝滞，故短气而渴。湿流关节，故四肢历节而疼，此饮之自胸膈而流四肢者，所谓溢饮也。"

11. **膈上病痰，满喘咳吐，发则寒热，背痛腰疼，目泣自出[①]，其人振振身瞤剧[②]，必有伏饮[③]。**

【词解】

①目泣自出：指痰喘剧咳，气逆而甚，则使眼泪自出。

②振振身瞤剧：形容咳时身体努动振振而摇，坐立不稳之状。

③伏饮：水饮潜伏于内而有巢囊，不易治愈。

【诠解】

本条是论述膈上伏饮的辨证。膈上有伏饮，又外感风寒，闭塞肺气，则使伏饮加重，饮邪射肺，故胸肺胀满，喘息咳嗽，呕吐痰涎，咳喘胀满，肺气不胜其扰，则目泣自出。风寒束于外，水饮动于中，阳气不得宣通，故发热恶寒，背痛腰疼，身体振振瞤动而剧。

【选注】

《金匮要略浅注》："饮留而不去，谓之留饮。伏而难攻，谓之伏饮。膈上伏饮之病，时见痰满喘咳，病根已伏其中，一值外邪暴中，其内饮与外邪相援，一时吐露迅发，则以外邪之为寒热，背痛，腰疼；激出内饮之痰满喘咳大作，以致目泣自出，其人振振身瞤诸剧，因以断之曰，必有伏饮。此言饮之伏而骤发也。俗谓哮喘，即是此证。"

12. **夫病人饮水多，必暴喘满，凡食少饮多，水停心下，甚者则悸，微者短气。**

脉双弦[①]者寒也，皆大下后喜虚；脉偏弦[②]者饮也。

【词解】

①脉双弦：是指两手寸口脉俱弦。

②偏弦：是指一手寸口脉弦。

【诠解】

本条是论述痰饮的病因和辨证。由于食少饮多，水液内停，聚而为饮，水饮上逆于肺，故轻微者仅见短气，重者暴发喘满。水饮重者，停于心下，上凌于心，故心悸。痰饮之邪多停留于一处，故常见一侧脉弦。脉双弦者，阴气盛也，为寒疝之疾。又往往由于大下之后，脾胃虚寒导致全身虚寒，则脉双弦。

【选注】

《金匮要略心典》："饮水过多，水溢入肺者，则为喘满，水停心下者，甚则水气凌心而悸，微则气被饮抑而短气。双弦者，两手皆弦，寒气周体也。偏弦者，一手独弦，饮气偏注也。"

13. 肺饮不弦，但苦喘短气。

【诠解】

本条是论述肺饮的辨证。由于肺气不化，不能通调水道，水饮之邪上停于肺，肺气受阻而不利，故但苦喘短气。肾阳尚能温和，又无风寒外束，仅有肺中微饮，故脉来不弦。

【选注】

《金匮玉函经二注》："脉弦为水为饮，今肺饮而曰不弦，何也？水积则弦，未积则不弦，非谓肺饮尽不弦也。此言饮水未积，犹得害其阳，虽不为他病，亦适成其苦喘短气也。"

《金匮要略心典》："肺饮，饮之在肺中者，五脏独有肺饮，以其虚而不能受也，肺主气而司呼吸，苦喘短气，肺病已著，脉虽不弦，可以知其有饮矣。"

14. 支饮亦喘而不能卧，加短气，其脉平①也。

【词解】

①脉平：谓平和之脉。

【诠解】

本条是论述支饮的辨证。支饮轻证，未伤脉络，故其脉平。饮邪支撑，上附于肺，肺气不能宣降，故短气，喘而不能卧。

【选注】

《金匮玉函经二注》："脉平当无病，何以有病而反平也，正与上条不弦意同，明其虽有支饮，而饮尚不留伏，不停积，以其在上焦，未及胸中，不伤经脉，故脉平，然终碍其阴阳升降，故喘不能卧，短气耳。"

15. 病痰饮者，当以温药和之。

【诠解】

本条是论述痰饮病的治疗大法。痰饮的形成，是由于胃虚不能游溢精气，上输于脾；脾虚不能散精，上归于肺；肺虚不能通调水道，下输膀胱；肾阳虚弱，不能化气行水。水精不能四布，水湿停留，积为水饮。水饮多在肺、脾、肾所虚之处，停留为患。总之，人体内水液流行因虚而停，因寒而凝，聚成痰饮，病变多端。治宜温药和之，温药可化水饮为气，可使水气流行，水饮消散，津液布达，以致和平。用温药暖脾胃，可以运化；温暖肺气，可以通调水道；温暖肾阳，可以化气，则水液按其常度流行，不停不聚，痰饮无由而生。

痰饮病为阳不化阴，本虚标实之病。若久用温补，则滞腻而不去；若久用燥热，则结而不散；若久用寒凉，则饮凝越多；若久用泻下，水饮虽可暂去，但脏腑亦虚，导致饮去而复聚，故痰饮病的重要治疗大法是“当以温药和之”。至于寒凉补泻等法可暂用一时，实非长久之计。仲景提出治以温药和之的原则，治缓而力专，正邪兼顾，是耐人寻味的。

【选注】

《金匮玉函经二注》：“痰饮由水停也，得寒则聚，得温则行，况水行从乎气，温药能发越阳气，开腠理，通水道也。”

《金匮要略方论本义》：“言和之，则不专事温补，即有行消之品，亦概其义例于温药之中，方谓之和之，而不可谓之补之益之也。盖痰饮之邪，因虚而成，而痰亦实物，必不少开导，总不出温药和之四字，其法尽矣。”

《金匮悬解》：“痰饮者水寒土湿，火冷金凉，精气堙郁所作，当以温药和之，寒消湿化，自然涣解。盖土不得火，湿气滋生，此痰饮化生之原也。土湿则上不能生金，痰凝于心胸，下不能制水，饮聚于肠胃，肺冷故气不化水，熏蒸而为痰，肾寒故水不化气，停瘀而为饮，是以当温也。”

16. 心下有痰饮，胸胁支满，目眩，苓桂术甘汤主之。

茯苓桂枝白术甘草汤方

茯苓四两　桂枝　白术各三两　甘草二两

上四味，以水六升，煮取三升，分温三服，小便则利。

【诠解】

本条是论述痰饮的证治。由于心胸之阳气不振，不能温化水饮，而脾胃虚弱，又不能运化水湿，痰饮之邪留于心下不去，所以胸胁支满。饮邪上犯，清阳不升，所以头目眩晕。

治以苓桂术甘汤，温阳化气，健脾利水。方中桂枝温阳，化气行水；白术健脾运湿；甘草和中益气；茯苓淡渗利水，通畅三焦。本方温暖心脾之阳，以化水饮之邪，是用温药治饮的代表方。

【选注】

《金匮要略方论本义》:“此饮之在胃,而痞塞阻碍及于胸胁,甚至支系亦苦满,而上下气行愈不能利,清阳之气不通,眩晕随之矣。此虽痰饮之邪未尝离胃,而病气所侵,已如斯矣。主之以苓桂术甘汤,燥土升阳,导水补胃,化痰驱饮之第一法也。胃寒痰生,胃暖则痰消也。脾湿饮留,胃燥则饮祛也。可以得此方之大义用之诸饮,亦无不行矣。”

【病案举例】

陈某,女,65岁。素有痰嗽旧疾,饱食后与人诟詈不胜,眴然而踣,不省人事,抬至家中,更医多人,迄未得效,气息仅属,历10余日而不绝。1979年9月10日初诊,病者面色黯青,昏不知人,时太息,胸腹膨隆,哕声频频,唇部瞤动不息,牙关微紧,脉细弦若丝,启口视舌,舌苔腻,质暗红。此为痰浊食积滞塞中脘为恙也。

俾用瓜蒂散1.4克、麝香0.15克调匀灌服。

越二时许,吐出酸腐积食,杂以大量痰涎,泄下痰沫甚夥。翌日二诊时,人事已清,且能啜粥。觉气短,心悸而喘,起坐则头眩欲仆。脉细弦,苔腻而斑剥。盖吐后脾胃气伤,健运失职,水湿内停,上冲为眩,凌心则悸,冲肺作喘。治以扶阳涤饮法:茯苓30克,桂枝15克,白术12克,甘草10克。

6剂而安。[王吉椿.涌吐一得[J].中医杂志,1981(12):21-22.]

17. **夫短气有微饮①,当从小便去之,苓桂术甘汤主之。**方见上。**肾气丸亦主之。**方见妇人杂病中。

【词解】

①微饮:是指轻微的痰饮。

【诠解】

本条论述痰饮病的辨证论治。由于阳虚而不能化气行水,心脾气弱,不能运化水湿,而使微饮内留,妨碍升降之机,所以常有短气之证。用苓桂术甘汤温化中焦,使水邪从小便排出。若为肾阳虚弱,不能温阳化气,小腹拘急不仁,而小便不利,或见畏寒肢冷,用肾气丸温养肾气以助气化,而利水消饮。痰饮的由来多是肺、脾、肾的气化不及所致,所以治疗方法应有侧重。苓桂术甘汤是侧重于脾,而肾气丸则是侧重于肾。

【选注】

《金匮要略心典》:"气为饮抑则短,欲引其气,必蠲其饮。饮,水类也,治水必自小便去之,苓桂术甘益土气以行水,肾气丸养阳气以化阴,虽所主不同,而利小便则一也。"

《金匮要略浅注补正》:"有饮者,必短气,诚以水化则为气,水不化则气不生,故呼出之气短也;水停则阻气,水不化则气不降,故吸气短也。水饮重者,则兼有咳满等证;若但短气而不兼咳满等证者,为饮未甚,但有微饮而已。凡水饮皆当利小便,此短气尤属水停不化,亟当从小便而利去之也。"

18. 病者脉伏,其人欲自利①,利反快②,虽利,心下续坚满,此为留饮,欲去故也。甘遂半夏汤主之。

甘遂半夏汤方

甘遂大者,三枚　半夏十二枚,以水一升,煮取半升,去滓　芍药五枚　甘草如指大一枚,炙一本作无

上四味,以水二升,煮取半升,去滓,以蜜半升,和药汁煎取八合,顿服之。

【词解】

①欲自利:病人未经攻下而欲下利。

②利反快:是指下利之后,病人感觉症状轻快。

【诠解】

本条论述留饮的证治。留饮,指饮邪留于心下不解,饮留则气滞而脉道不利,故脉伏。若正气拒饮欲从下去,故其人欲自利,因利则心下坚满而反快,可知饮有下解之势。但留饮已有巢穴可据,不能得下即去,故又心下续坚满。治宜因势利导,采用通因通用之法,以甘遂半夏汤泻下而除。方中甘遂攻逐水饮,通利二便;半夏散结除痰;芍药敛阴液,去水气;白蜜、甘草缓中解毒,安中和胃。甘草与甘遂相反,合而用之,可增加攻逐水饮的功效。

【选注】

《金匮要略方论本义》:"如病者脉伏,为水邪所压混,气血不能通,故脉反伏而不见也。其人欲自利,利反快,水流湿而就下,以下为暂泄其势,故暂安适也。然旋利而心下续坚满,此水邪有根蒂以维系之,不可以顺其下利之势而为削灭也,故曰此为留饮欲去故也。盖阴寒之气立其基,水饮之邪成其穴,非开破导利之不可也。主之以甘遂半夏汤,甘遂以驱邪为

义，半夏以开破为功，而俱兼燥土益阳之治；佐以芍药收阴，甘草益胃，更用蜜半升和药汁，引入阴分阴邪留伏之处而经理之，八合顿服，求其一泄无余也。”

19. 脉浮而细滑，伤饮[①]。

【词解】

①伤饮：指被饮所伤。

【诠解】

本条论初伤于饮的脉象。此证因外证未解，若饮水过多，水气不行，在中则心下必悸；在下小便不利，必苦里急。脉浮主表有邪，细而滑则主内伤于饮。

【选注】

《金匮要略方论本义》：“脉浮而细，即弦也，兼滑，饮中有痰也，此痰饮之脉也，但在胃则不浮矣，浮必不在胃也。”

《金匮要略心典》：“伤饮，饮过多也，气资于饮，而饮多反伤气，故脉浮而细滑，则饮之征也。”

20. 脉弦数，有寒饮，冬夏难治。

【诠解】

本条论述寒饮冬夏难治之脉。由于寒饮内停，故脉弦。寒饮久郁，郁阳化热，故脉数；冬季寒冷，饮邪加重，欲温其寒，不利于热；夏季炎热，郁热加重，欲清其热，不利于饮。故曰：冬夏难治。

【选注】

《金匮要略论注》：“脉弦数者，当下其寒，可知弦数之脉，为阳中有阴，故曰有寒饮。病既阳中有阴，值大寒大热，病气复因时令而变，东垣所谓复病也。复病深而易感，故曰冬夏难治。”

《金匮要略心典》：“脉弦数而有寒饮，则病与脉相左，魏氏所谓饮自寒而挟自热是也。夫相左者，必相持。冬则时寒助饮，欲以热攻，则脉数必甚；夏则时热助脉，欲以寒治，则寒饮为碍，故曰难治。”

21. 脉沉而弦者，悬饮内痛[①]。

【词解】

①内痛：指胁内疼痛。

【诠解】

本条论述悬饮的脉证。悬饮结在胁下，胁主里，故脉沉，弦主饮，故脉沉而弦。悬饮在胁，困郁脉络，故胁内有牵引性疼痛。

【选注】

《金匮玉函经二注》："脉沉病在里也，凡弦者为痛，为饮，为癖。悬饮结积，在内作痛，故脉见沉弦。"

22. 病悬饮者，十枣汤主之。

十枣汤方

芫花熬　甘遂　大戟各等分

上三味，捣筛，以水一升五合，先煮肥大枣十枚，取八合，去滓，内药末，强人服一钱匕，羸人服半钱，平旦温服之，不下者，明日更加半钱，得快之后，糜粥自养。

【诠解】

本条论述悬饮的治法。饮邪结实，僻于胁下，故用十枣汤破结逐水。方中大戟泻脏腑水湿；芫花散水饮结聚；甘遂泻经络水湿；大枣十枚，调和诸药，缓解药毒，使峻下之后不伤正气。大戟、芫花、甘遂三药为末，每服 2~3 克，一日一次，清晨空腹，浓煎枣汤调下。

【选注】

《金匮要略论注》："主十枣汤者，甘遂性甘寒，能泻经隧水湿，而性更迅速直达；大戟性苦辛寒，能泻脏腑之水湿，而为控涎之主；芫花性苦温，能破水饮窠囊，故曰破癖须用芫花。合大枣用者，大戟得枣，即不损脾也。盖悬饮原为骤得之证，故攻之不嫌峻而骤；若稍缓而为水气喘急浮肿。《三因方》以十枣汤药为末，枣肉和丸以治之，可谓善于变通者矣。"

【病案举例】

宋某，男，40 岁。患胸腔积水，经过多次引流放水，但时放时生。病人全身虚胖，行动气喘，自谓右胸连胁，痛胀不舒，不能深呼吸及右侧睡卧，大便时干。按诊后以十枣汤治之，当时以大枣煨烂后去皮核将药末包入，每天服药 1 次，3 味药末等量，总量不超过一钱，服 1 周。

据病人反映，每次药后 2 小时，即开始腹泻腹痛，初带粪便，后段即纯下稀水，便后胀痛见轻。余嘱令继服，又 1 周，下水仍同前，胸胁胀痛已不明显。再令服至 16 天时，泻下物已为粪便，不见稀水，乃令停药观察，症状消失，恢复上班工作。（摘自《北京中医学院学报》1981，1：21）

23. 病溢饮者，当发其汗，大青龙汤主之，小青龙汤亦主之。

大青龙汤方

麻黄六两，去节　桂枝二两，去皮　甘草二两，炙　杏仁四十个，去皮尖　生姜三两　大枣十二枚　石膏如鸡子大，碎

上七味，以水九升，先煮麻黄，减二升，去上沫，内诸药，煮取三升，去滓，温服一升，取微似汗，汗多者，温粉粉之。

小青龙汤方

麻黄去节，三两　芍药三两　五味子半升　干姜三两　甘草三两，炙　细辛三两　桂枝三两，去皮　半夏半升，汤洗

上八味，以水一斗，先煮麻黄，减二升，去上沫，内诸药，煮取三升，去滓，温服一升。

【诠解】

本条是论溢饮的证治。水饮之邪不散，若外溢于肌表四肢，郁遏荣卫之气，故身体疼重而无汗。饮邪停留体表，故当发其汗，使水饮从汗而解。

大青龙汤治溢饮而兼热证，小青龙汤治溢饮而兼寒证。大青龙汤方，用麻黄汤的麻黄、桂枝、杏仁、甘草发汗宣肺，以散水气；生姜、大枣调和脾胃，而利营卫；石膏清解阳郁之热。

小青龙汤方，用麻黄、桂枝发汗散饮，宣肺行津；干姜、细辛、半夏温中化饮，散寒降逆；五味子收敛肺气；芍药敛阴护正；甘草和药守中。总之，大青龙汤治溢饮而兼烦躁；小青龙汤治溢饮而兼咳喘。

【选注】

《金匮要略编注》："此出溢饮之方也。溢饮者，风寒伤于胸膈，表里气郁不宣，则饮水流行，归于四肢，皮肿肿满，当汗出而不汗出，身体疼重，此表里风寒两伤。偏于表寒多者，故以麻桂二汤去芍药加石膏，为大青龙，并驱表里之邪，石膏以清风化之热，使阳气通而邪从汗解，饮从下渗；或因寒邪而偏伤于内，脾胃气逆，痰饮溢出躯壳肌肉之间，浮肿疼重者，当以小青龙汤逐痰解表，使内外之饮无地可容，故小青龙亦主之。"

【病案举例 1】

陈某，男，44 岁，医生。1976 年 12 月 6 日初诊，诊断：哮喘性支气管炎。患者于 1973 年起，每逢冬季因寒冷刺激而诱发哮喘性支气

管炎。起始两侧鼻腔作痒、喷嚏频作、鼻流清涕，继而咳喘痰鸣，胸闷气短，咯大量泡沫样痰，夜间尤甚，不能平卧。两肺听诊：满布哮鸣音。曾屡用强的松、扑尔敏、抗生素及胎盘组织液等治疗，不能奏效，乃停用西药，求治于中医。

辨证属寒饮伏肺，累及肺肾，升降气机失调，拟予温肺化饮为主，参以温肾纳气之品，选用小青龙汤主之。

处方：麻黄 9 克，桂枝 9 克，白芍 15 克，干姜 4.5 克，细辛 15 克，五味子 9 克，制半夏 9 克，甘草 6 克。3 剂。

另用紫河车研末，空心胶囊装。每服 9 克，1 日 3 次，连续服用 3 个月。

药后症状基本控制，继服中药 7 剂。后随访 2 个冬天，病情未作，基本痊愈。[陈森，陈曙晖．在小青龙汤里重用细辛一得[J]. 上海中医药杂志，1980(4)：38-39.]

【病案举例 2】

吕某，男，46 岁。四肢肿胀酸痛已 10 余日。仰手诊脉为之吃力，西医诊为神经炎，注射维生素无效。视其人身体魁梧，面色鲜泽。舌红而苔腻，脉浮且大，按其手足有凹陷。自称身上经常出汗，惟手足不出。

辨证：脉浮为表，大为阳郁。《金匮要略》云："饮水流行，归于四肢，当汗出而不汗出，身体疼重，谓之溢饮。"又说："病溢饮者，当发其汗，大青龙汤主之。"此证四肢肿胀，脉又浮大，为"溢饮"无疑。

遂用大青龙汤加薏米、茯苓皮。

服 2 剂而瘳。（刘渡舟治验）

24. 膈间支饮，其人喘满，心下痞坚，面色黧黑①，其脉沉紧，得之数十日，医吐下之不愈，木防己汤主之；虚者②即愈，实者③三日复发，复与不愈者，宜木防己汤去石膏加茯苓芒硝汤主之。

木防己汤方

木防己三两　石膏十二枚，鸡子大　桂枝二两　人参四两上四味，以水六升，煮取二升，分温再服。

木防己加茯苓芒硝汤方

木防己　桂枝各二两　芒硝三合　人参　茯苓各四两

上五味，以水六升，煮取二升，去滓，内芒硝，再微煎，分温再服，微利则愈。

【词解】

①面色黧黑：是指面色黑兼黄。

②虚者：指心下痞坚变为柔软。

③实者：是指心下仍然痞坚，病根未去。

【诠解】

本条是论述支饮的证治。膈间有支饮，水饮上逆于肺，故咳喘胸满。饮邪聚结于中，故心下痞坚。寒饮凝聚于里，阳气不得外达，营卫运行不利，故面色黧黑；水饮内结，故脉沉紧。本证得之数十日之久，医见心下痞，而用吐下之法不愈。此为支饮在于膈间，虚实皆有，病情复杂。

治用木防己汤，行水散结，补虚消痞。方中木防己辛温，通结气，散留饮；桂枝温通经脉，温化水饮；石膏清除伏郁之阳热；人参补肺脾之气，恢复久病吐下之虚损。四药合用，可以温化水饮，消散痞坚，降逆平喘，扶正补虚。

服木防己汤之后，痞坚消散变成柔软，为病已愈。若药后心下仍然痞坚，几日后复发，再用本方不愈者，可用木防己汤去石膏加茯苓芒硝汤。本方加芒硝者，软坚以破凝结之邪；加茯苓者，行水化饮，导水下行；去石膏者，避其气寒而尽防己、桂枝温通之用。

【选注】

《金匮玉函经二注》："心肺在膈上，肺主气，心主血，今支饮在膈间，气血皆不通利，气为阳主动，血为阴主静。气不利，则与水同逆于肺而为喘满。血不利，则与水杂揉结于心下而为痞坚。肾气上应水饮，肾气之色黑，血凝之色亦黑，故黧黑之色亦见于面也。脉沉为水，紧为寒，非别有寒邪，即水气之寒也。医虽以吐下之法治，然药不切于病，故不愈。用木防己者，味辛温能散留饮结气，又主肺气喘满，所以用为主治。石膏味辛甘微寒，主心下逆气，清肺定喘；人参味甘温，治喘，破坚积，消痰饮，补心肺气不足，皆为防己之佐；桂枝味辛热，通血脉开结气，且支饮得温则行，又宣导诸药，用之为使。若邪之浅，在气分多而虚者，服之即愈。若邪客之深，在血分多而实者，则愈后必再发。故石膏是阳中之治气者，则去之，加芒硝味咸寒，阴分药也，治痰实结，赖之去坚消血癖；茯苓伐肾邪，治心下坚满，佐芒硝则行水之力益倍。”

【病案举例】

俞某，男，56岁，农民。于1978年2月2日诊治。

患者慢性咳嗽史已10年，遇冷天更甚，面色黧黑，精神疲乏，咳嗽气逆近日增剧，痰呈泡沫样，头昏且晕，畏寒，纳差脘胀，时觉呕恶，呕吐痰涎，眼胞浮肿，唇疮，舌质红苔薄白腻，脉象浮大而软。检查：慢性病容，桶形胸，两肺呼吸音低，粗糙，两下肺闻及湿性啰音，心无异常发现，胸透肺纹理增深，横膈下降，双肺透光度增强。诊断：气管炎，肺气肿。此属痰饮，治以木防己汤加味：

桂枝、制半夏、东白芍、百部、石膏各10克，党参30克，防己15克，干姜、五味各5克。

服5剂后，呕吐已止，脘胀已除；前方继服7剂，病情显著缓解。［沈敏南．木防己汤的临床应用和体会［J］．成都中医学院学报，1979(3)：71-74.］

25. 心下有支饮，其人苦冒眩[①]，泽泻汤主之。

泽泻汤方

泽泻五两　白术二两

上二味，以水二升，煮取一升，分温再服。

【词解】

①冒眩：冒，阴浊蔽住清阳。眩，目中生黑花，而有眩晕之意。

【诠解】

本条是论述支饮发生眩冒的证治。由于脾胃虚弱，不能运化水湿，饮邪停于心下，上乘清阳之位，所以头目昏冒，痛苦已极。

治以泽泻汤，健脾行饮，消阴通阳。方中白术健脾益气，运化水湿，升清降浊；泽泻利水消饮，降浊消阴。

【选注】

《金匮要略论注》：“支饮在心下，虽不正中而近心，则心火为水气所蚀。心者君火，为阳气之宗，所谓火明外视，阳气有权也；饮气相蚀，阴气盛而清阳阻抑，又适与气道相干，故冒眩。冒着，如有物蒙之也；眩者，目见黑也。肾为水之源，泽泻味咸入肾，故以之泻其本而标自行。白术者，壮其中气，使水不复能聚也。然以泽泻泻水为主，故曰泽泻汤。”

【病案举例】

魏某，男，60岁，河南人。患头晕目眩，兼有耳鸣，鼻亦发塞，嗅觉不佳。病有数载，屡治不效，颇以为苦。切其脉弦，视其舌则胖大无伦，苔则水滑而白。

辨证：此证心下有饮，上冒清阳，是以头冒目眩，其耳鸣、鼻塞，则为浊阴踞上，清窍不利之所致。

治法：渗利水饮之邪。

方药：泽泻24克，白术10克。

此方服1剂而有效，不改方，共服5剂，则头晕、目眩、耳鸣、鼻塞等症愈其大半，转方用五苓散温阳行水而收全功。[刘渡舟．谈谈《金匮》的泽泻汤证[J]．中医杂志，1980(9)：17-18.]

26. **支饮胸满者，厚朴大黄汤主之。**

厚朴大黄汤方

厚朴一尺　大黄六两　枳实四枚

上三味，以水五升，煮取二升，分温再服。

【诠解】

本条是论述支饮胸满的证治。痰饮结聚，郁而化热，饮热郁蒸，散漫胸间，所以胸满；若饮热郁于胃肠，胃肠气滞不通，故腹满疼痛。

本证为支饮，又挟有湿热蕴结于胸腹，故治以厚朴大黄汤，理气散满，疏导胃肠。方中厚朴降气，枳实理气，开滞消痞；大黄之量最重，泻胃肠之滞热，泻水饮有形之邪气。本方以枳实、厚朴利气行饮，推荡向下，又用大黄疏导胃肠，泻下而去，可收痰饮湿满并治之功。

【选注】

《金匮要略浅注》：“此节指支饮在胸，进一层立论。云胸满者，胸为阳位，饮停于下，下焦不通，逆行渐高，充满于胸故也。主以厚朴大黄汤者，是调其气分，开其下口，使上焦之饮顺流而下。厚朴性温味苦，苦主降，温主散；枳实形圆味香，香主舒，圆主转，二味皆气分之药，能调上焦之气,使气行而水亦行也,继以大黄之推荡,直通地道,领支饮以下行,有何胸满之足患哉?此方药品与小承气同,其分两、主治不同,学者宜潜心体认,方知古人用药之妙。"

27. 支饮不得息,葶苈大枣泻肺汤主之。方见肺痈中。

【诠解】

本条是论述支饮不得息的证治。支饮阻于胸膈,肺气不利,痰涎壅塞,则胸满咳喘,呼吸困难。

治以葶苈大枣泻肺汤,专泻肺气,而逐痰饮。方中葶苈子泻肺下气,破水逐饮,令肺气通降,则气行水降;大枣安中,补气血,益津液,以杜泻下之虚。本方泻肺治水,虽峻而不伤正。

【选注】

《医宗金鉴》:"沈明宗曰:此支饮偏溢于肺也。支饮贮于胸膈,上干于肺,气逆则呼吸难以通彻,故不得息。然急则治标,所以佐大枣之甘以保脾,葶苈之苦以泻肺,俾肺气通调,脾得转输,为峻攻支饮在肺之方也。"

28. 呕家本渴,渴者为欲解,今反不渴,心下有支饮故也。小半夏汤主之。《千金》云:小半夏加茯苓汤。

小半夏汤方

半夏一升　生姜半斤

上二味,以水七升,煮取一升半,分温再服。

【诠解】

本条论述支饮呕吐的证治。胃有饮邪,气不和降,则呕吐。若饮邪吐尽,胃阳得复,故口渴。口渴为饮邪已去,胃气已复,故曰"渴者为欲解"。若呕吐不尽,饮邪仍在胃中,而胃阳不复,故口不渴。此为心下有支饮,故治宜小半夏汤。方中生姜辛散走窜,温化寒凝,消散水饮,饮去则胃和呕止;半夏涤痰行水,降逆止呕。

【选注】

《金匮要略心典》:"此为饮多而呕者言。渴者饮从呕去,故欲解;若不渴,则知其支饮仍在,而呕亦未止。半夏味辛性燥,辛可散结,燥能蠲饮;生姜制半夏之悍,且以散逆止呕也。"

【病案举例】

患者郝某，男，65 岁。呕吐频繁，而口不渴，所吐皆为痰涎之物。脉弦而滑，舌苔白滑且腻。辨为胃中有饮。

处方：半夏 15 克，生姜 15 克，陈皮 10 克。

1 剂即愈。（刘渡舟治验）

29. 腹满，口舌干燥，此肠间有水气，己椒苈黄丸主之。

防己椒目葶苈大黄丸方

防己　椒目　葶苈熬　大黄各一两

上四味，末之，蜜丸如梧子大，先食饮服一丸，日三服，稍增，口中有津液。渴者加芒硝半两。

【诠解】

本条论述肠间有水气的证治，由于脾胃不能运化水湿，肺气不能通调水道，水饮停滞，走于肠间，故腹中胀满，而沥沥有声可闻。水走肠间，津液不能上承，所以口干舌燥。

治以己椒苈黄丸，分消水饮，导邪下出。方中防己宣通肺气，通调水道，下利水湿；葶苈子泻肺下气，使水气下行；椒目利水逐饮；大黄通利大便，攻逐实邪从大便而出。本方能通利水道，攻坚决壅，前后分消，则诸证自愈。方后自注云："日三服，稍增，口中有津液，渴者，加芒硝半两"，说明运化通调之职稍有恢复，故口中有津液。但水饮结聚未去，加芒硝以破水饮结聚。

【选注】

《金匮玉函经二注》："肺与大肠，合为表里。肺本通调水道，下输膀胱，今不输膀胱，仅从其合，积于肠间，水积则金气不宣，膹郁成热为腹满，津液遂不上行，以成口燥舌干。用防己、椒目、葶苈，皆能利水，行积聚结气。而葶苈尤能利小肠，然肠胃受水谷之气，若邪实腹满者，非轻剂所能治，必加芒硝以泻之。"

【病案举例】

付刘氏，年 35 岁，因患闭经，延医数人，有按瘀血论治者，有从血亏论治者，有从气血双虚而治者，医治年余，经未行而身体日衰。患者素体健壮，曾因怒气而逐渐食少，形瘦腹大，经闭，腹内漉漉有声，对坐即能听到。自言腹满甚，口干舌燥，舌淡苔薄白，双手脉均沉细而弦。脉症合参，证属痰饮阻经。给予己椒苈黄丸方：

防己10克，川椒目15克，炒葶苈子10克，大黄10克（后入）。水煎服，2剂。

服药后当晚泻下痰液水一瓷脸盆余，泻后除感乏力外，反而有腹中舒适与饥饿感，脉弦象亦减。余曰：药已中病，隔日再服1剂。

二诊：患者两次泻下后（第2次泻之痰水为前次的一半）身感舒适，饮食增加。宗"衰其大半而止"之旨，嘱停药后以饮食调养。月后随访，经血已通，康复如前。

按：患者因怒气而伤肝，肝气横逆而侮脾，健运失司，故精微不化聚而成饮。《金匮·痰饮咳嗽篇》云："其人素盛今瘦，水走肠间，沥沥有声，谓之痰饮。"同篇29条又云："腹满，口舌干燥，此肠间有水气，己椒苈黄丸主之。"方中防己、椒目辛宣苦泄，导水从小便而出；葶苈、大黄攻坚决壅，逐水从大便而去，前后分消，使脾气转输；化物正常，则饮消精运，地道得通而经自调。痰饮阻经，临床较少见，余临床30余年仅遇此一例，特作介绍供参考。［刘露祥．痰饮经闭［J］．山东中医学院学报，1980（1）：54.］

30．卒呕吐[①]，心下痞，膈间有水，眩悸[②]者，小半夏加茯苓汤主之。

小半夏加茯苓汤方

半夏一升　生姜半斤　茯苓三两。一法四两

上三味，以水七升，煮取一升五合，分温再服。

【词解】

①卒呕吐：突然呕吐。

②眩悸：是指头昏目眩，心悸不安。

【诠解】

本条论述痰饮眩悸的证治。饮邪停于胃中，故心下作痞；水饮之气上逆，故卒然呕吐；水饮上逆，凌于心则悸；水邪蔽于清阳，则头目眩晕。

治以小半夏加茯苓汤，行水散痞，引水下行。方中生姜、半夏温化寒凝，行水散饮，降逆止呕；茯苓健脾益气，渗利水湿，导水下行，而有降浊升清之功。

【选注】

《金匮要略心典》："饮气逆于胃则呕吐，滞于气则心下痞，凌于心则悸，蔽于阳则眩。半夏、生姜止呕降逆，加茯苓去其水也。"

【病案举例1】

黄某，女，41岁，工人。1974年6月14日初诊。

自诉于1973年3月起，每夜入寐不久，即起床独步梦游里许路程而返，或途中偶然惊醒折回，严重时一夜间梦游竟达四五次之多。曾服养心安神之剂经年无效，近月来呃逆频作，寐食几废，痛苦万状。望其面容苍黄，肌肤甲错，毛发枯黄，两目无神，舌淡，苔白湿润，呃声短弱，脉濡细无力。

审其脉证，属心脾两亏，精血虚耗，心肾不交，神不守舍。但为何屡进养心安神之剂不但无效，反而呃逆频作？沉思良久，才恍然有悟，盖中虚脾失健运，痰浊内生，补益滋腻之品最易与痰浊胶结，壅滞气机，致使胃失和降而上逆。然呃逆乃是病标，心脾两亏，肾精虚空，心肾不交，神不守舍为病本。治疗当标本兼顾，治标应力避香燥，以免加重标病。方选《金匮》小半夏加茯苓汤加味：

太子参30克，姜半夏12克，茯苓24克，枇杷叶9克，白蜜30克（冲），姜汁少许。6剂。

二诊：上方服后呃逆大减，食欲增进，精神愉快。标病好转，胃得和降，转以图本为主。

方拟：大枣18克，甘草9克，浮小麦30克，太子参30克，半夏9克，茯苓15克，远志6克，杞子15克，女贞子15克，菟丝子15克。4剂。

三诊：呃逆全止，寐安神宁，梦游4天内发1次；此后继服上方30余剂，梦游痊愈。追访至今，未见复发。［李梓明．医案三则［J］．广西中医药，1980(1)：35-36，39.］

【病案举例 2】

袁某，男，37 岁。患高血压，头目眩冒，呕吐时发，心悸，脘部作痞。脉弦滑，舌苔白滑。

辨证：呕吐、悸、眩、痞四证俱见，此乃膈间水饮也。

处方：半夏 15 克，茯苓 30 克，生姜 15 克。

服 3 剂病减轻，又服 3 剂痊愈。（刘渡舟治验）

31. 假令瘦人[①]，脐下有悸[②]，吐涎沫而癫眩[③]，此水也，五苓散主之。

五苓散方

泽泻一两一分　猪苓三分，去皮　茯苓三分　白术三分　桂二分，去皮

上五味，为末，白饮服方寸匕，日三服，多饮暖水，汗出愈。

【词解】

①瘦人：是指其人素盛今瘦而言。

②脐下有悸：水气相搏于下，故脐下悸动。

③癫眩：癫同颠，是指病人头目眩晕。又解，本证可令人昏冒扑地，所以叫癫眩。

【诠解】

本条论述痰饮上逆的证治。水饮积于下焦，其人小便不利，则水无去路，反逆而上行。若水气相搏，始于脐下，则脐下悸动；水气上冲于胃，故呕吐涎沫；水气上冒清阳，故头目眩晕。

治宜五苓散化气利水。方中白术健脾，运化水湿；茯苓健脾利肺，渗利水湿；桂枝温通阳气，以化水湿；猪苓、泽泻利膀胱之气，引水邪下出。

【选注】

《金匮要略心典》："瘦人不应有水，而脐下悸，则水动于下矣；吐涎沫则水逆于中矣；甚而颠眩，则水且犯于上矣。形体虽瘦，而病实为水，乃病机之变也。颠眩即头眩。苓、术、猪、泽甘淡渗泄，使肠间之水从小便出。用桂者，下焦水气非阳不化也。曰多服暖水汗出者，盖欲使表里分消其水，非挟有表邪而欲两解之谓。"

附方

《外台》茯苓饮　治心胸中有停痰宿水[①]，自吐出水后，心胸间虚，气满不能食，消痰气，令能食。

茯苓　人参　白术各三两　枳实二两　橘皮二两半　生姜四两

上六味，水六升，煮取一升八合，分温三服，如人行八九里进之。

【词解】

①宿水：指素有水邪。

【诠解】

本方示痰饮有治本之法。胃气与水邪相搏，胃气拒水于外，故自吐水液。水邪虽去，而心胸间虚弱，不能行气化水，故气满不能食。本证治法必须补脾消饮，攻补兼施。若不消痰气、令能食同时治疗，则旧饮去而新饮又聚，呕吐又发，循环往复，病久不愈。

治以茯苓饮，健脾益胃，行水化饮。方中人参、白术温补脾胃，令人能食；茯苓、生姜温通化饮，淡渗利湿，可消痰气；陈皮、枳实行气，运化水湿，使水液不停不聚，则痰饮可愈。

【选注】

《金匮要略编注》："脾虚不与胃行津液，水蓄为饮，贮于胸膈之间，满而上溢，故自吐出水后，邪去正虚，虚气上逆，满而不能食也。所以参、术大健脾气，使新饮不聚；姜、橘、枳实以驱胃家未尽之饮，曰消痰气，令能食耳。"

32. 咳家其脉弦，为有水，十枣汤主之。方见上。

【诠解】

本条论述痰饮侵肺的证治。痰饮形成之后，若水停膈间，上犯入肺，故经常咳嗽短气，脉来端直以长如张弓之弦，乃饮邪凝结之候。

治以十枣汤攻逐水饮，饮去则咳嗽自愈。

【选注】

《金匮要略心典》："脉弦为水，咳而脉弦，知为水饮渍入肺也，十枣汤逐水气自大小便去，水去则肺宁而咳愈。"

33. 夫有支饮家，咳烦，胸中痛者，不卒死[①]，至一百日或一岁，宜十枣汤。方见上。

【词解】

①不卒死：虽不能马上死亡。

【诠解】

本条论述支饮久咳的证治。由于支饮久留膈上，饮邪结实，胸阳被郁，故胸中疼痛，心烦。支饮渍入肺中，故久咳不已。

久病支饮，阳气痹于胸，饮邪塞于肺，心肺俱病，若不卒死，可延止百日或一年。此证要用十枣汤以拔饮邪之根，如不用十枣汤则病不能去，终无愈期，而预后不良。

【选注】

《医门法律》："盖以咳嗽必因之痰饮，而五饮之中，独膈上支饮最为咳嗽根底。外邪入而合之固嗽，即无外邪而支饮渍入肺中，自足令人咳嗽不已。况支饮久蓄膈上，其下焦之气逆冲而上者，尤易上下合邪也。夫以支饮之故，而令外邪可内，下邪可上，不去支饮，其咳终无宁宇矣。去支饮取用十枣汤，不嫌其峻，岂但受病之初，即病蓄已久，亦不能舍此别求良法。其曰：咳家其脉弦，为有水，十枣汤主之，正谓急弦之脉，必以去支饮为亟也。犹易知也。其曰：夫有支饮家，咳烦，胸中痛者，不卒死，至一百日一岁，宜十枣汤。此则可以死而不死者，仍不外是方去其支饮，不几令人骇且疑乎？凡人胸膈间，孰无支饮？其害何以若此之大，其去害何必若此之力？盖膈上为阳气所治，心肺所居，支饮横据其中，动肺则咳，动心则烦，搏击阳气则痛，逼处其中，荣卫不行，神魂无依，则卒死耳。至一百日一年而不死，阳气未散，神魂未离可知。惟亟去其邪，可安其正，所以不嫌于峻攻也。扫除阴浊，俾清明在躬，较彼姑待其死，何得何失耶？"

34. 久咳数岁，其脉弱者可治，实大数者死，其脉虚者必苦冒，其人本有支饮在胸中故也，治属饮家。

【诠解】

本条论述支饮久咳的预后。由于脾肺虚弱，津液化为痰饮，支饮停于胸中，肺气不利，故久咳数岁，缠绵不愈。病久正衰，故脉来虚弱。因顺合病情为可治；若饮邪盛而正气不支，脉来实大数者，则为脉证不顺，故其预后不良。若饮证脉虚，为阳虚有饮，头必苦眩。"其人本有支饮在胸中故也"为自注句，以说明眩冒病是支饮，治属饮家而以苓桂术甘汤之法意在言外。

【选注】

《金匮要略方论本义》："久咳岁数，饮之留伏也久矣，证之成患也深矣。诊之脉弱者，久病正虚，是其常也，久病而邪亦衰，是其幸也，可以与补正气中寓逐水饮之法治之，徐徐可收功也，故曰可治。若夫诊其脉而实而大而数，则正虚而邪方盛，欲补其正，有妨于邪，欲攻其邪，有害于正，可决其死也；然此亦为治之不如法者言耳。苟能遵奉仲景以扶阳益气为本，以温中散寒，清热散邪为斟酌，以导水于二便，宣水于发汗为权宜，何遽致于必死乎？再为谛脉虚者之证必苦冒，脉虚则气弱，气弱而水湿混杂于中，清阳之气必不能升，如物掩覆之，所以苦冒，其人本有支饮在胸中之故显然矣。仲景又明此治不必问之冒家也，还属之饮家，饮消而冒自除矣。”

35. 咳逆倚息，不得卧，小青龙汤主之。方见上。

【诠解】

本条论述支饮咳嗽的证治。寒饮内伏于胸膈，又因风寒外束，卫气闭塞，内饮外寒，壅塞肺气，故咳嗽，痰多白沫，气逆倚息而不得卧。

治以小青龙汤发散风寒，温中化饮，利痰降逆。

【选注】

《金匮要略编注》：“此表里合邪之治也。肺主声，变动为咳，胸中素积支饮，招邪内入，壅逆肺气，则咳逆倚息不得卧，是形容喘逆不能撑持，体躯难舒，呼吸之状也。故用小青龙之麻、桂、甘草开发腠理，以驱外邪从表而出；半夏、细辛温散内伏之风寒，而逐痰饮下行；干姜温肺行阳而散里寒；五味、白芍以收肺气之逆，使表风内饮，一齐而解，此乃寒风挟饮咳嗽之主方也。”

36. 青龙汤下已①，多唾②口燥，寸脉沉，尺脉微，手足厥逆，气从小腹上冲胸咽，手足痹，其面翕热如醉状③，因复下流阴股④，小便难，时复冒者，与茯苓桂枝五味甘草汤，治其气冲。

茯苓桂枝五味甘草汤方

茯苓四两　桂枝四两，去皮　甘草炙，三两　五味子半升

上四味，以水八升，煮取三升，去滓，分温三服。

【词解】

①下已：是已经服下小青龙汤。

②多唾：吐出很多黏稠痰浊。

③面翕热如醉状：是指面红而热，如醉酒之状。

④下流阴股：是指虚火冲气下流到两腿的内侧。

【诠解】

本条是论述服小青龙汤后引动冲气的变证和救治。病人膈上有支饮，而肾气素虚，故寸脉沉，尺脉微。服小青龙汤后，饮气稍平，但辛温发散之品损伤阴液，扰动阳气，虚阳上越，随冲任之脉上冲胸咽，故气从少腹

上冲胸咽，而口中干燥。阳虚不化，痰浊内生，故多唾稠痰。下元本虚又因发散而上浮，故其面翕热如醉状。冲气上及而复下流阴股，膀胱水液无气以化，故小便难。阳气虚弱，不能温暖四肢，故手足厥逆，麻木如痹。冲气往返，扰动痰饮，痰饮阻碍升清降浊，故时复眩晕。

治以桂苓五味甘草汤，扶阳敛冲以固肾气。方中桂枝扶心肾之阳，平冲降逆；茯苓化湿利水，偕桂枝可平冲逆之气；甘草补脾，配桂枝以补心阳之虚；五味子收敛冲气，潜阳于下。

【选注】

《金匮发微》："阳气张于上，则冲气动于下。小青龙汤发其阳气太甚，则口多浊唾而燥。寸脉沉为有水，尺脉微为阴虚。手足厥逆者，中阳痹也。气从小腹上冲胸咽者，以麻黄、细辛之开泄太甚，少阴水气被吸而上僭也。中阳既痹，故手足不仁。虚阳上浮，故其面翕热如醉状，且浮阳之上冒者，复下流阴股而吸其水道，致小水不利。阳不归根，故时上冒巅顶，方用苓桂五味甘草汤。"

《金匮要略心典》："茯苓、桂枝能抑冲气使之下行，然逆气非敛不降，故以五味之酸敛其气，土厚则阴火自伏，故以甘草之甘补其中也。"

37. 冲气即低，而反更咳，胸满者，用桂苓五味甘草汤，去桂加干姜、细辛，以治其咳满。

苓甘五味姜辛汤方

茯苓四两　甘草　干姜　细辛各三两　五味半升

上五味，以水八升，煮取三升，去滓，温服半升，日三。

【诠解】

本条论述冲气平后，咳饮又作的治法。服桂苓五味甘草汤后，冲气已止，但膈上支饮又聚，壅闭肺气，故胸满，咳嗽又作。

治以苓甘五味姜辛汤，温肺化饮，敛气止咳。于苓桂方中加干姜上温肺寒，运化津液，断其生痰之源；细辛温散寒饮之结，五味子收敛肺气；又有茯苓利水消饮；桂枝通阳降冲，温化胸肺水寒之邪。

【选注】

《金匮要略方论本义》："冲气即低，是阴抑而降矣；然降而不即降，反更咳胸满者，有支饮在胸膈留伏，为阴邪冲气之东道，相与结聚肆害，不肯遽降心从阳也，法用桂苓五味甘草汤去桂枝之辛而升举，加干姜、细辛之辛而开散，则胸膈之阳大振，而饮邪自不能存，况敢窝隐阴寒上冲之败类乎？虽云以治其咳满，而支饮之邪，亦可骎衰矣。”

《金匮要略心典》：“服前汤已，冲气即低，而反更咳胸满者，下焦冲逆之气即伏，而肺中伏匿之寒饮续出也，故去桂枝之辛而导气，加干姜、细辛之辛而入肺者，合茯苓、五味、甘草消饮驱寒，以泄满止咳也。”

38. 咳满即止，而更复渴，冲气复发者，以细辛、干姜为热药也；服之当遂渴，而渴反止者，为支饮也；支饮者，法当冒，冒者必呕，呕者复内半夏，以去其水。

桂苓五味甘草去桂加干姜细辛半夏汤方

茯苓四两　甘草　细辛　干姜各二两　五味子　半夏各半升

上六味，以水八升，煮取三升，去滓，温服半升，日三。

【诠解】

本条在上条的基础上，论述冲气与饮逆的鉴别，以及饮逆的辨证论治。服苓甘五味姜辛汤后可能有两种病情：一为支饮减轻，咳嗽，胸满已止。但细辛、干姜温散之品，而能下扰虚阳，虚火随冲任上冲至胸咽，上损津液，故口燥而渴。治以桂苓五味甘草汤摄纳虚阳，平冲降逆。另一种病情为支饮上逆，反不渴。由于肺脾气虚形成水饮，支饮留于胸膈，饮邪上乘清阳之位，故冒。饮邪犯胃，故呕吐清水痰涎。支饮不得降泄，逆冲于上，故冒者必呕。治以苓甘五味姜辛汤加半夏，温化寒饮，温散水气，行气降逆，饮逆之证可愈。

【选注】

《金匮要略论注》：“寒得热而消，故咳满即止；然热则津耗，津耗则渴；热伤元气，元气伤而阴乃侮阳，故冲气复发。故曰以细辛、干姜为热药也，因而津耗胃干，当遂渴。遂者，不止也，今不应止而止，故曰反，明是素有支饮，故火不胜水。但支饮必有的据，故曰支饮者法当冒，冒者必呕，呕者有水故也，故复纳半夏以去之。同是冲气，而此不用桂枝者，盖冒而呕，则重驱饮，以半夏为主，桂枝非所急也。”

39. 水去呕止，其人形肿者，加杏仁主之；其证应内麻黄，以其人遂痹，故不内之。若逆而内之者，必厥。所以然者，以其人血虚，麻黄发其阳故也。

苓甘五味加姜辛半夏杏仁汤方

茯苓四两　甘草三两　五味半升　干姜三两　细辛三两　半夏半升　杏仁半升，去皮尖上七味，以水一斗，煮取三升，去滓，温服半升，日三。

【诠解】

本条是承上条论水去呕止，其人形肿的治法。服苓甘五味姜辛汤加半夏以后，胃中饮邪得以降泄，故呕吐清水痰涎，眩冒等证已除。由于膈上支饮未除，肺失通调之常，经络血脉涩滞不畅，气滞水停，水饮溢于体表，故其人形肿。治以苓甘五味姜辛汤加半夏、杏仁。于前方中加杏仁一味开降肺气，饮散水下，肺气疏通，气行水行，则肿可去。本方为散寒化饮，温中利肺之剂。

肺失通调之常，饮邪溢于体表，用麻黄宣肺利气，发汗行水，符合道理，但不符合病情。因为麻黄能发越阳气，可以引起四肢厥冷，又可引起冲气上逆等，故以不用为是。

【选注】

《金匮要略论注》："形肿，谓身肿也。肺气已虚，不能遍布，则滞而肿，故以杏仁利之，气不滞则肿自消也。其证应内麻黄者，《水气篇》云：无水虚肿者谓之气，水，发其汗则自已，发汗宜麻黄也。以其人遂痹，即前手足痹也，咳不应痹而痹，故曰逆，逆而内之，谓误用麻黄，则阴阳俱虚而厥。"

40. 若面热如醉，此为胃热，上冲熏其面，加大黄以利之。

苓甘五味加姜辛半杏大黄汤方

茯苓四两　甘草三两　五味半升　干姜三两　细辛三两　半夏半升　杏仁半升　大黄三两

上八味，以水一斗，煮取三升，去滓，温服半升，日三。

【诠解】

本条承上条论述痰饮挟胃热上冲于面的证治。服苓甘五味姜辛汤加半夏、杏仁等方温化水饮，通调水道，水饮能去。若温化水饮，水气不行，湿郁生热，积于胃肠，故有胃热亢盛，热气熏蒸，面红而热，如醉酒状。

治以苓甘五味姜辛汤加半夏、杏仁、大黄，于前方中又加一味大黄，泻胃肠实热，引热下行，涤荡胃肠中的湿热饮邪从大便而下，故曰"加大黄以利之"。

【选注】

《金匮要略论注》："注曰：面属阳明，胃气盛，则面热如醉，是胃气之热上熏之也；既不因酒而如醉，其热势不可当，故加大黄以利之，虽有姜辛之热，各自为功，而无妨矣。论曰：前既云以干姜、细辛为热药故也，本方止加半夏，不去姜辛，及形肿又不去姜辛；及面热又不去姜辛，何也？盖支饮久咳之人，胸中之宗气久为水寒所蚀，故极易咳满；逮咳满而借姜辛以泻满止咳，则姜辛自未可少，谓饮气未即去，则肺之寒侵，刻刻须防之也。至面热如醉，与首条翕然如醉不同，前因冲气，病发在下，此不过肺气不利，乃滞外而形肿，滞内而胃热，故但以杏仁利其胸中之气，复以大黄利其胃中之热耳。"

41. 先渴后呕，为水停心下，此属饮家，小半夏茯苓汤主之。方见上。

【诠解】

本条论述痰饮呕吐的证治。由于脾虚不能运化，肺虚不能通调水道，水饮停于中，津液不能敷布于上，所以口渴饮水。饮后水停于胃，水气上逆，则呕吐清水痰涎。

治宜小半夏茯苓汤，温化水饮，降逆止呕。方中生姜温胃散饮，输布津液；半夏涤痰降逆止呕；茯苓利水行饮。三药共成温和之法，使旧饮能去，新饮不生，痰饮可愈。

【选注】

《金匮要略方论本义》："先渴后呕，则亦水逆也，水停心下，阻隔正气不升，则正津不上于胸咽，故渴也。渴必饮水，水得水而愈滋其冲逆，所以先渴而后必呕也。此属饮家，当治其饮不可以为渴家治其渴也。治饮则用辛燥，治渴必用寒润，大相矛盾矣，可不明其属于何家而妄理乎？主之以小半夏加茯苓汤，无非渗水开格，温中散寒为治也。"

结语

本篇论述痰饮的病因、病机、症状及治法。痰饮的成因，是由于脾阳虚不能运化，肺气虚不能通调，肾阳虚不能温化等所致。治疗原则是当以温药和之为法。

痰饮的辨证主要分为4种类型：痰饮、悬饮、溢饮、支饮。若饮邪阻于脾肺，而胸胁支满，目眩者，可用苓桂术甘汤补心健脾，利肺行水；若微饮不去，短气而心悸者，亦可用苓桂术甘汤；下肢寒冷，小便不利，可用肾气丸温养肾气，俾气化一行，则微饮可去。若痰饮成实，留而不行，心下坚满者，或悬饮结于胁下者，可用甘遂半夏汤和十枣汤攻逐水饮。若溢饮溢于肌表，身体疼重，有发热心烦等，可用大青龙汤发散水气，清除郁热。有寒饮咳喘者，可用小青龙汤发散水气，温中化饮。

支饮在胸膈，若支流旁出，拒于心下，支撑上逆，病变复杂。有膈间支饮，咳喘胸满，心下痞坚者，可用木防己汤；有心下支饮，其人苦冒眩者，可用泽泻汤；有支饮胸腹胀满者，可用厚朴大黄汤；有支饮壅肺不得息者，可用葶苈大枣泻肺汤；有支饮溢于胃，呕吐清水痰涎者，可用小半夏汤；有支饮入肺，胸阳被郁，咳嗽心烦，胸中痛，有卒死之险者，急用十枣汤攻逐水饮。

痰饮邪气走于肠间、膈间、脐下、胃中等部位，可选用己椒苈黄丸、小半夏加茯苓汤、五苓散，以去其水饮为主。

支饮在膈上留伏已久，病情较为复杂，在治法上，具体论述了观其脉证，随证应变的治疗原则。如用小青龙汤内温外散，若引动冲气，则有桂苓五味甘草汤之治；又有冲气即低，肺饮复动的苓甘五味姜辛汤，为化饮敛阳之法；以及饮气上逆，昏冒呕吐的苓甘五味姜辛汤加半夏，降逆止呕之法；有水去呕止，气滞水停，其人形肿者，可用苓甘五味姜辛汤加半夏、杏仁，利肺行三焦之治；也有胃中热气上熏其面，面红如醉状的苓甘五味加姜辛半杏大黄汤，引胃热下行。

总之，仲景设法御变，因证用药，不拘一格，能于其中举一反三，心领神会，则庶几近之矣。

消渴小便不利淋病脉证并治第十三

概说

本篇论述消渴、小便不利和淋病的辨证论治。篇中共有条文13条，载方6首。其中第1、2条阐述了消渴的病机、脉证；第3、6、12条论消渴的证治和方药；第4、5、13条论小便不利兼有消渴的证治和方药；第10、11条则论小便不利的证治和方药；第7~9条阐述了淋病的脉证和治疗原则。由于消渴、小便不利和淋病的病变部位都与肾、膀胱有关，主要症状是消渴和小便不利方面的变化，故合为一篇论述。

消渴，指其人口渴能饮，饮水能消，即水入不足以制火，而反为火所消的病变，然亦有由于津液内凝，变而为水，水蓄于下，则小便亦可出现消渴的证情。两者对比，以加强辨证思想。消渴可分为上、中、下3种。上消则在于肺，中消则在于胃，下消则在于肾。上消在肺，则口干舌燥，而渴欲饮水；中消在胃，热盛而燥，则消谷善饥而多食为突出；下消在肾，气虚寒冷，不能蒸水化气，则有多饮多尿之变。

小便不利是一个证候，它可以出现于很多的疾病之中。举例而言，如肾阳虚的气化不行；或少腹有瘀血，郁而化热，或脾肾两虚，气化不利等原因，皆能引起小便不利。

淋病是以小便淋沥涩痛为主证，多与下焦蓄热有关。

1. 厥阴之为病，消渴，气上冲心，心中疼热，饥而不欲食，食即吐蛔，下之不肯止。

【诠解】

本条是论述消渴病的辨证。厥阴肝为风木之脏，中见少阳相火，为阴中之阳脏，若风郁火燔之为病，脏燥求救于水，则为消渴。火生于木，肝气通于心，故气上冲心，心中疼热。胃受木克而求救于食，则知饥；然胃虚未复，故胃腑虚热，饥而不欲食。如强与食则随肝气上冲，故食后即吐，有蛔则随吐而出，此乃厥阴消渴证外兼之证。此证与“二阳结谓之消”的病机不同，故彼则可下，此则禁下，若误下厥阴则徒伤脾胃，而下利不肯止。

【选注】

《金匮要略方论本义》："肾中之水竭则命门火发，命门火发必缘木而升……所以消渴一证既责之肾水，再责之肾火，终责之肝木，阙一不可与言消渴之由来矣。……谛其证必气上冲心，心中疼热，一皆水不足而火有余之象也。于是其人善饥而食，此何以故？以胃虚而膈热，热必入于胃，胃中蛔虫因热而不能安伏于胃之下脘，乃乘热而浮游于胃之上脘，胃热故善饥；蛔在上脘故不欲食。食入而蛔在食下则相安；食入而蛔反在食上则吐蛔，此胃热之所致也。……肾水枯竭之人，胃气不足久矣，徒以热入胃中耗其精而扰其蛔，而初无实邪可以攻伐也。设误下之，下利自不可止矣。……此非滋其肾水，养其肝木，充实其阳气，宣散其邪热，则消渴之证未易言除也。于此误下固非矣，即妄用寒凉以为能滋阴止渴，不知阳火以滋阴而渴止，阴火以滋阴而渴证且更他变矣。故主治者，壮水之本法之要也，益火之源尤法之要也。阳能生阴，阳足而阴自足，是又本治中之先务也。"

2. 寸口脉浮而迟，浮即为虚，迟即为劳，虚则卫气不足，劳则荣气竭。趺阳脉浮而数，浮即为气，数即消谷而大坚一作紧，气盛则溲数，溲数即坚，坚数相搏，即为消渴。

【诠解】

本条论述消渴病的病机构成。消渴病的原因很多，本条的消渴由于营虚的燥热和胃气的热盛引起津液不滋，形成消渴的病理机制。

营血虚竭，则不能充盈血脉；血少则不能滋灌全身，故脉来迟涩，反映营虚的一方面。营血虚竭则燥热内生，进而耗阴伤气，而使卫气不足。阳虚气浮，故脉浮而无力。阴血虚少，阳气浮动，燥热内生，势必形成消渴病变。

胃气热盛则消谷善饥，脉浮而数。胃热伤阴，不润肠道，故大便坚硬。胃热伤津，燥热炽盛于肺，故胸膈躁烦，而口干多饮。脾不能运化水湿、敷布津液，反被胃之燥热所逼，偏渗于下，故而小便频数；小便频数则大便必坚，即为消渴之病。

【选注】

《金匮要略方论本义》："浮者，浮取大而无力也；迟者，沉取涩而不滑也。寸口主肺属气，浮弱之诊，中气不足，而卫气何有于足乎。寸口又主膻中属血，涩迟之诊心血不足，而荣气何得不竭乎。一言虚，阳虚气病也；

一言劳，阴虚血病也。合言之，则虚劳内热，消渴之证甚明也，此其一诊也。再诊趺阳，阳明胃气也。脉浮而数，浮者气散而不收也；数者热盛而不熄也。气散不收则流注多而漫无检制；热盛不熄则谷虽消而津液日亡。所以气盛而小便常苦多，故溲数。溲数而津液日益耗，大便愈坚。以大便坚与小便数相搏，而正津亏竭，邪热炽盛，胸膈燥烦，口舌干裂求救于水，水入气不足运，随波逐流直趋而下，饮多溲多，无补于渴。此消渴之热发于肾，冲于肝，而归结于胃，受害于肺也。"

3. 男子消渴，小便反多，以饮一斗，小便一斗，肾气丸主之。方见妇人杂病中。

【诠解】

本条论述下消的证治。由于肾阴虚少，肾阳衰弱，不能蒸腾津液以上润，又不能摄水以固州都，故多饮多尿，饮一溲一。治以肾气丸温阳化气，滋阴生津。方中干地黄、山药、山茱萸、泽泻、丹皮、茯苓滋阴润燥，补益真阴；附子、桂枝温暖肾阳，蒸水化气，施化四布，则津液升而小便缩，以上诸证自可消除。

【选注】

《金匮要略直解》："肾中之气犹水中之火，地中之阳，蒸其精微之气达于上焦，则云升而雨降，上焦得以如雾露之溉，肺金滋润得以水精四布，五经并行，斯无消渴之患。今其人也摄养失宜，肾本衰竭，龙雷之火不安于下，但炎于上而刑肺金，肺热叶焦则消渴引饮。其饮入于胃，下无火化直入膀胱，则饮一斗溺亦一斗也，故用桂附辛热，引真火以归原；地黄纯阴，壮真水以滋肾，则阳光行于地下，而雾露自降于中天，何消渴之有？此属下消。"

4. 脉浮，小便不利，微热消渴者，宜利小便、发汗，五苓散主之。

【诠解】

本条论述太阳膀胱表里皆病，而水蓄于下，津液不化的证治。由于外感风寒，表邪不解，故脉浮，身有微热；太阳之气不利而使水气不化，则小便不利；津液不能上润，故消渴能饮。

治以五苓散，解表清热，利水化气。方中桂枝疏风解肌，温化水液；茯苓、白术调畅三焦，渗利水湿；猪苓、泽泻清热利水。诸药相合，使表解热除而气化通畅，小便一利，则诸证可愈。

【选注】

《金匮要略方论本义》:"然又有证亦消渴而因不同者,又不可概以虚劳目之也,如脉浮而小便不利,则非水无制而火衰,火上升而津耗之证矣;其脉亦浮者,必风湿外感之邪也。表外中风,脉必浮,内有湿热,故小便不利,正津为湿邪所格,不能上于胸咽,故消渴,是饮多而不小便,水为内热所消,非同于虚劳之饮一斗溲一斗,以小便为消也。……主之以五苓散,导水清热滋干,且用桂枝驱风邪于表,表里兼治之道,为外感风湿内生邪热者治消渴,与虚劳之消渴迥不同也。"

【病案举例】

钟某,男,57岁,老中医。因饱食山猪肉下酒,突然尿闭4天,西医外科检查前列腺极度肿大,堵塞膀胱及尿道内口,软胶导管无法导入,金属导尿管虽导入而尿仍不出。病者拒绝膀胱造瘘,只得在耻骨联合上膀胱处抽尿。老人痛苦难忍,于1971年6月转中医科治疗。此时病者膀胱胀急,疼痛哭吼,面色淡黄,口淡不渴,舌苔薄腻而滑,脉浮。此酒湿伤中,湿热下流膀胱之证。盖膀胱因湿热阻滞,不得气化而闭塞不通。患者自服中药数剂,荟萃一派峻利之品,服之仍无效者,以不得气化之故也。予五苓散重用桂枝以转膀胱之气化,气化得行小便通矣。

处方:桂枝45克,白术12克,泽泻12克,茯苓30克,猪苓15克,车前子15克。入夜服药,鸡鸣小便即通。

18个月后旧病复发,二次手术摘除前列腺后小便仍点滴不通。予补中益气汤合五苓散,小便乃行。[钟定波.老年癃闭治验[J].上海中医药杂志,1982(4):17.]

5. **渴欲饮水,水入则吐者,名曰水逆,五苓散主之。**方见上。

【诠解】

本条在上一条基础上而论水邪上逆形成呕吐,仍治以五苓散为主。

【选注】

《金匮要略心典》:"热渴饮水,热已消而水不行,则逆而成呕,乃消渴之变证。曰水逆者,明非消渴而为水逆也。故亦宜五苓散去其停水。"

【病案举例】

患者吉某，男，36岁。发热，继以腹泻，日夜10余次之多，伴有腹鸣，纳少欲呕，旋忽小便不畅，渐至少腹胀。住本院观察室一昼夜，经治疗腹泻渐止，而少腹胀，尿少依然，烦渴引饮，水入即吐，体温38.1℃，脉浮弦滑，舌薄苔白滞。脉证结合，属太阳腑病蓄水证无疑，五苓散主之。

方用：炒白术9克，云茯苓12克，猪苓、泽泻各9克，川桂枝5克，法半夏9克，陈皮7克，生知、柏各6克，藿、佩梗各6克，鲜荷叶1角。

2剂之后，越一日再诊时，患者主诉：药后佳良，小溲畅通，小腹胀已好，服头煎药即有效，服二煎药病若失。苔脉均有起色，体温已趋正常。原方加进2剂以资巩固疗效。[陈伯涛．五苓散治疗蓄水证[J].江苏中医杂志，1980(5)：16.]

6. 渴欲饮水不止者，文蛤散主之。

文蛤散方

文蛤五两

上一味，杵为散，以沸汤五合，和服方寸匕。

【诠解】

本条是论述阴虚燥热消渴的辨证论治。由于肾阴虚少，虚火上炎，移热于肺，肺燥阴伤，故饮水不止。虽然渴饮不止，但犹不能以制燥渴，故其人饮水不止。治以文蛤散，益水行水以治消渴。文蛤咸凉，有润下退火，益水行水之功，故治上消的渴饮。

此条接五苓散证之后，亦行水清热，调治津液之法，此条与《伤寒论》的文蛤散证可以对比发明。

【选注】

《金匮玉函经二注》："尝考《本草》文蛤、海蛤，治浮肿，利膀胱，下小便，则知内外之水，皆可用之。其味咸冷，咸冷本于水，则可益水，其性润下，润下则可行水，合咸冷润下则可退火，治热证之渴饮不止，由肾水衰少，不能制盛火之炎燥而渴，今益水治火，一味两得之。《内经》曰：心移热于肺，传为膈消者，尤宜以咸味切于人心也。"

7. 淋之为病，小便如粟状，小腹弦急，痛引脐中。

【诠解】

本条论述淋病的辨证。淋之为病，小便短而频数，尿出如粟米状。此乃湿热之邪煎熬膀胱津液，结成固体物质，小者如沙如米，阻塞尿道，使尿液通行不畅，故尿灼热、疼痛、淋漓不快，小腹拘急，而痛引脐中。

【选注】

《金匮要略心典》："淋病有数证，云小便有粟状者，即后世所谓石淋是也。乃膀胱为火热燔灼，水液结为滓质，犹海水煎熬而成咸碱也。小腹弦急，痛引脐中者，病在肾与膀胱也。"

8. 趺阳脉数，胃中有热，即消谷引食，大便必坚，小便即数。

【诠解】

本条论述胃热下注转成淋病的病机。由于胃中有热，故消谷善饥，趺阳脉数。胃热伤津，不润肠道，故大便必坚。胃热伤津，津液不布，膀胱水少而热，故尿黄量少而频数，则形成热淋。

【选注】

《金匮要略浅注》："淋病为下焦之热，而下焦则本于中焦。趺阳者胃也；趺阳脉数，胃中有热，即消谷引饮，大便必坚，小便则数，数而无度，茎中不痛，是热气燔烁，消渴之渐也。频数而短，茎中作痛，是热气下注，淋病之根也。此言淋病由于胃热下注，与消渴异流而同源也。"

9. 淋家不可发汗，发汗则必便血。

【诠解】

本条是论述淋病禁用汗法。淋病多为肾阴虚而膀胱热，津液自是不足，虽有表证亦不可发汗。若发阴虚有热之汗，更夺其津液，则使阳热之邪更重，若热甚迫血妄行，则有尿血等证发生。

【选注】

《金匮玉函经二注》："淋者，膀胱与肾病热也。肾属于阴，阴血已不足，若更发汗，则动其荣，荣动则血泄矣。"

10. 小便不利者，有水气，其人苦渴，栝楼瞿麦丸主之。

栝楼瞿麦丸方

栝楼根二两　茯苓　薯蓣各三两　附子一枚，炮　瞿麦一两

上五味，末之，炼蜜丸梧子大，饮服三丸，日三服，不知，增至七八丸，以小便利，腹中温为知。

【诠解】

本条论述气化不行，小便不利的证治。由于肾阳不足，气化无权，水气不行，故小便不利。气化不行，小便不利，则生寒，故腹中冷。肾阳虚弱，不能蒸化，津不上承，故其人苦渴。

本证为下寒上燥之证，单纯温阳则上焦热燥更甚，单纯滋阴润燥则又碍于肾阳之虚，故以栝楼瞿麦丸清上焦之热，补中焦之虚，妙在加附子一枚，振作肾气，以为诸药之帅。方后注云“腹中温”三字，为治疗之眼目，此方亦肾气丸之变化。

【选注】

《金匮要略浅注》：“然膀胱之所以能出者，气化也；气之所以化者，不在膀胱而在肾。故清上焦之热，补中焦之虚，行下焦之水，各药中加附子一味，振作肾气，以为诸药之先锋。方后自注腹中温三字，为大眼目，即肾气丸之变方也。”

【病案举例】

刘某，女，40岁，重庆建设银行职工。

1964年12月20日初诊：水肿，小便不利1年许，口渴增剧，水肿加重2个月左右。

现症：全身水肿，口渴引饮（工作和就诊，自带大型瓷缸子1个，每天要喝24缸子水，至少约24磅），腰冷腿软，精神萎靡不振，纳差，每餐约1两米饭，小便不利，短小而淡黄，尿无热感，大便2~3天1次，不结燥，面色浮白，唇淡，舌质淡，无苔乏津，脉沉细。重庆医生诊断为慢性肾小球肾炎，经服中西药，治疗1年左右疗效不显，近2个月来病情加剧，其人苦于渴饮，水肿愈增，小便淡黄短少，于是前来重庆市第二中医院就诊。因余带同学实习，便得诊治。当时诊断为水肿。（1磅≈0.454kg）

此系肾阴不足，气化紊乱，形成上燥下寒之渴、肿、小便不利证，拟以润燥生津、温阳利水主治，方用栝楼瞿麦汤（丸剂改用汤剂），加鹿胶以填补精血。

方药：栝楼根30克，怀山药30克，茯苓15克，瞿麦15克，制附子15克（另包，先煎2小时），鹿胶12克（另包，蒸化兑服）。

1964年12月23日二诊：上方服2剂，口渴大减，饮水量减少一半，每天喝水约12磅，水肿亦大减，小便量增多而畅利，饮食增加，每餐吃2两，其余舌脉同上。效不更方，将原方再进2剂。

1964年12月26日三诊：上方又服2剂，口渴更减，饮水量每天约4磅，小便畅利，水肿基本消失，饮食接近正常，每天8~9两左右，大便正常、每天1次，腰冷消失。现腰酸腿软，精神仍疲倦，夜尿3~4次，舌质淡，无苔微润，脉沉细。此肾阳渐复，气化功能逐渐趋向正常之象，而病理稍有变化，在治法原则上不变，拟以温阳（肾阳）利水为主，辅以生津润燥，佐以填补精血。于原方中将栝楼根改用15克，其余药物和剂量不变，嘱进2剂。

1964年12月29日四诊：上方服2剂，渴饮消失，水肿消失，食饮正常，精神比原来大有好转，时而仍感疲乏，尿色淡黄无热感，夜尿2~3次，腰酸腿软，面色接近正常，唇淡红，舌质淡，无苔津润，脉沉细。效不更方，仍宗前法，继服第三诊方，因余回蓉，嘱服2~10剂，以巩固疗效。[王廷富．栝蒌瞿麦丸之方证剖析及临床体会[J]．成都中医学院学报，1981（1）：59-60.]

11．小便不利，蒲灰散主之，滑石白鱼散、茯苓戎盐汤并主之。

蒲灰散方

蒲灰七分　滑石三分

上二味，杵为散，饮服方寸匕，日三服。

滑石白鱼散方

滑石二分　乱发二分，烧　白鱼二分

上三味，杵为散，饮服半钱匕，日三服。

茯苓戎盐汤方

茯苓半斤　白术二两　戎盐弹丸大一枚

上三味，先将茯苓、白术煎成，入戎盐，再煎，分温三服。

【诠解】

本条论述小便不利的三种辨证论治方法。蒲灰散适用于湿热郁于下焦，少腹瘀血，气郁血瘀，郁热更重，引起尿赤而少，小便不利，尿道疼痛，少腹急疼等证。蒲灰散有化瘀止血，清热利湿之功。方中蒲灰化瘀止血，凉血消肿；滑石清热利湿，利窍止疼。

滑石白鱼散适用于少腹瘀血，阻碍气血运行，湿郁化热，引起小腹胀痛，小便不利，尿黄赤或有血尿等证。滑石白鱼散有散瘀止血，清热利湿之功。方中血余炭消瘀止血，通利关窍；白鱼理血脉，行水气；滑石清热利湿。

茯苓戎盐汤适用于脾肾两虚，气化不利，湿热聚于下焦引起的小腹胀满，小便不利，尿后余沥不尽等证。茯苓戎盐汤有温肾健脾，渗利水湿之功。方中茯苓健脾利肺，渗水行湿；戎盐补益肾气，通络利水，除阴水，清湿热；白术补脾制水。

【选注】

《金匮玉函经二注》："自三方观之，悉为膀胱血病涩滞，致气不化而小便不利也。蒲黄、滑石者，《本草》谓其利小便，消瘀血。蒲灰治瘀血为君，滑石利窍为佐。乱发、滑石、白鱼者，发乃血之余，能消瘀血，通关便，《本草》治妇人小便不利，又治妇人无故溺血。白鱼去水气，理血脉，可见皆血剂也。茯苓戎盐汤者，即北海盐。膀胱乃水之海，以气相从，故咸味润下，佐茯苓利小便；然盐亦能走血，白术亦利腰脐间血，故亦治血也。三方亦有轻重，乱发为重，蒲灰次之，戎盐又次之。"

【病案举例】

郑姓，男，32岁。患者5天来发热，体温38.3℃，口渴思饮，小便不畅，尿色深黄，有时夹有血尿，尿痛，尿频，少腹拘急。脉象滑数，舌苔黄腻。尿常规检查：红细胞(++++)，脓细胞少量。

病乃湿热下注，膀胱不利，邪在血分，治当清热利尿，佐以通淋化瘀。方拟蒲灰导赤散加味。

处方：蒲黄3克，滑石12克，生地20克，木通5克，竹叶10克，甘草5克，小蓟15克。

连服4剂，发热渐退，体温37.3℃，小便比前通畅，血尿已止。尿检：红细胞(+)。湿热渐去，膀胱通利。原方去木通加藕节，再服3剂，小便清利，邪热退清，病即痊愈。[张谷才．从《金匮》方来谈淤血的证治[J]．辽宁中医杂志，1980(7)：1-3.]

12. 渴欲饮水，口干舌燥者，白虎加人参汤主之。方见中暍中。

【诠解】

本条论述热盛伤津消渴病的证治。由于肺胃热盛，热能伤气，亦能伤津，气虚不能化津，津亏无以上承，所以渴欲饮水，口干舌燥。水入能够滋润，但热盛能消，故口干舌燥不解，此即上消之证。

治以白虎加人参汤，清热生津止渴。方中石膏、知母清热降火，清解肺胃大热；甘草、粳米益胃生津；人参补脾肺之气，气足则生津止渴。

【选注】

《医门法律》："此治火热伤其肺胃，清热救渴之良剂也。故渴消病之在上焦者，必取用之。东垣以治膈消，洁古以治能食而渴者。"

13. 脉浮发热，渴欲饮水，小便不利者，猪苓汤主之。

猪苓汤方

猪苓去皮　茯苓　阿胶　滑石　泽泻各一两

上五味，以水四升，先煮四味，取二升，去滓，内胶烊消，温服七合，日三服。

【诠解】

本条论述肺胃阴伤，小便不利的辨证论治。由于胃热阴伤不能润燥，肺热津伤不能通调水道，水气停留，水热互结，故脉浮发热，渴欲饮水，小便不利。

治以猪苓汤滋阴益血，渗利水湿。方中茯苓健脾生津，渗利水湿；阿胶补阴以生津，猪苓、泽泻、滑石利水清热。

【选注】

《金匮要略浅注补正》："此节猪苓汤证，是证发于肺经，肺主皮毛而先见发热，是肺有热也。肺热津不布，故渴欲饮也。外热上渴，肺既受伤，不能通调水道，因而水道不利，是先病肺之虚热也，但当滋肺经之虚热为主，故用阿胶与滑石。"

【病案举例】

某一女性患者，年30岁。发热，腰痛，尿道灼痛，尿急短赤，脉数，苔黄微腻质红，尿常规化验红细胞较多。乃下焦湿热，伤及阴络，气化失职，宜滋阴清热利湿，佐通阳凉血之品。

处方：猪苓 12 克，泽泻 12 克，白术 9 克，云茯苓 15 克，桂枝 9 克，阿胶 12 克（烊化兑服），滑石 12 克，甘草梢 6 克，生地 12 克，血余炭 9 克，地肤子 9 克，芍药 9 克。

服上方 5 剂后，热退，尿道灼热痛消失，腰痛已减，尿常规化验红细胞消失。（摘自《赵锡武治疗经验》第 36 页）

结语

本篇论述消渴的病因病机，有肺胃津伤、胃热及肾虚等方面。在辨证施治上提出：肾虚消渴，用肾气丸温暖肾阳；水湿痰饮内停的消渴，用五苓散温化水湿；阴虚燥热者，用文蛤散益阴制水；肺胃热盛者，用白虎加人参汤清热而补气津以止渴。

小便不利的辨证施治，因气化不行者，用五苓散温化水湿；肺胃热盛，水热互结者，用猪苓汤渗利水湿；上热下寒者，用栝楼瞿麦丸温阳行水，生津润燥；少腹瘀血者，用蒲灰散或滑石白鱼散消瘀利水；脾肾两虚者，用茯苓戎盐汤补虚利水。

淋病的辨证，可分为肾阴亏虚火旺和胃热伤津等，以上方剂可以辨证选用。

水气病脉证并治第十四

概说

本篇论述水气病和黄汗病的辨证论治。本篇共有条文32条，载方11首，包括有方无药1首、附方1首。篇中第1~4条、第6~12条阐述了水气病的分类、脉证、发病机理等；第13~17条阐述了五脏之水的证候；第18、21条指出水肿病的治疗原则，以及误治后的辨证和治法；第19、20条论血分病引起水肿的脉证、血分病与气分病的鉴别；第22、23条论风水的方证；第24、27条论皮水的方证；第5、25条论里水的方证；第26条则论正水、风水与虚胀的鉴别，以及正水与风水的方证；第28、29条论黄汗病的脉证和方药；第30~32条论气分病的发病机理、脉证、辨证和方药等。

水气病，即水肿病。水气病的病机主要是肺、脾、肾三脏的通调，运化和气化功能失调，而水湿停留，聚为水肿。水气病，是指水不化气，气不化津不行，聚而为肿的病证而言。治疗水气病大法有三，即发汗、利水、逐水，也就是《内经》的"开鬼门，洁净府"的治疗原则。水肿病有4种类型：风水、皮水、正水、石水。至于五脏水气，可列入正水、石水之类。

黄汗病的主证是汗液色黄，病机是湿郁在表，湿热交蒸所致，治疗以调和营卫为主。另外，本篇还论述了血分病和气分病，可与水气病鉴别。

1. 师曰：病有风水，有皮水，有正水，有石水，有黄汗。风水其脉自浮，外证骨节疼痛，恶风；皮水其脉亦浮，外证胕肿，按之没指，不恶风，其腹如鼓，不渴，当发其汗；正水其脉沉迟，外证自喘；石水其脉自沉，外证腹满不喘；黄汗其脉沉迟，身发热，胸满，四肢头面肿，久不愈，必致痈脓。

【诠解】

本条是论述风水、皮水、正水、石水、黄汗的症状和病机。水气病是水肿证的总称，细分起来，又有风水、皮水、正水、石水和黄汗五类，兹分如下：

风水，是由于风邪侵袭肌表，故脉浮而恶风。风邪使肺气不宣，不能通调水道而使水气停滞，留于体表、四肢、关节，故头面浮肿，而骨节疼痛。

皮水，是由于脾阳虚不能运化水湿，湿邪阻滞中焦，故腹满如鼓状。肺气虚则不能通调，以致水湿停滞皮中，故下肢踝部浮肿，按之没指，水性润下故也。脾阳虽虚而不甚，阳气尚能外达，水湿由里外溢，津液上承，故口不渴，而脉亦浮。虽无恶风等表证，但水湿有外溢之趋势，故因势利导，可发其汗，使水从皮肤排出，则皮水可立消。

正水，是由于脾肾阳虚，不能气化、蒸发水湿之邪，水停于里，故腹满，而脉沉迟。若水气外溢，则作浮肿。水气上逆而作喘。水在下则小便不利。盖水气之邪变动不居，而泛滥成灾，亦勿怪其然。

石水，是由于肾阳虚衰不能温化水湿，水气结于少腹，故腹满如石，脉沉。水聚于下，未及于肺，故不喘。若水气波及肝区，可见胁下胀痛。

黄汗，是由于脾阳虚不能运化水湿，水湿内郁，故其脉沉迟。湿郁化热，湿热流于肌肤，故身热，四肢头面肿。湿热入营，邪热郁蒸，汗出色黄，故名“黄汗”。湿热上蒸，肺气不畅，故胸中满闷。若本病日久不愈，湿热外蒸，郁滞不透，腐肉化脓，故可导致痈肿浸淫流脓。

【选注】

《金匮要略心典》：“风水，水为风激，因风而病水也。风伤皮毛，而湿流关节，故脉浮恶风而骨节疼痛也。皮水，水行皮中，内合肺气，故其脉亦浮，不兼风，故不恶风也。其腹如鼓，即《内经》鼜鼜然不坚之意。以其病在皮肤而不及肠脏，故外有胀形，而内无满喘也。水在皮者，宜从汗解，故曰当发其汗。正水，肾脏之水自盛也；石水，水之聚而不行者也。正水乘阳之虚而侵及上焦，故脉沉迟而喘；石水因阴之盛而结于少腹，故脉沉腹满而不喘也。黄汗，汗出沾衣如柏汁，得之湿热交病，而湿居热外，其盛于上而阳不行，则身热胸满，四肢头面肿，久则侵及于里而荣不通，则逆于肉理而为痈脓也。”

《金匮要略直解》：“风水与皮水相类属表，正水与石水相类属里；但风水恶风，皮水不恶风；正水自喘，石水不喘为异耳。”

2. 脉浮而洪，浮则为风，洪则为气。风气相搏，风强则为隐疹①，身体为痒，痒为泄风②，久为痂癞③；气强则为水，难以俯仰。风气相击，身体洪肿④，汗出乃愈，恶风则虚，此为风水；不恶风者，小便通利，上焦有寒，其口多涎，此为黄汗。

【词解】

①隐疹：即瘾疹，指风疹块遍及全身而痒痛之证。

②泄风：风热外泄于表，瘙痒不止的证名。

③痂癞：风热在表，搔痒不止，搔破结痂遍及全身，而如癞状。

④洪肿：洪，大水之称，指全身浮肿严重。

【诠解】

本条是论述风水的病机，以及风水为病的特点。风水卫气强是由于外感风邪而内有水气，故脉浮而洪。浮为风，故恶风；洪为热盛，故洪则为气。风气相搏，风强伤卫，则为瘾疹，而遍身瘙痒。风热燥血，则瘙痒不止，搔破结痂，遍及全身而形如癞；气强则卫受邪，而表闭气郁，不能行水，故身体洪肿，难以俯仰。本证由于风邪闭郁肌表，内热外蒸，水停为肿。故用发汗解表法，使风热与水皆从皮表排出。

黄汗，为脾虚不运化水湿，湿郁化热，侵入营分，热邪郁蒸而汗出色黄。无表证，故不恶风。下焦无病，故小便通利。肺脾虚，上焦不能敷布津液，故其口多涎。口多涎的病机，可体会为寒邪，又可体会为痰饮。夫肺脾者太阴也，肺脾之气羁绊而湿邪久留，此黄汗之所由也。

【选注】

《医宗金鉴》："六脉俱浮而洪，浮则为风，洪则为气。风气相搏之病，若风强于气，相搏为病，则偏于营，故为隐疹，身体为痒，痒者肌虚，为风邪外薄故也。名曰泄风，即今之风燥疮是也。故日久不愈，则成痂癞。痂癞，疥癣、疠癞之类是也。若气强于风，相搏为病，则偏于卫，故为水气，难以俯仰，即今之支饮喘满不得卧也。若风气两相强击为病，则为风水，故通身浮肿也。以上诸证皆属肌表，故当发汗，汗出乃愈也。风水无汗，当以越婢汤发汗，若汗出恶风则为表阳虚，故加附子也。若不恶风，小便通利，非表阳有寒，乃上焦有寒也。上焦有寒，惟兼病水者，则其人口内必多生涎沫也。"

3. 寸口脉沉滑者，中有水气，面目肿大，有热，名曰风水；视人之目窠①上微拥②，如蚕新卧起状，其颈脉③动，时时咳，按其手足上陷而不起者，风水。

【词解】

①目窠：即眼睑。

②微拥：即微肿。

③颈脉：指颈侧人迎动脉。

【诠解】

本条是论述风水的辨证。水气较甚的风水病，是由于肺中有水气，故寸口脉沉；又外感风邪，闭郁肺气，郁而化热，热动水生，脉则流利充实，故脉滑。水热上壅，聚于头面，故发热、面目肿大，目窠上微拥如蚕状，或像睡眠后刚起床之状，颈脉跳动。水气阻于肺，故时时咳嗽；水气溢于四肢，故手足肿，按之陷而不起。

本证为水气较甚的风水病，且有郁热，病势发展很快，应及早治疗。

【选注】

《金匮要略直解》："沉者就下之性，滑者流衍之象，故沉滑者中有水气也。面肿曰风，风郁于经则热，故面目肿大有热，名曰风水。《内经》曰：诸有水者，微肿先见于目下也。水者阴也，目下亦阴也，腹者至阴之所居，故水在腹者必使目下肿也。颈脉，人迎脉也，水邪干土，则颈脉动。水之本在肾，水之标在肺，故时时咳也。……以手按其腹，随手而起，此属水胀，如按水囊者，必随手而起。今风水搏于手足跗属肌肉之间，按而散之，猝不能聚，故陷下而不起也。"

4. 太阳病[①]，脉浮而紧，法当骨节疼痛，反不疼，身体反重而酸，其人不渴，汗出即愈，此为风水。恶寒者，此为极虚，发汗得之。渴而不恶寒者，此为皮水，身肿而冷，状如周痹[②]。胸中室，不能食，反聚痛，暮躁不得眠，此为黄汗，痛在骨节。咳而喘，不渴者，此为脾胀[③]，其状如肿，发汗即愈。然诸病此者，渴而下利，小便数者，皆不可发汗。

【词解】

①太阳病：指足太阳经表受邪。

②周痹：病名，痹之一种，其证疼痛偏于一侧，能上下游走，而左右则不移动为其特点。

③脾胀：应作肺胀。

【诠解】

本条是论述风水、皮水、黄汗、肺胀的辨证和治疗原则。风水病是由于肺气不能通调水道，内有水湿，又外感风寒，风寒闭塞，湿邪在于肌表，故脉浮而紧，身体重而酸，头面体表水肿。寒湿在肌表，未入关节，故骨节反而不疼。寒湿之病在肺与肌表，脾气尚能输布津液，故其人反不渴。此为风水，用发汗解表法，可去在表之风寒湿邪。发汗之后损伤阳气，阳气极虚，故恶寒。

皮水病是由于脾阳虚不能运化水湿，水湿阻滞于中，里水外溢，肺气通调无力，水湿留于皮中而为皮水。脾虚湿停，津液不能上承，故口渴。

此类皮水病在肺脾，故无表证。

黄汗病是由于脾虚不运，水湿郁而化热，湿热上蒸，气机不畅，故胸中窒息，暮躁不得眠。湿热上蒸郁于营分，欲透不透，故汗出色黄。汗出伤阳，故身冷；湿郁而身肿，聚而不行则痛，而状如周痹。脾气虚弱，故不能食。

肺胀是由于外感寒湿，闭塞肺气，寒水内动，故咳而喘息，口不渴。寒湿闭于肌表，故其形如肿，而骨节疼痛。用发汗解表法散风寒邪，宣通肺气，则诸证自愈。

以上风水、皮水、黄汗、肺胀证，症状虽有不同，但病机则同，所以都可用解表法治之。如果见渴而下利，小便频数，则为体内津液已伤，如再用汗法，则津液必然枯竭，故曰“皆不可发汗”。

【选注】

《金匮要略心典》：“太阳有寒，则脉紧骨疼；有湿则脉濡身重；有风则脉浮体酸，此明辨也。今得伤寒脉而骨节不疼，身体反重而酸，即非伤寒，乃风水外胜也。风水在表而非里，故不渴。风固当汗，水在表者亦宜汗，故曰汗出即愈；然必气盛而实者，汗之乃愈，不然则其表益虚，风水虽解，而恶寒转增矣。故曰恶寒者，此为极虚发汗得之。若其渴而不恶寒者，则非病风，而独病水，不在皮外，而在皮中，视风水为较深矣。其证身肿而冷，状如周痹。周痹为寒湿痹其阳，皮水为水气淫于肤也。胸中窒，不能食者，寒袭于外，而气窒于中也；反聚痛，暮躁不得眠者，热为寒郁，而寒甚于暮也。寒湿外淫，必流关节，故曰此为黄汗，痛在骨节也。其咳而喘不渴者，水寒伤肺，气攻于表，有如肿病，而实同皮水，故曰发汗则愈。然此诸病，若其人渴而下利，小便数者，则不可以水气当汗而概发之也。仲景叮咛之意，岂非虑人之津气先亡耶。”

5. 里水①者，一身面目黄肿②，其脉沉，小便不利，故令病水，假如小便自利，此亡津液，故令渴也，越婢加术汤主之。方见中风。

【词解】

①里水：水从里积而溢于外。

②黄肿：与皮水不同，其在皮内，色黄肿胀。

【诠解】

本条是论述脾肺气虚，内有郁热的辨证论治。由于脾胃虚弱，不能运化水湿，水停于里，故脉沉。肺气不宣，不能通调水道，下输膀胱，故小便不利。水湿既不能下行，又不能外达，郁滞化热，泛于肌表，故一身面目黄肿。

治宜越婢加术汤，宣肺健脾，利水清热。方中白术、甘草、生姜、大枣健脾化湿，调和营卫；麻黄宣肺通调水道，以利小便；石膏清泄郁热，以退黄肿。

“越婢加术汤主之”七字接“故令病水”句下，此为倒装句。假如小便自利，为肺气尚能通调水道而下输膀胱，汗多则伤液，此亡津液，故令渴也。治宜健脾运化水湿，输布津液为主，不宜再用越婢加术汤发汗，恐亡津液。

【选注】

《金匮要略心典》：“里水，水从里积，与风水不同，故其脉不浮而沉，而盛于内者必溢于外，故一身面目悉黄肿也。水病，小便当不利，今反自利，则津液消亡，水病已而渴病起矣。越婢加术是治其水，非治其渴也。以其身面悉肿，故取麻黄之发表；以其肿而且黄，知其湿中有热，故取石膏之清热，与白术之除湿。不然，则渴而小便利者，而顾犯不可发汗之戒耶？或云：此治小便利，黄肿未去者之法，越婢散肌表之水，白术止渴生津也，亦通。”

6. 趺阳脉[①]当伏，今反紧，本自有寒，疝瘕[②]，腹中痛，医反下之，下之即胸满短气。

【词解】

①趺阳脉：指足背太冲穴动脉，以候胃气安危。

②疝瘕：疝是睾丸痛连少腹，抽引急痛。瘕是腹中包块，或聚或散，没有固定形位。

【诠解】

本条论兼有宿痰而致水气的脉证。趺阳脉本不当伏，若因水气伏而脉亦当伏。今反紧，紧则为寒，此因其人有寒，疝瘕，腹中痛。医不温其寒，而反下之，阳气重伤，即胸满短气，而水病大作。

【选注】

《医宗金鉴》：“魏荔彤曰：趺阳有水邪则当伏，以胃阳为水湿阴寒所固闭，故阳明之脉不出也。今反紧，不惟水盛于里，而且寒盛于中矣。盖其人不止有水气之邪，而更兼平日有积寒疝瘕，腹中常常作痛，水邪中又兼寒邪也，医者不识其为阴寒，乃以为水邪可下，虽水下沉而寒邪上逆，故胸满气短矣。”

7. 趺阳脉当伏，今反数，本自有热，消谷，小便数，今反不利，此欲作[①]水。

【词解】

①欲作：待作，未作之意。

【诠解】

本条论述水气挟热，与上条水气挟寒互相对应。两条应对照分析，以加强辨证思维。趺阳胃脉本不当伏，今因水气内伏，故脉亦伏。若不伏而反数，为本自有热，热则消谷，而小便数多，此乃热迫津液偏渗，而大便则成燥。若其人小便反不利，则为热不化燥而下与水结，则为欲作“水气”之变。

【选注】

《医宗金鉴》：“魏荔彤曰：……此病趺阳脉当伏，今反数，为本自有热。然本自有热，则当消谷，小便数，大便坚，如伤寒胃实之证也。今小便反不利，则知为欲作水，与湿热之邪无疑也。”

8. 寸口脉浮而迟，浮脉则热，迟脉则潜[①]，热潜相搏，名曰沉[②]；趺阳脉浮而数，浮脉即热，数脉即止[③]，热止相搏，名曰伏[④]；沉伏相搏，名曰水；沉则络脉虚，伏则小便难，虚难相搏，水走皮肤，即为水矣。

【词解】

①潜：气潜于下。

②沉：元气沉而不举。

③止：水谷精微停止于中，不能运化。

④伏：潜伏不升。

【诠解】

本条是以脉象带病机，而论水气病发生之理。寸口脉浮而迟，浮为阳则主热，迟为阴则主潜。热而潜，则热有内伏之势而不能发于外，名曰沉；热而止，则热有留滞之象而不能运行，故曰伏；热留于内而不行，则水气因之而蓄，故曰：“沉伏相搏，名曰水。”热留于内，则气不外行而络脉虚；热止于中，则阳不化而小便难，以不化之水，而走不行之气，则水走皮肤，而成水肿。此条以潜、沉、伏、止以言水；以浮、数以言热。夫水与热结，而又小便不利，则水肿自可难免。此条为热而感水者张目。

【选注】

《金匮要略论注》：“此段论正水所成之由也。谓人身中健运不息，所以成云行雨施之用，故人之汗，以天地之雨名之，人之气，以天地之疾风名之。故寸口脉主上，犹之天道必下济而光明，故曰阴生于阳；趺阳脉主下，犹之地轴必上出而旋运，故曰卫气起于下焦。今寸口脉浮而迟，浮主热，乃又见迟，迟者元气潜于下也。既见热脉，又见潜脉，是热为虚热，而潜为真潜，故曰热潜相搏名曰沉，言其所下济之元气，沉而不复举也。今趺阳脉浮而数，浮主热，乃又见数，数者卫气止于下也。既见热脉，又见止脉，是于客气为热而真气为止，故曰热止相搏名曰伏，言其宜上出之卫气伏而不能升也。从上而下者，不返而终沉，从下而上者，停止而久伏，则旋运之气几乎熄矣，熄则阴水乘之，故曰沉伏相搏名曰水，见非止客水也。恐人不明沉伏之义，故又曰络脉者，阴精阳气所往来也。寸口阳气沉而在下，则络脉虚；小便者，水道之所从出也，趺阳真气止而在下，气有余即是火，火热甚，则小便难，于是上不能运其水，下不能出其水，又焉能禁水之胡行而乱走耶？故曰虚难相搏，水走皮肤，即为水矣。水者，即身中之阴气，合水饮而横溢也。沉伏二义，俱于浮脉见之，非真明天地升降阴阳之道者，其能道只字耶，此仲景所以为万世师也。”

9. 寸口脉弦而紧，弦则卫气不行，即恶寒，水不沾流[①]，走于肠间。少阴脉紧而沉，紧则为痛，沉则为水，小便即难。

【词解】

①水不沾流：指水不流溢。

【诠解】

本条是论水气的病机。水气病在将成未成之际，其脉在上寸口脉弦而紧。紧为寒，弦则卫气为寒邪所结而不行。卫气不行，则阳气无以肥腠理，司开关。今藩篱不固，因而恶寒；卫阳不行，则水液不沾，流走于肠间，遂横流于肌肤肢体为肿。此言水病之初成，责在卫阳之虚，以寸口主卫气也。总在寒从外得，阳气被抑，而生水气之证。若脉得诸沉，沉为水结，当责有水，若其人身肿重，则与脉沉相应，故小便难等为水已成。此言水病之既成责在肾阳，以少阴主水，肾阳虚则聚水而成肿也。

【选注】

《金匮要略直解》：“寸口以候表，弦紧为寒，寒则表气不行，不能以卫肌肤，故恶寒；气既不行，则水饮亦不宣，但走入肠间而为水。”

《金匮要略论注》：“此言水气已成，亦或于少阴脉见之也。少阴者，尺脉也。紧而沉，紧属寒，故主痛；沉为阴结，故属水。小便即难，言因肾病水而小便即为之不利，非小便难故成水病也。”

10. **脉得诸沉，当责有水，身体肿重，水病脉出[①]者死。**

【词解】

①脉出：水病应脉沉，如徒然暴出，反映真气离根，脱散于外。

【诠解】

本条是从脉象论述水气病的预后。沉为水脉，沉潜为水之象，主阴经之病，故当责有水，而身体肿重。若水病脉沉而陡然脉出，则脉证相反，为根气已散，故预后不良。

【选注】

《金匮要略心典》：“水为阴，阴盛故令脉沉。又水行皮肤，荣卫被遏，亦令脉沉。若水病而脉出，则真气反出邪水之上，根本脱离，而病气独盛，故死。出与浮迥异，浮者盛于上而弱于下，出则上有而下绝无也。”

11. **夫水病人，目下有卧蚕[①]，面目鲜泽[②]，脉伏，其人消渴，病水腹大，小便不利，其脉沉绝[③]者，有水，可下之。**

【词解】

①目下有卧蚕：形容下眼胞水肿的形状。

②鲜泽：新鲜而光亮。

③沉绝：脉沉之甚，而近于绝。

【诠解】

本条是辨水气脉证以及可下之法。病水之人，水盛而土弛，故目下有形如卧蚕而拥起。水之明亮，故面目鲜泽。沉为水脉，水阻气滞，故沉极则伏。水气为邪，必津液不布，故消渴能饮。水为有形之邪，聚于中则腹大，凡腹大而水无路，故小便必不利。水气如此之重，故脉沉绝。陈修园说：“诊其脉则为无阳，审其势则为有水。故可逐水，水势减轻，再议他法。”（《金匮要略浅注》）

【选注】

《金匮要略心典》：“目下有卧蚕者，目下微肿，如蚕之卧，经所谓水在腹者，必使目下肿也。水气足以润皮肤壅营卫，故面目鲜泽，且脉伏不起也。消渴者，阳气被郁而生热也。病水，因水而为病也。夫始因水病而生渴，继因消渴而益病水，于是腹大，小便不利，其脉沉绝，水气瘀壅而不行，脉道被遏而不出，其势亦太甚矣，故必下其水，以通其脉。”

12. 问曰：病下利后，渴饮水，小便不利，腹满因肿者，何也？答曰：此法当病水，若小便自利及汗出者，自当愈。

【诠解】

本条是论述下利后渴饮水而有两种转机。病因下利后而渴欲饮，若因津少者，饮水后，阴阳自和必自愈。若小便不利，则水有入而无出，积于腹中，而为腹满。腹既满矣，则水气横流，因而水肿。究其然者，以下利后而脾气伤，气伤则水不行，又因饮水过多，而无路可消，则势必然矣。若其人小便自利及汗出者，则三焦表里通达，则水何从而生。

【选注】

《金匮要略心典》："下利后阴亡无液，故渴欲饮水。而土虚无气，不能制水，则又小便不利，腹满因肿，知其将聚水为病矣。若小便利则从下通，汗出则从外泄，水虽聚而旋行，故病当愈。然其所以汗与利者，气内复而机自行也，岂辛散淡渗所能强责之哉。"

13. 心水者，其身重而少气，不得卧，烦而躁，其人阴肿。

【诠解】

以下诸条论述五脏水气为病，本条是论心水的辨证。由于寒水内停，水气上凌，困郁心阳，心火郁于上，故烦躁。心火耗伤心气，心气不足，寒湿有余，故身重短气，不得卧。寒水停于下焦，溢于肌表，心火不能下交于肾，水湿不去，故阴肿。

【选注】

《金匮要略心典》："心阳脏也，而水困之，其阳则弱，故身重而少气也。阴肿者，水气随心气下交于肾也。"

14. 肝水者，其腹大不能自转侧，胁下腹痛，时时津液微生①，小便续通②。

【词解】

①时时津液微生：口中常常生出一点津液。

②小便续通：小便有时不利，有时续通。

【诠解】

本条是论述肝水的辨证。由于寒水内停，水侵肝络，气机被阻，故胁下腹痛。肝之疏泄功能失常，肝气时而上冲，时而下降，水液随肝气上升，则时时津液微生；水液随肝气下降，则小便续通。肝病伤脾，不能运化水湿，所以腹部胀大。

【选注】

《金匮要略心典》:“肝病喜归脾,脾受肝之水而不行,则腹大不能转侧也。肝之腑在胁,而气连少腹,故胁下腹痛也。时时津液微生,小便续通者,肝喜冲逆而主疏泄,水液随之而上下也。”

15. 肺水者,其身肿,小便难,时时鸭溏[①]。

【词解】

①鸭溏:大便中水粪混杂,有如鸭溏,又称鹜溏。

【诠解】

本条是论述肺水的辨证。由于寒水内停,水迫于肺,肺气不行,不能通调水道,下输膀胱,故小便难。水溢肌表,故其身肿。水走大肠,故大便如鸭溏。

【选注】

《金匮要略论注》:“肺主气,以运于周身,病则正气不布,故身肿。小便必因气化而出,气不化故小便难;肺气病,则不能受脾气之上输,肺脾交困而鸭溏。鸭溏者,如鸭粪之清而不实也。”

16. 脾水者,其腹大,四肢苦重,津液不生,但苦少气,小便难。

【诠解】

本条是论述脾水的辨证。由于寒水内停,湿困脾胃,脾失转输之常,不能升清降浊,水湿聚于中,流于四肢,故其腹大,四肢苦重。脾为湿困,津液不生,气亦不足,故口渴,少气。脾不散精于肺,肺不通调水道以行决渎,故小便难。

【选注】

《金匮要略心典》:“脾主腹而气行四肢,脾受水气,则腹大四肢重。津气生于谷,谷气运于脾,脾湿不运,则津液不生而少气。小便难者,湿不行也。”

17. 肾水者,其腹大,脐肿,腰痛,不得溺,阴下湿如牛鼻上汗,其足逆冷,面反瘦。

【诠解】

本条是论述肾水的辨证。由于水寒盛于下,肾阳衰弱,不能温化水气,寒水增多,故其腹大,脐肿,腰痛。肾气不化,故不得溺,水气渗溢于前阴,故阴下冷湿,如牛鼻上汗。阳虚不温,故其足逆冷。肾阳虚不能温暖脾胃,不能上会于头面,故面反瘦。

【选注】

《金匮要略直解》:“肾者胃之关也,关门不利,故令聚水而生病,是有腹大脐肿之证也。腰者肾之外候,故令腰痛。膀胱者肾之府,故令不得溺也,以其不得溺则水气不得泄,浸渍于睾囊而为阴汗,流注于下焦而为足冷。夫肾为水脏,又被水邪,则上焦之气血随水性而下趋,故其人面反瘦,非若风水、里水之面目洪肿也。”

18. 师曰:**诸有水者,腰以下肿,当利小便;腰以上肿,当发汗乃愈。**

【诠解】

本条是论述水气病的治疗法则。腰以上肿,多因风寒湿邪侵于肌表,闭郁阳气,水湿停留而成。故治宜宣通肺气,发汗散邪,使肌表之水从汗液排出。腰以下肿,多因阳气衰弱不能化气,水液凝聚,溢于肌表而成。故治宜化气行水,渗利水湿,使腰以下之水从小便排出。

水之去路有二:在表者发汗,在里则专渗利,因势利导,使水气迅速而去。但临床所见,也有腰以上肿而渗于里,腰以下肿而溢于表,以致成为肺气不开,肾气不降,大气不转,发汗去其表邪,又要兼用渗利,使在里之水可以尽去;腰以下肿,既要渗利,又要兼开其肺,使上窍通而下窍利,则水气才能尽去。本条以发汗、利水为治水两大法门,以下又有温阳化气,健脾化湿,调和营卫,益气固表,行气散结,温经通阳等法,可称丰富多彩。

【选注】

《金匮要略心典》:“腰以下为阴,阴难得汗而易下泄,故当利小便;腰以上为阳,阳易外泄,故当发汗。各因其势而利导之也。”

19. 师曰:**寸口脉沉而迟,沉则为水,迟则为寒,寒水相搏,趺阳脉伏,水谷不化,脾气衰则鹜溏,胃气衰则身肿;少阳脉[①]卑[②],少阴脉[③]细,男子则小便不利,妇人则经水不通,经为血,血不利则为水,名曰血分[④]。**

【词解】

①少阳脉:此指手少阳三焦经的“和髎”穴。在耳门之前上方,于耳廓根前,鬓发后缘处动脉应手。另有一种注解:右手尺脉为卑阴中之少阳。

②卑:脉卑而弱,表示气血不足。

③少阴脉:指左手尺脉。

④血分:妇女月经先停止,然后发生水肿病的名称。

【诠解】

本条是论述水气病的病机，兼论妇人血不利的血分证。寸口脉以候肺气。由于肺之阳气虚弱，血脉运行不及，故寸口脉迟。肺气不能通调，水气逐渐凝聚，寒水内盛，阳气不能外达，故脉沉。阳虚水盛，溢于肌表形成水肿。

趺阳脉以候胃气，由于中阳衰微，故趺阳脉潜伏于里。脾胃衰弱则水谷不化，脾衰而清气不升，故为鹜溏；胃衰外寒，浊阴不降，故水湿外溢而为身肿。

少阳脉以候三焦，由于三焦气弱血少，故少阳脉卑。三焦决渎功能失常，男子则小便不利，可以发展成为水肿。

少阴脉以候肾。由于妇人下焦寒邪凝结，脉道壅塞，故脉细。寒邪客于胞门，血寒而凝，故女子经水不通。月经的来源是血，血行不利，渗出脉外而为水，月经不调可以形成水气病，故名曰“血分”。

【选注】

《金匮要略直解》：“沉为水，迟为寒，水寒相搏，则土败矣，是以胃之趺阳脉则伏，脾之水谷则不磨，脾衰则寒内着而为鹜溏，胃衰则水外溢而为身肿也。少阳者三焦也。《内经》曰：三焦者，决渎之官，水道出焉。今少阳脉卑，则不能决渎矣，在男子则小便不利。少阴者肾也，《中藏经》曰：肾者……女子以包血，以其与冲脉并行，今少阴脉细，则寒气客于胞门矣。在妇人则经水不通。经虽为血，其体则水，况水病而血不行，其血亦化为水，故名曰血分。”

20. 问曰：病有血分、水分，何也？师曰：经水前断，后病水，名曰血分，此病难治；先病水，后经水断，名曰水分，此病易治。何以故，去水，其经自下。

【诠解】

本条是论述因经水断而病的“血分”和因水而病及血的“水分”。所谓血分，是由于经水前断，经血渗出脉外而为水。经水先断的原因：一为血脉壅塞不通，经水渗而为水，水湿外溢，身体四肢皆肿。二为脾胃亏损，不能运化水谷精微，血少而为经闭，水停而为水气。因血而病为水气，属瘀血者难化，属血虚者难补，故曰“此病难治”。

所谓水分，是由于先病水肿，水湿壅闭，经脉不畅，后经水断。治宜行水散湿，水去则经自通，其病可愈，故曰“此病易治”。

【选注】

《张氏医通》:“妇人经水先断,后至四肢浮肿,小便不通,通身皆肿,此血化为水,名曰血分。此病乃七情乖违,脾胃亏损不能统摄而成,最为难治,日用归脾汤下椒仁丸一丸,药虽峻厉数日当效,畏而不用,有养病害身之患。若先小便不利,后至身面浮肿,经水不通者,血为水败也,名曰水分。用归脾汤送葶苈丸七丸。”

21. 问曰:病者苦水①,面目身体四肢皆肿,小便不利,脉之②不言水,反言胸中痛,气上冲咽,状如炙肉,当微咳喘。审如③师言,其脉何类?

师曰:寸口脉沉而紧;沉为水,紧为寒,沉紧相搏,结在关元④,始时当微,年盛不觉。阳衰之后,荣卫相干,阳损阴盛,结寒微动,肾气上冲,喉咽塞噎,胁下急痛。医以为留饮而大下之,气击⑤不去,其病不除,后重吐之。

胃家虚烦,咽燥欲饮水,小便不利,水谷不化,面目手足浮肿;又与葶苈丸下水,当时如小差。

食饮过度,肿复如前,胸胁苦痛,象若奔豚,其水扬溢,则浮咳⑥喘逆。当先攻击冲气令止,乃治咳,咳止,其喘自差。先治新病,病当在后。

【词解】

①苦水:苦,指程度重;水,指水气病。

②脉之:诊病人之脉。

③审如:审,是深入的观察;如,是确实如此。

④关元:指脐下三寸部位。

⑤气击:肾气向上冲击。

⑥浮咳:水气上浮入肺而咳。

【诠解】

本条是论述水气病的传变和辨证论治。有的水气病人面目身体四肢水肿,小便不利。老师诊脉之后,不谈水气,却说病人有胸中痛,气上冲咽,咽中感觉如有炙肉,有轻微咳喘。学生经过深入的观察,确实如此,老师怎样从脉象判断出来的?老师的判断如下:

由于寒水早已结于关元,有寒故脉紧,有水故脉沉。年轻阳气盛,寒水微弱,故不觉。中年之后,肾阳衰弱,寒水已盛,阴寒闭塞,营卫不通,寒水动而向上,又随肾气上冲,故见喉咽塞噎,胁下急痛。医生误认为是留饮病而用下法,结果上冲之气既不能降,寒水又不能除。医生若用温暖肾阳，驱散寒水之法，则病无不去；医生又用吐法，损伤脾胃，胃阴虚少，故虚热而烦，咽燥欲饮水。脾胃气虚，运化失职，故水谷不化，小便不利。水气内停，故面目手足浮肿。医生没有料到冲气欲作之势，不知脾肾阳虚不能气化以制水本，只知水气内停，用葶苈丸下水，水肿稍见消退；若稍有不慎，如食饮过度，损伤脾胃，水气又起，故肿复如前。积水扬溢，随肾气上冲，水泛胸间，故胸胁苦痛。水气随冲气升浮入肺，故咳嗽喘逆。

本证治疗应分两步：第一阶段先治新病。因冲气较急，故当先降其冲气，冲气平复，治咳嗽喘逆，咳喘平息之后，再治痼疾。第二阶段，既要温暖肾阳，驱散寒水，又要健脾益胃，恢复运化之职。本条说明，老师认识疾病，既从现在的脉证来认识，又从疾病的形成过程和误治后的变化，深刻的认识疾病。这样才能确定正确的治疗原则和阶段性的处理方法。

【选注】

《金匮要略心典》："此水气先得，而冲气后发之证，面目肢体俱肿，咽喉塞噎，胸胁满痛，有似留饮，而实挟冲气也。冲气宜温降，不宜攻下，下之亦未必去，故曰气系不去，其病不除。医乃不知，而复吐之，胃气重伤，胃液因尽，故咽燥欲饮水，而小便不利，水谷不化，且聚水而成病也，是当养胃气以行水，不宜径下其水。水虽下，终必复聚，故暂差而寻复如前也。水聚于中，气冲于下，其水扬溢，上及肺位，则咳且喘逆，是不可攻其水，当先止其冲气。冲气既止，然后水气可去，水去则咳与喘逆俱去矣。先治新病，病当在后者，谓先治其冲气，而后治其水气也。"

《医门法律》："阳衰之后，结寒之邪发而上冲，医不治其冲气，妄吐下之，遂损其腐熟水谷传化津液之胃，于是渴而饮水，小便不利。至积水四射，冲气乘虚愈击，尚可漫然治其水乎？故必先治冲气之本，冲气止，肾气平，则诸证自瘥。未瘥者各随所宜，补阳泻阴，行水实胃，疏通关元之积寒久痹可也。"

22. 风水脉浮，身重，汗出恶风者，防己黄芪汤主之，腹痛者加芍药。

防己黄芪汤方。方见湿病中。

【诠解】

本条是论述风水表虚的证治。由于风邪侵袭肌表，故脉浮。卫气虚不能固表，则汗出恶风。营卫涩滞，水道不利，水留分肉则身重。

治以防己黄芪汤，疏风益卫，利湿而健脾行水。方中防己散风邪，通腠理；黄芪补卫气，温分肉；白术健脾行湿；生姜散风湿；甘草、大枣调和营卫。腹痛者，为肝脾之血脉不和，故加芍药以调和肝脾。

【选注】

《金匮玉函经二注》："脉浮表也，汗出恶风，表之虚也；身重，水客分肉也。防已疗风肿，水肿，通腠理；黄芪温分肉，补卫虚；白术治皮风止汗；甘草和药益土；生姜、大枣辛甘发散。腹痛者，阴阳气塞，不得升降，故加芍药收阴。"

【病案举例】

刘某，女，56 岁，工人，于 1978 年 11 月 14 日就诊。

患者有 10 余年的肾炎病史，近日因劳累过度复发。其面色㿠白，精神萎靡，头目昏晕，颜面浮肿，腰酸尿少。舌质淡，苔薄白，脉细无力。检查：慢性病容，营养不良，血压 160/100 毫米汞柱，心肺无异常，肝脾未触及，肾区有叩击痛。尿常规：蛋白（++），白细胞（+），颗粒管型（+），酚红试验 50%。诊为慢性肾炎。

此属脾肾两虚，水湿不化，聚而成肿，治以防已黄芪汤加味：

汉防已、白术、仙灵脾各 12 克，黄芪、菟丝子、熟地、泽泻各 15 克，红枣、白茅根、怀牛膝各 30 克，甘草 5 克。

服 7 剂后，浮肿已退。前方去泽泻，加杜仲 12 克，又服 10 剂后，诸恙均减。遂用左归丸每日服 15 克，黄芪粉每日口服 6 克。

2 个月后，症状消失，血压、尿常规、酚红试验均正常，随访至今未复发。［沈敏南．防已黄芪汤的临床运用［J］．吉林中医药，1981（2）：18-20.］

23. 风水，恶风，一身悉肿，脉浮，不渴，续自汗出，无大热，越婢汤主之。

越婢汤方

麻黄六两　石膏半斤　生姜三两　甘草二两　大枣十五枚

上五味，以水六升，先煮麻黄，去上沫，内诸药，煮取三升，分温三服。恶风者，加附子一枚，炮。

风水，加术四两《古今录验》。

【诠解】

本条是论述风水挟热的证治。由于风邪袭于肌表，故恶风。肺的治节不利，决渎失司，水溢皮肤，故一身悉肿。风客于表，气血向外，故脉浮。病在表，故不渴。风性疏泄，汗出则阳郁不甚，故无大热。

治以越婢汤，发散风湿，清解郁热。方中麻黄、生姜发越阳气，宣散水湿；石膏清解郁热；甘草、大枣调和脾胃荣卫。恶风者，为卫阳虚，则加附子温之；风水，加白术补脾以化湿。

【选注】

《金匮要略编注》："此风多水少之证也。风多伤表，外应肌肉，内连及胃，故恶风一身悉肿。胃气热蒸，其机外向，不渴而续自汗出。无大热者，则知表有微热而为实也。故以麻黄通阳气而散表；石膏入胃，能治气强壅逆风化之热；甘草、姜、枣以和荣卫。若恶风者，阳弱而为卫虚，故加附子。"

24. 皮水为病，四肢肿，水气在皮肤中，四肢聂聂①动者，防己茯苓汤主之。

防己茯苓汤方

防己三两　黄芪三两　桂枝三两　茯苓六两　甘草二两

上五味，以水六升，煮取二升，分温三服。

【词解】

①聂聂：如树叶被风吹动之状，这里形容微微抽动。

【诠解】

本条是论述皮水气虚的证治。由于脾阳虚弱，水湿内停，里水外溢。肺气不足，通调无力，水湿在皮中停滞，故四肢肿，按之没指。水湿壅遏卫气，气行逐水，水气欲行不行，则四肢聂聂动。

治宜防己茯苓汤，健脾益肺，行水利湿。方中防己、茯苓通行皮表，渗湿利水，导水下行；黄芪、桂枝益气温阳，以助行水化水之力；甘草配黄芪、茯苓，健脾益肺，恢复运化通调之功。

【选注】

《金匮要略心典》："皮中水气，浸淫四末，而壅遏卫气，气水相逐，则四肢聂聂动也。防己、茯苓善驱水气，桂枝得茯苓，则不发表而反行水，且合黄芪、甘草，助表中之气，以行防己、茯苓之力也。"

《金匮要略编注》："此邪在皮肤而肿也，风入于卫，阳气虚滞，则四肢肿。经谓结阳者肿四肢，即皮水也。皮毛气虚受风而肿，所谓水气在皮肤中，邪正相搏，风虚内鼓，故四肢聂聂动，是因表虚也。"

25. 里水[①],越婢加术汤主之,甘草麻黄汤亦主之。

越婢加术汤方 见上。于内加白术四两,又见中风中。

甘草麻黄汤方

甘草二两 麻黄四两

上二味,以水五升,先煮麻黄,去上沫,内甘草,煮取三升,温服一升,重复汗出,不汗再服,慎风寒。

【词解】

①里水:即前述一身面目黄肿、脉沉、小便不利之证。

【诠解】

本条是论述里水一证两方的治法。里水是由于脾阳虚不能运化水湿,肺气虚不能通调水道,水湿停留,泛于肌表而成。水湿郁滞化热,一身面目黄肿者,可用越婢加术汤健脾宣肺而清郁热。若水湿停于肌表,无热而身肿者,可用甘草麻黄汤,内助脾气,外散水湿,使腰以上之肌表寒水从汗而去。

【选注】

《医宗金鉴》:"皮水表虚有汗者,防己茯苓汤固所宜也;若表实无汗有热者,则当用越婢加术汤;无热者,则当用甘草麻黄汤发其汗,使水外从皮去也。"

《金匮要略浅注》:"一身面目黄肿,谓之里水,乃风水深入肌肉,非脏腑之表里也。腠实无汗,胃热向内,欲迅除其热,越婢加术汤主之;欲迅发其汗,甘草麻黄汤亦主之。"

26. 水之为病,其脉沉小,属少阴。浮者为风;无水,虚胀者为气。水,发其汗即已。脉沉者宜麻黄附子汤,浮者宜杏子汤。

麻黄附子汤方

麻黄三两 甘草二两 附子一枚,炮

上三味,以水七升,先煮麻黄,去上沫,内诸药,煮取二升半,温服八分,日三服。

杏子汤方 未见。恐是麻黄杏仁甘草石膏汤。

【诠解】

本条是论述正水、风水与虚胀的鉴别,以及正水与风水的治法。正水病由于少阴肾阳不足,不能温化水气,水气停蓄于中,故腹满。水气上逆于肺,故喘息。肾阳不足,故脉沉小。治宜麻黄附子汤。方中麻黄宣肺发汗,祛水平喘;甘草健脾制水,附子温阳化湿。

风水病由于风邪侵袭肌表，故脉浮而恶风。肺失通调之职，水湿停滞，留于体表四肢关节，故头面浮肿，骨节疼痛。治以杏子汤。方中麻黄开宣肺气，散风湿；杏仁开肺气，利水湿；甘草和中。

虚胀病由于肺气郁而不行，气郁而胀。虚胀病无水而有气，故治以补肺行气。

【选注】

《金匮要略心典》："水气脉沉小者属少阴，言肾水也；脉浮者为风，即风水也。其无水而虚胀者，则为气病而非水病矣。气病不可发汗，水病发其汗则已。然而发汗之法，亦自不同。少阴则当温其经，风水即当通其肺，故曰脉沉者宜麻黄附子汤，脉浮者宜杏子汤。沉谓少阴，浮谓风也。"

27. 厥而皮水者，蒲灰散主之。方见消渴中。

【诠解】

本条是论述内有郁热，阳气不达四肢的辨证论治。由于脾肺气虚，不行津液，故渴。湿热内郁，水气行于皮中，则不恶寒，身肿而冷，状如周痹。水在皮中，痹阻阳气，阳气不达于四肢，故手足厥冷。

治以蒲灰散利水通阳。方中滑石利水泻郁热，郁热一去，阳气可行；生蒲黄炒黑，行瘀通络，利水消肿，阳气通达，诸证可愈。

【选注】

《金匮要略方论本义》："厥而皮水者，厥为阳虚阴盛之证，但在皮水中，则非宗阳内虚之证，而乃卫阳外虚之厥也。皮之水邪既盛，必溢于四肢，周身之卫气凝滞不行矣，故令得厥，非必里阳已微，方见厥逆也。此厥之因水而成者，治其水而厥可愈。主之以蒲灰散，祛水即用利水之法，水去而卫气得行于皮肤，四肢可以回温而厥亦已矣。"

28. 问曰：黄汗之为病，身体肿一作重，发热汗出而渴，状如风水，汗沾衣，色正黄如檗汁，脉自沉，何从得之？师曰：以汗出入水中浴，水从汗孔入得之，宜芪芍桂酒汤主之。

黄芪芍药桂枝苦酒汤方

黄芪五两　芍药三两　桂枝三两

上三味，以苦酒[①]一升，水七升，相和煮取三升，温服一升，当心烦，服至六七日乃解。若心烦不止者，以苦酒阻故也。一方用美酒醯[②]代苦酒。

【词解】

①苦酒：即醋。

②醯：酸味之汁液。

【诠解】

本条是论述黄汗病的辨证论治。由于汗出入水中，寒水从汗孔侵入，郁遏汗液，水湿留于肌肉经脉，阻碍营卫的运行，卫郁不能行水，故全身水肿；营郁而热，积热成黄，湿热外蒸，故发热，汗出，汗沾衣，色正黄如柏汁。气不化津，故口渴。卫阳不利，故脉沉。治以芪芍桂酒汤，调和营卫，畅达气血。方中桂枝温化通行肌表水湿；生黄芪温行卫阳，补益脾肺之气；芍药清营血之热，行营血之郁；苦酒泄营中郁热。

【选注】

《金匮要略方论本义》："以汗出入水中浴，水从汗孔入得之，是寒湿伤于血分，而非风邪伤于气分也。汗属血，为水湿之寒邪所郁，则内变热而色黄，如《伤寒论》所言：湿热内瘀则发黄也。然彼湿热内瘀，又不专在血分，其湿热内瘀者里分也，而发黄者表分也，在里则气血兼有，而在表必营卫兼有也。今黄汗之证，专在血分，故汗出之色黄而身不黄，又与发黄之证不同也；更与风水、皮水，风寒外感之气分大不同也。仲景主之以芪芍桂酒汤，用黄芪补气固表；芍药、苦酒治在血分，引桂枝入营驱其水湿之邪。一方而专血分兼表里，其义备矣。服后心烦，仍服勿疑，以苦酒湿热，未免与湿邪相阻，然非此无以入血而驱邪。所谓从治之法也。至六七日湿邪渐除，苦酒之湿无所阻，而心烦自止矣。"

【病案举例】

周某，女，48岁，邹平县社员，1979年6月初诊。去年深秋，劳动结束后，在小河中洗澡，受凉后引起全身发黄浮肿，为凹陷性，四肢无力，两小腿发凉怕冷，上身出汗，下身不出汗，汗发黄，内衣汗浸后呈淡黄色，腰部经常串痛，烦躁，下午低热，小便不利。检查：肝脾未触及，心肺听诊无异常，血、尿常规化验正常，黄疸指数4单位，蛋白电泳：白蛋白47.8、$\alpha_1$6.4、$\alpha_2$7.8、β14、γ24，脉沉紧，舌苔薄白。

服芪桂芍苦酒汤：黄芪30克，桂枝18克，白芍18克。水2茶杯，米醋半茶杯，头煎煮取1杯；二煎时加水2杯，煮取1杯；头煎液和二煎液合在一起，分为2份，早晚各1份。

共服6剂，全身浮肿消退。皮肤颜色转正常，纳增。疗后未复查蛋白电泳。[刘景祺．黄汗三例[J]．山东中医学院学报，1980(2)：55-56.]

29. 黄汗之病，两胫自冷，假令发热，此属历节；食已汗出，又身常暮卧盗汗出者，此荣气[①]也；若汗出已，反发热者，久久其身必甲错；发热不止者，必生恶疮[②]；若身重汗出已，辄轻者，久久必身瞤[③]，瞤即胸中痛，又从腰以上必汗出，下无汗，腰髋弛痛[④]，如有物在皮中状，剧者不能食，身疼重，烦躁，小便不利，此为黄汗，桂枝加黄芪汤主之。

桂枝加黄芪汤方

桂枝　芍药各二两　甘草二两　生姜三两　大枣十二枚　黄芪二两

上六味，以水八升，煮取三升，温服一升，须臾，饮热稀粥一升余，以助药力，温复取微汗，若不汗更服。

【词解】

①荣气：指劳病热在荣分。

②恶疮：即痈脓。

③身瞤：身体瞤动。

④腰髋弛痛：腰髋部无力而疼痛。

【诠解】

本条是论述黄汗病的证治，以及黄汗病与历节病、荣气病的鉴别。“假令发热，此属历节”，说明历节病是由于风寒湿邪侵入机体，遍历关节，湿邪化热，流入关节，故历节病者身热、两足亦热。“食已汗出，又身常暮卧盗汗出者，此荣气也。”说明荣气病是由于气虚表不能固，食后微热则汗出，或阴虚内热而外蒸，常暮卧盗汗出。

黄汗病，是由于汗出阳气外发，营阴外泄，营卫不和之时，水气乘虚侵入，阴湿积于下焦，卫阳虚弱，故两胫自冷，腰以下无汗，腰髋弛痛，如有物在皮中状，身疼而重。阳气虚弱，不能温脾，故剧者不能食。不能温阳化气，故小便不利。心火不能下交，独居于上，心火蒸腾，故发热，烦躁，腰以上汗出。若阳气太盛，汗出已反发热者，必然耗损营血，不能濡养皮肤，故其身必甲错。热郁肌肉，腐肉化脓，则生恶疮。若汗出后，湿热减轻，阳气亦虚，待阳气恢复，欲行水气，水气欲行不行，故必身瞤动。上焦湿气不行，下焦阴湿闭塞，气机不畅，故胸中疼痛。

本证为阴湿积于下焦，湿热壅于上焦，荣卫之气不能循行上下，阳火独壅于上，积热成黄，故为黄汗病。

治以桂枝加黄芪汤，调和营卫。方中桂枝温阳行水；芍药泄心火，敛阴气；桂枝、芍药调和阴阳，升下焦阳气以散寒湿，寒湿一去，心火下交于肾，上下交通，内外畅达；黄芪伸展阳气，固表敛阴；生姜、大枣、甘草调和营卫；饮热稀粥以助药力，取微微汗出，湿邪渐渐散去。

【选注】

《金匮玉函经二注》："黄汗病由阴阳水火不既济，阴阳者，荣卫之主，荣卫者，阴阳之用，阴阳不既济，而荣卫亦不循行上下，阳火独壅于上为黄汗，阴水独积于下致两胫冷。"

《张氏医通》："黄汗皆由营气不和，水气乘虚袭人，所以有发热汗出，身体重痛，皮肤甲错，肌肉瞤动等证。至于胫冷髋弛，腰下无汗，《内经》所谓身半以下，湿中之也。脉沉迟者，水湿之气渗于经脉，而显迟滞不行之状，证虽多歧，观其所治，咸以桂芍和营救邪，即兼黄芪司开合之权，杜邪气复入之路也。按：仲景于瘀热壅泄之候，每云甲错，即肌若鱼鳞之状，故发热不止，则瘀热溃腐而为恶疮。每言身瞤乃经脉动惕之兆，故发汗不已，则营气内乏，而胸中痛也。"

30. 师曰：寸口脉迟而涩，迟则为寒，涩为血不足；趺阳脉微而迟，微则为气，迟则为寒，寒气不足，则手足逆冷，手足逆冷，则荣卫不利，荣卫不利，则腹满胁鸣相逐；气转膀胱，荣卫俱劳；阳气不通，即身冷，阴气不通即骨疼；阳前通则恶寒，阴前通则痹不仁，阴阳相得，其气乃行，大气[①]一转，其气乃散，实则矢气，虚则遗溺，名曰气分[②]。

【词解】

①大气：指宗气而言。

②气分：寒邪病于气分。

【诠解】

本条是论述气分病的病机和症状，而与血分病对比发明。由于脾胃虚寒，则趺阳脉微而迟。脾阳不暖四肢，则手足逆冷。脾胃虚寒，营卫无源，血寒而少，则寸口脉迟而涩。脾阳虚，血涩少，荣卫不利，寒积中焦不散，则腹满肠鸣相逐，夫肠实便燥则矢气。今营卫劳损俱甚，寒气传于下焦膀胱，与气虚不能收涩，则遗溺。阴寒积于下焦，阳气不通，则身冷，恶寒；阴血不行，则骨节疼痛，肌肤麻痹不仁。

本条所论气寒则凝而不通，因脾胃虚寒则荣卫不利。中焦寒气转甚，可传于下焦，传于肌肉、骨节。治疗原则是温通阳气，补益阴血，使阴阳相得，其气乃行，水谷之气积于胸中者，名曰大气，一旦转流全身，其阴寒之气可以消散，则气分之病可愈。

【选注】

《医宗金鉴》："寸口脉迟为寒，脉涩少血；趺阳脉微乏气，迟亦为寒，是则气血俱虚，为寒气所干，营卫不利，阴阳不通，故身寒骨痛，手足逆冷，腹满肠鸣，恶寒麻痹，矢气遗溺也。此气血俱虚，寒气内客之气胀，故曰气分。"

31. 气分，心下坚，大如盘，边如旋杯①，水饮所作，桂枝去芍加麻辛附子汤主之。

桂枝去芍药加麻黄细辛附子汤方

桂枝三两　生姜三两　甘草二两　大枣十二枚　麻黄　细辛各二两　附子一枚，炮

上七味，以水七升，煮麻黄，去上沫，内诸药，煮取二升，分温三服，当汗出，如虫行皮中即愈。

【词解】

①旋杯：即圆杯。

【诠解】

本条是论述心肾阳虚气分病的证治。由于心阳不足，肾阳微弱，阳虚不能温化，心阳不能下，肾阳不得升，阴寒水饮凝聚，积留胃中，则胃脘痞结而坚，以手触之则如盘如杯。阴寒聚于中，常见腹满肠鸣。阳虚不能温暖，常见手足逆冷，身冷，骨节疼痛。

治以桂枝去芍药加麻黄细辛附子汤，温阳散寒，通利气机。方中桂枝温通心阳，温化水湿；附子温暖肾阳，蒸化水气；细辛温经散寒，消散水饮；麻黄宣通肺气，通畅水道；生姜、甘草、大枣温脾和胃，调和营卫。服温药取汗，气机调畅，寒水消散，诸证可除。

【选注】

《金匮要略浅注补正》："此证是心肾不交病，上不能降，下不能升，日积月累，如针石之难破。方中用麻黄、桂枝、生姜以攻其上；附子、细辛以攻其下；甘草、大枣补中焦以运其气。庶上下之气交通，而病可愈，所谓大气一转，其结乃散了。"

32. 心下坚，大如盘，边如旋盘，水饮所作，枳术汤主之。

枳术汤方

枳实七枚　白术二两

上二味，以水五升，煮取三升，分温三服，腹中软，即当散也。

【诠解】

本条是论述脾胃虚弱的气分病证治。由于脾胃虚弱，不能升清降浊，阴寒水饮结聚，留于胃中，故心下坚，大如圆盘。

治宜枳术汤健中消痞。方中白术健中，升清降浊，消散寒水；枳实行气泄水，消坚散痞。

【选注】

《金匮玉函经二注》："心下，胃上脘也。胃气弱则所饮之水入而不消，痞结而坚，必强其胃乃可消痞。白术健脾强胃；枳实善消心下痞，逐停水，散滞血。"

【病案举例】

张某，男，51岁，干部。1980年5月初诊。胃脘痞满时痛四五年，饮食后加剧，大便时干时溏，经西安市某医院X线检查诊断为胃下垂（低于髂联线7~8厘米），脉缓弱，左关脉弦缓，苔白润，乃脾虚水停所致。拟健脾行水消痞，以枳实汤加味：

枳实20克，白术20克，川厚朴10克，青皮10克，砂仁5克，甘草5克，广木香5克。

在此方基础上加减服药3个多月，共服药40余剂，于1980年9月再次做X线钡餐透视，胃下极已上升至髂联线以上，胃脘痞满痛也基本消失。[武长春．白术在《伤寒杂病论》中的配伍及应用[J]．陕西中医，1981(3)：42-44.]

附方

《外台》防己黄芪汤　治风水，脉浮为在表，其人或头汗出，表无他病，病者但下重，从腰以上为和，腰以下当肿及阴，难以屈伸。方见风湿中。

【诠解】

本方是论述风水在下的证治。由于下焦阳气不振，外感风湿，风水下重上轻。心阳不能向下而郁蒸于上，故脉浮，头汗出。头汗出则腰以上风水病和缓。凡水下重，湿从下起，上溢于腹，故腰下沉重，水肿，阴部亦肿，难以屈伸。

本证上轻下重，上有郁热，下有寒水，风少湿多，故用防己黄芪汤，益气除湿，调和营卫。方中防己宣通肺气，通调水道，降气泄火，水去火降，上下皆和；黄芪强卫固表，使汗孔开合正常，可止头汗，可泄水气；黄芪配防己，益气行水，行在下肌表之水气；白术健脾化湿，使脾胃升降得宜，配黄芪而升清阳，合防己而降浊阴；甘草健中化湿，调肺气输布津液；生姜走窜，温阳行水，消散水气，通阳助卫；大枣安中，补脾益阴，生化气血，入血和营，姜枣相配在内调和脾胃，在外和其营卫。

【选注】

《金匮要略编注》："此乃湿从下受，湿多风少，故用黄芪实表，使水不得上溢；以防己驱除风湿；术草健脾，姜枣以宣营卫，俾营卫和而湿自除矣。"

结语

本篇详细地论述水气病的病因、病机和辨证论治。水肿形成的机理，是由于肾阳虚不能气化，脾气虚不能运化，肺气虚不能通调，以致水湿之邪不得消散而停聚为病。

水气病的辨证论治，腰以上肿，可用发汗等方法；腰以下肿，可用利小便等方法，因势利导为其基本治则。因水气停聚部位不同，可分风水、皮水、正水、石水。风水的治疗，若属风水表气已虚的，可用防己黄芪汤益气散湿，健脾行水；风水挟热，可用越婢汤发散风湿，清解郁热；风邪侵袭肌表，有脉浮等表证的风水，可用杏子汤解表开肺，利湿和中。皮水的治疗，若属皮水气虚的，可用防己茯苓汤，健脾益肺，行水利尿；皮水内有郁热，阳气不达四肢，可用蒲灰散；里水气虚郁热者，可用越婢加术汤，健脾利肺，清泄郁热；里水无热者，甘草麻黄汤补中宣肺。正水的治疗，属阳虚不温的，可用麻黄附子汤，温阳健脾，宣通肺气。石水的治疗，虽无方药，但辨证明确，选用温暖脾肾，疏通肝络之方即可。

黄汗病因湿热郁于心营，积热成黄，汗出色黄而得名。若属水寒郁卫，营分有热的黄汗病，可用芪芍桂酒汤调和营卫，畅达气血；若属阴寒积于下，阳火郁于心而成的黄汗病，可用桂枝加黄芪汤调和营卫，交通上下。黄汗病的治疗，既要以温药调和，又要以黄芪强其卫气。

气分病因阳气虚弱，气机不畅，阴寒结聚，水留胃中而成。若属心肾阳虚，不得升降者，可用桂枝去芍药加麻辛附子汤，温阳散寒，通利气机；若属脾胃虚弱，升降失常者，可用枳术汤健中消痞。

黄疸病脉证并治第十五

概说

本篇论述黄疸病的辨证论治。篇中共有条文22条，载方8首，包括附方2首。其中第1~10条论述了黄疸病的病因、病理、证候、分类、辨证和治则；第11、12条论黄疸病的预后情况和治疗难易；第13~22条阐述了黄疸病的治疗和方药。

黄疸病是以面目一身黄染，尿色赤黄，或大便灰白为主证。黄疸病又分为湿热发黄、寒湿发黄，以及脉浮而黄、火劫而黄、燥结而黄、女劳而黄，以及虚劳发黄等等。其中以湿热蕴结，胆汁失常所发生的黄疸，临床较为常见。

根据黄疸不同的发病原因和证候，本篇又分有谷疸、酒疸、女劳疸之名。谷疸，是由脾胃湿热郁蒸，或寒湿郁结所致。酒疸，是因饮酒过度，酒湿内蕴所引起。女劳疸，则是肾劳热在阴分所致。

在治疗方面，有解表发汗，通利小便，清泻湿热，润燥滋血，调补脾胃的各种方法。

1. 寸口脉①浮而缓，浮则为风，缓则为痹，痹非中风②；四肢苦烦，脾色必黄，瘀热以行。

【词解】

①寸口脉：在这里包括两手寸关尺而言。

②痹非中风：痹是瘀阻不通的病机，而非中风不遂之证。

【诠解】

本条是论述黄疸病的发病机理。脉浮则为风，当作有热理解。缓则为痹，当作有湿理解。湿热相合，痹郁于脾，脾主四肢，故四肢苦于热烦。脾土也，土色为黄，故湿热外现，一身尽黄，乃瘀阻之热所致，故曰“瘀热以行”。

【选注】

《金匮要略直解》：“脉得浮缓者，必发黄，故伤寒脉浮而缓者，系在太阴。太阴者，必发身黄。今浮为风，缓为痹，非外证之中风，乃风热蓄于脾土，脾主四肢，故四肢苦烦，瘀热行于外，则发黄也。”

2. 趺阳脉紧而数，数则为热，热则消谷[①]，紧则为寒，食即为满。尺脉浮为伤肾，趺阳脉紧为伤脾，风寒相搏，食谷即眩，谷气不消，胃中苦浊[②]，浊气下流，小便不通，阴被其寒，热流膀胱，身体尽黄，名曰谷疸。额上黑，微汗出，手足中热，薄暮[③]即发，膀胱急，小便自利，名曰女劳疸，腹如水状，不治。心中懊侬而热，不能食，时欲吐，名曰酒疸。

【词解】

①消谷：是指能食善饥。

②苦浊：苦，有甚的意思。浊，指湿邪而言，即胃里的湿热太甚。

③薄暮：迫近日暮的时刻。

【诠解】

本条是进一步论述黄疸的病机，以及黄疸的分类。谷疸的病机是趺阳脉紧而数，数为胃中有热，胃热亢盛，故能消谷善饥；紧为脾之寒湿，脾寒则运化不及，能食而不能运，故食后谷留即为腹满。胃热脾寒湿，以致中焦的转输和气化功能失常，而使湿热相搏结于中焦。此时若饮食入胃，反助其热，湿热上蒸，清阳之气不得上升，故出现头眩；水谷不消，湿热蕴郁更重，故胃中苦浊郁闭不舒；湿热下注膀胱，膀胱气化受阻，故小便不利，则尿黄而涩少。湿热不能排泄，必然郁滞于内，熏蒸肝胆，迫使胆汁外溢，故成谷疸病症。

"尺脉浮为伤肾，趺阳脉紧为伤脾"是对比女劳疸与谷疸的脉象差异而言。女劳疸是由于肾阴亏损，阴虚火旺，故尺脉见浮。谷疸是因脾停湿邪，化热下注，故而脉紧。

"阴被其寒，热流膀胱"是总结谷疸的病机。寒字当邪字体会，是说阴脏受邪，而热流膀胱的病理过程，也是谷疸发黄的要害。

女劳疸是因房室伤肾，阴虚火旺所致。肾劳而热，黑色上出，犹脾病而黄外见，故额上黑；肾热上行，而气通于心，则微汗出；手足心热，薄暮即发，病在阴而有热也；膀胱急者，为肾热所逼也；小便自利者，与湿无关也。此得之女劳，其疸色黑而目不黄，故与酒疸异也。若腹如水状，则不特伤阴，阳气亦随之而亡，故曰不治。酒、色伤人，可不慎欤。

酒疸是由饮酒过度，湿热郁蒸中宫，熏灼于心，所以心中懊侬而热。湿热内盛，升清降浊之机受阻，胃气上逆，故不能食，时时恶心欲吐。湿热熏蒸肝胆，胆汁外溢肌表而身黄，故名酒疸。

由上可知，谷疸、酒疸皆因于湿，湿性滞，故小便不利；而女劳疸则因于劳热，无关于湿，故小便自利。

【选注】

《金匮要略浅注》："此言趺阳脉，以明胃热脾寒，郁而成疸。又言肾脉浮，趺阳脉紧，为肾热脾寒，亦能郁而成疸。又归于膀胱之不化气，以膀胱主一身肌表，不化气则湿热无去路，而亦成疸。其病虽有各经之不同，而总以脾胃为主，故以谷疸结之。"

《金匮要略心典》："趺阳脉数为热者，其热在胃，故消谷；脉紧为寒者，其寒在脾，故满，满者必生湿，胃热而脾湿，亦黄病之原也。尺脉浮为伤肾者，风伤肾也；趺阳脉紧为伤脾者，寒伤脾也，肾得风而生热，脾得寒而生湿，又黄病之原也。湿热相合，其气必归脾胃，脾胃者，仓廪之官也；谷入而助其热则眩，谷不消而气以瘀，则胃中苦浊，浊气当出下窍。若小便通，则浊随溺去，今不通，则浊虽下流而不外出，于是阴受其湿，阳受其热，转相流被而身体尽黄矣。曰谷疸者，病虽始于风寒，而实成于谷气耳。"

3. 阳明病脉迟者，食难用饱[①]，饱则发烦，头眩，小便必难，此欲作谷疸；虽下之，腹满如故，所以然者，脉迟故也。

【词解】

①食难用饱：不敢吃的太饱。

【诠解】

本条是论述阳明湿热欲作谷疸的病证。谷疸多属湿热，故脉来迟缓；湿热阻于中焦，消化不及，故食难用饱；饱则谷气郁滞不化，则见腹满。谷入增热，所以发烦。浊热上蒸，阻遏清阳，故见头眩。湿热下阻，三焦不利，故小便难。湿热既无外出之机，势必阻遏肝胆疏泄，乃为谷疸之由。治当利小便以去湿，不可误用泻下以去实。因无实可下，故虽下之，而腹满如故。此虽言不可下之理，并亦为"虽下之"，指出了腹满的误诊。"所以然者，脉迟故也"是自注句，说明脉迟主湿而非燥。

【选注】

《金匮要略心典》："脉迟胃弱，则谷化不速；谷化不速，则谷气郁而生热，而非胃有实热，故虽下之而腹满不去。伤寒里实，脉迟者尚未可攻，况非里实者耶。"

4. 夫病酒黄疸，必小便不利，其候心中热，足下热，是其证也。

【诠解】

本条论述酒疸的辨证。由于耽嗜酒曲，以致湿热郁于中焦，脾胃不能升清降浊，湿热上蒸，故心中热。湿热下流，膀胱气化受阻，必见小便不利。湿热流注于下，故足下热。湿热不能外泄，郁蒸于内，故发黄。

酒疸的“足下热”与女劳疸的“手足中热”，两者颇相近似，酒疸是因湿热下注所致，故兼小便不利。女劳疸是肾虚有热引起，故小便自利。虽两证相近似，但机理不同，须加鉴别。

【选注】

《金匮要略直解》：“小便利则湿热行，不利则热留于胃，胃脉贯膈下足跗，上熏胃脘则心中热，下注足跗则足下热也。”

5. 酒黄疸者，或无热，靖言了①，腹满，欲吐，鼻燥，其脉浮者先吐之，沉弦者先下之。

【词解】

①靖言了：是指语言清晰，神情安静。

【诠解】

本条是论述黄疸的证治。由于湿热蕴郁脾胃，气机失常，病变可有在上，在中，在下之分。如果湿热尚未熏蒸于上，则心中无热，心神宁静，语言不乱；如果湿热中阻不行，浊气内聚，又向上逆，则腹满欲吐；湿热耗阴，上熏于肺，则鼻燥。本证为湿热居中，有向上向下之势。若脉浮者，湿邪趋向于上，因势利导，用吐法治之。若脉沉弦者，是湿邪趋向于下，故用下法治之。

本条是通过脉象论述黄疸病的证治方法。正气抗邪有向上向下的自然趋势，治则应因势利导，可收事半功倍之效。条文中有“先吐”“先下”之说，言外之意，吐和下尚不能尽除其病，需要再辨证治疗。

【选注】

《金匮要略论注》：“然酒疸变证，亦有热去于心而无热，且靖言了了，其邪竟注于阳明而腹满欲吐鼻燥者。邪苟近上，脉必浮，宜吐之；邪苟近下，脉必沉弦，宜下之。盖治阳明惟有吐下两法也。曰先者倘有未尽之病，再消息也。”

6. 酒疸，心中热欲吐者，吐之愈。

【诠解】

本条是论述酒疸欲吐的治法。由于湿热内阻中焦，气机不畅，湿热邪气上冲，故心中热欲吐。因湿邪有向上之势，故用吐法，涌出病邪。

【选注】

《金匮要略论注》:"酒疸心中热,方恶其结热不行,假使欲吐,正热邪欲出之机,故曰吐之愈。"

7. 酒疸下之,久久为黑疸,目青面黑,心中如啖蒜齑状[①],大便正黑,皮肤爪之不仁[②],其脉浮弱,虽黑微黄,故知之。

【词解】

①心中如啖蒜齑状:如吃蒜齑样,心中有辛辣的灼热感。

②爪之不仁:爪,当动词解,即搔抓皮肤时,对痛痒不敏感。

【诠解】

本条论酒疸误治的变证。酒疸尚未成实,而反用下法,下伤脾胃,胃伤则湿热更重,久久则由黄变黑,成为黑疸。黑疸者,血中湿盛而成瘀也,故目青面黑,大便色黑。若湿热互蒸,熏灼中焦,故心中如啖蒜齑状。血瘀则皮肤失禀,故爪之不仁。本病仍是湿热酒疸,故疸色虽黑,而带有微黄,与女劳疸则异。

根据临床观察,凡黄疸日久不退而湿热甚者,皆能变为黑疸,亦不可不知。

【选注】

《金匮玉函经二注》:"酒疸之黑,非女劳疸之黑也。女劳之黑,肾气所发也;酒疸之黑,败血之黑也。因酒之湿热伤脾胃,脾胃不利,阳气不化,阴血不运,若更下之,久久则运化之用愈耗矣。气耗血积故腐瘀,浊色越肌面为黑;味变于心咽作嘈杂,心辣如啖蒜齑状;荣血衰而行于皮肤,爪之不仁,输于大肠,便如黑漆。其目青与脉浮弱,皆血病也。"

8. 师曰:病黄疸,发热烦喘,胸满口燥者,以病发时,火劫其汗,两热所得,然黄家所得,从湿得之。一身尽发热,面黄,肚热[①],热在里,当下之。

【词解】

①肚热:即腹中热。

【诠解】

本条论述用火劫发黄的证治。本病的初期为里有湿热,当用清热利湿之法。若误用火劫发汗以退其黄,则使在里之湿热不得解,反使火邪与郁热相合,则两热相得。邪热上壅,故发热烦喘,胸满口燥。邪热虽盛,但无湿则不黄,故曰"然黄家所得,从湿得之",使人"一身尽发热,面黄,肚热”，此为黄疸的里热实证，故当下之。

【选注】

《金匮要略心典》：“烦、满、燥、渴，病发于热，而复以火劫之，以热遇热，相得不解，则发黄疸；然非内兼湿邪，则热与热相攻，而反相散矣，何疸病之有哉。故曰：黄家所得，从湿得之，明其病之不独因于热也。而治此病者，必先审其在表、在里，而施或汗、或下之法；若一身尽热而腹热尤甚，则其热为在里，里不可从表散，故曰当下。”

9. 脉沉，渴欲饮水，小便不利者，皆发黄。

【诠解】

本条论述湿热黄疸的辨证。由于湿热郁滞于里，故脉见沉。渴欲饮水，是里有热邪，若热从燥化，则大便必硬；若热从湿化，则小便不利。热郁蒸邪无从外出，势必影响胆液排泄失常，而为黄疸。

【选注】

《金匮要略心典》：“脉沉者，热难外泄，小便不利者，热不下出，而渴饮之水，与热相得，适足以蒸郁成黄而已。”

10. 腹满，舌痿黄①，躁不得睡，属黄家。舌痿疑作身痿。

【词解】

①舌痿黄：是指舌黄而不红润。

【诠解】

本条论述黄疸病属湿重于热的辨证。脾主腹，脾之脉又连舌本，若腹满、舌痿黄，是脾有湿而不散；又躁不得睡，主胃有热而卧不安。湿热相加，病属黄家则何疑之有？

【选注】

《金匮玉函经二注》：“若舌痿黄燥者亦有说。心脾脉络舌上下，凡舌本黄燥，即是内热，况舌痿乎？湿热结积虽不行肌表，然已见于舌，即属黄家也。”

11. 黄疸之病，当以十八日为期，治之十日以上瘥，反剧为难治。

【诠解】

本条论黄疸的预后。黄疸是因脾湿为病，脾土在自然气候之中，旺于四季之末各十八天。所以此十八天为脾土之旺日，脾病在其气旺之时则容易治愈，故以十八天为期。也就是说，十八天之内治疗病势有所减轻，就容易治愈。如果十天之后，病情反加严重，则为邪盛正虚，由急性转为慢性，在治疗上就比较困难。

本条总的精神，说明黄疸的预后在时间上很重要，也说明争取及早治疗，以防日久正衰邪盛，难以痊愈之意。

【选注】

《金匮要略心典》："土无定位，寄旺于四季之末各十八日。黄者，土气也；内伤于脾，故即以土王之数，为黄病之期。盖谓十八日脾气至而虚者当复，即实者亦当通也。治之十日以上差者，邪浅而正胜之，则易治；否则，邪反胜正而增剧，所谓病胜脏者也，故难治。"

12. 疸而渴者，其疸难治；疸而不渴者，其疸可治。发于阴部①，其人必呕；阳部，其人振寒而发热也。

【词解】

①阴部：阴部为在里，阳部则为在表。

【诠解】

本条亦论黄疸的预后。黄疸病是湿热郁蒸之证。若疸而渴者，主里热重，热重则湿留，故为难治。反之，疸而不渴者，主里热式微，湿则无援，故易治愈。发于阴部，阴主里，里病则气逆，故其人必呕。发于阳部，阳主表，表有邪，则其人振寒而发热。

以上十二条论述黄疸病的病机、分类、禁忌、预后和治疗原则等，故带有总论意义。

【选注】

《金匮要略心典》："疸而渴，则热方炽而湿且日增，故难治；不渴，则热已减而湿亦自消，故可治。阴部者，里之脏腑，关于气，故呕；阳部者，表之躯壳，属于形，故振寒而发热。此阴阳、内外、浅深、微甚之辨也。"

13. 谷疸之为病，寒热不食，食即头眩，心胸不安，久久发黄，为谷疸。茵陈蒿汤主之。

茵陈蒿汤方

茵陈蒿六两　栀子十四枚　大黄二两

上三味，以水一斗，先煮茵陈，减六升，内二味煮取三升，去滓，分温三服，小便当利，尿如皂角汁状，色正赤，一宿腹减，黄从小便去也。

【诠解】

本条论述湿热谷疸的证治。本证由于脾胃湿热，湿热交蒸，营卫之气壅塞不利，故发热恶寒；湿困脾胃，不能运化，故不能食。若多进食，助其湿热，湿热内聚，不得下行，故心胸不安。湿热邪气上冲，故食即头眩。湿热阻遏气化,故尿黄而少。湿热无从排泄,持续日久,势必增盛,熏蒸肝胆,胆汁外溢,而成谷疸。

治宜茵陈蒿汤清利湿热。方中茵陈、栀子清利湿热,导邪下出,从小便而去;大黄泄热破结,使阳明瘀滞之热从小便排出体外。三药相配,使二便通利,湿热下行,气机复常,诸证可愈。故方后注云“尿如皂角汁状”“黄从小便去”。

【选注】

《金匮要略心典》:“谷疸为阳明湿热瘀郁之证。阳明既郁,荣卫之源壅而不利,则作寒热;健运之机窒而不用,则为不食,食入则适以助湿热而增逆满,为头眩,心胸不安而已。”

14. 黄家,日晡所发热,而反恶寒,此为女劳得之。膀胱急,少腹满,身尽黄,额上黑,足下热,因作黑疸。其腹胀如水状,大便必黑,时溏,此女劳之病,非水也。腹满者难治。硝石矾石散主之。

硝石矾石散方

硝石　矾石烧,等分

上二味,为散,以大麦粥汁和服方寸匕,日三服。病随大小便去,小便正黄,大便正黑,是候也。

【诠解】

本条论述女劳疸兼有血瘀的证治。阳明湿热的黄疸病日晡时发热,而女劳疸日晡时则恶寒,恶寒便知非阳明热证。这是由于女劳伤了肾,肾与膀胱相表里,病及其合,膀胱之气不能温煦于表,故恶寒。肾虚不能气化水府津液,水停于心,故少腹满,膀胱急。少阴阴虚,故足下热,尺脉浮而盗汗。“额上黑”为肾色上出(解见第二条)。此为阴分邪热不解,使瘀血内停,故腹满如水状;瘀血在于肠,故大便黑、时溏。此为女劳疸挟有瘀血之证,是女劳疸的变证。如病至后期,脾肾两败,肾不主水,脾不运化,出现水肿、腹胀满,多为预后不良,治疗亦很困难。

治宜硝石矾石散,行瘀清热治疸。方中硝石苦寒入血,软坚逐瘀,清热凉血;矾石消水湿,清热解毒;大麦厚胃益脾,消积进食,以缓硝石之烈。三药相合,共奏消瘀除热之功。

硝石矾石散是治女劳疸兼有瘀血者之要方,但也可治疗其他类型的黄疸病,如张锡纯曰:“《金匮》有硝石矾石散,原为治女劳疸之专方,愚恒借之以概治疸证皆效。”又曰:“且西人谓有因胆石成黄疸者,而硝石矾石散又善消胆石。有因钩虫成黄疸者，而硝石矾石散并善除钩虫。”所以，本方可治各种黄疸病。

【选注】

《金匮要略心典》：“黄家日晡所本当发热，乃不发热而反恶寒者，此为女劳肾热所致，与酒疸、谷疸不同。酒疸、谷疸热在胃，女劳疸热在肾。胃浅而肾深，热深则外反恶寒也。膀胱急，额上黑，足下热，大便黑，皆肾热之征，虽少腹满胀，有如水状，而实为肾热而气内畜，非脾湿而水不行也。惟是证兼腹满，则阳气并伤，而其治为难耳。硝石咸寒除热，矾石除痼热在骨髓，骨与肾合，用以清肾热也。大麦粥和服，恐伤胃也。”

【病案举例】

薛姓，男，32岁。去夏患黄疸性肝炎，经用清热利湿药治疗黄疸消退。病后失调导致肝区胀痛，常服舒肝理气药，疼痛稍轻。至冬再度出现黄疸，仍用中药调治。久服清热利湿退黄诸药，黄疸始终不退，有时虽退亦不尽；今春黄疸加深，经某医院检查，确诊为早期肝硬化。用西药治疗一个时期，症状未见减轻，面色灰滞而黑，巩膜黄染，食少，便溏，有时呈灰黯色，脘腹胀满，肝区胀痛不舒，有时牙龈出血。舌质右边有紫斑，舌苔白腻。

此《金匮》之女劳疸。病因湿热内蕴，熏蒸为黄疸，黄疸日久不愈，邪由气分进入血分，血瘀湿滞内郁为病。治当化瘀燥湿。仿硝石矾石散法，汤散并进，以希速效。若见腹水则不可治。

处方：明矾3克，硝石3克。研细胶囊装，分3次服，大麦粥汤送下。

另：柴胡6克，鳖甲15克（先煎），白芍10克，桃仁6克，红花6克，白术12克，茯苓、牛膝各10克，茵陈12克。

每日1剂，连服15剂，黄疸渐退，面色灰黑渐转灰滞，脘腹胁部胀痛减轻，饮食增多，瘀湿有消退之机，脾气有来复之象。原方即效，当加减继服，再进20剂，黄疸基本消退，面色灰滞渐转红润，腹胁胀痛轻微，大便正常，食欲如常。血瘀湿滞渐化将尽，脾气健运，病情日趋稳定，改用鳖甲煎丸与硝石矾石散常服，以善其后。嘱注意饮食起居，防病反复。[张谷才．从《金匮》方来谈淤血的证治[J]．辽宁中医杂志，1980（7）：1-3.]

15. **酒黄疸，心中懊侬，或热痛，栀子大黄汤主之。**

栀子大黄汤方

栀子十四枚　大黄一两　枳实五枚　豉一升

上四味，以水六升，煮取二升，分温三服。

【诠解】

本条是论述酒疸热重于湿的证治。由于饮酒过度，湿热聚于胃中，邪热内盛，上郁于心胸，气机不利，故心中懊侬而成热痛。

治宜栀子大黄汤清利实热。方中栀子清在上之郁热，屈曲下行，利尿渗湿；大黄泄热破结，以利腑气；豆豉清宣膈上之蕴热；枳实行气消痞。四药相须，消散郁热，清利膈脘，则诸证可解。

本证为邪热偏盛于上，既有心中懊侬，发热疼痛，面目黄色鲜明，又有身热，烦躁不安，大便难，而小便不利等证。

栀子大黄汤的作用在于清除实热，与茵陈蒿汤作用相似，但同中有异。茵陈蒿汤证是湿热俱盛，并以腹满为主，所以方中用大黄二两，配茵陈通利湿热；栀子大黄汤证为热重于湿，且以心中懊侬为主，因此，方中大黄用一两，配豆豉、栀子泄热除烦。

【选注】

《医门法律》："栀子大黄汤，此治酒热内结，昏惑懊侬之剂。然伤寒证中有云：阳明病，无汗，小便不利，心中懊侬者，身必发黄。是则诸凡热甚于内者，皆足致此，非独酒也。"

16. **诸病黄家，但利其小便，假令脉浮，当以汗解之，宜桂枝加黄芪汤主之。**方见水气病中。

【诠解】

本条论黄疸有表邪的证治。黄疸的病因，多为湿热郁蒸，气化失职，湿热不去而成。治以清利湿热，通利小便，方能达到退黄目的，所以说"诸病黄家，但利其小便"。治疗黄疸病，大都如此。但也有内热不盛，表虚挟湿，寒湿外束，阳气不伸，湿邪内郁，而成黄疸，常见脉浮、汗出等。当以发汗祛邪，解郁退黄为主，可用桂枝加黄芪汤治之。方中以桂枝汤解表透邪，调和营卫，舒展阳气；黄芪益卫以行表湿，合桂枝汤可为黄疸病的解表剂。桂枝加黄芪汤适用表虚挟湿，内热不重之证。如表实而湿热内盛，则用麻黄连翘赤小豆汤为宜。

【选注】

《医宗金鉴》:“诸黄家病,谓一切黄家病也。黄病无表里证,热盛而渴者,当清之,湿盛小便不利者,但当利其小便。假令脉浮则为在表,当以汗解之,宜桂枝加黄芪汤。于此推之,可知脉沉在里,当以下解之也。”

17. **诸黄,猪膏发煎主之。**

猪膏发煎方

猪膏半斤　乱发如鸡子大三枚

上二味,和膏中煎之,发消药成,分再服,病从小便出。

【诠解】

本条论黄疸伤阴化燥的证治。凡湿邪郁于血分,久而生热,郁蒸气血不利,出现津枯血燥,皮肤黄而晦暗,即为阴黄,治当以猪脂润燥,发灰入血和阴,则黄色可去。

【选注】

《金匮要略心典》:“此治黄疸不湿而燥者之法。按《伤寒类要》云:男子、女人黄疸,饮食不消,胃胀,热生黄衣,在胃中有燥屎使然,猪膏煎服则愈。盖湿热经久,变为坚燥;譬如盦曲,热久则湿去而干也。《本草》:猪脂利血脉,解风热,乱发消瘀,开关格,利水道,故曰病从小便出。”

18. **黄疸病,茵陈五苓散主之。**一本云:茵陈汤及五苓散并主之。

茵陈五苓散方

茵陈蒿末十分　五苓散五分。方见痰饮中

上二味和,先食饮方寸匕,日三服。

【诠解】

本条论述黄疸病湿重于热的证治。由于脾胃湿重热轻,湿郁热阻,上使肺气不得通调,下使膀胱津液不化,故见口渴,小便不利的津液不化之证。

治宜茵陈五苓散,行气利湿,清热退黄。方中茵陈清利湿热而退黄;五苓散化气利水,祛除湿邪。湿除热退,气机通畅,则诸证自解。

【选注】

《金匮要略编注》:“此黄疸小便闭塞,气分实证通治之方也。胃中湿热相蒸则一,但有气血风寒之分,故后人有阴黄阳黄之别。盖胃为水谷之海,营卫之源,风入胃家气分,风湿相蒸,是为阳黄;湿热流于膀胱,气郁不化,则小便不利,当用五苓散宣通表里之邪;茵陈开郁而清湿热,则黄自退矣。”

【病案举例】

何某，女，45岁。身目俱黄，但色不甚鲜明，腹部胀满，食少纳呆，心中烦，有时恶心，呕吐，口腻不和，渴不多饮，四肢乏力，溺黄。舌质稍淡，苔黄厚腻，诊脉弦缓尚有力。肝功能：黄疸指数23单位，硫酸锌浊度25单位，谷丙转氨酶550单位。

脉证合参，乃湿重于热之"阳黄"。投以茵陈五苓散加味：

茵陈20克，桂枝4克，猪苓12克，白术12克，泽泻12克，茯苓18克，栀子9克，黄柏6克，半夏9克，藿香6克，佩兰6克，枳壳6克，厚朴6克。

本方在茵陈五苓散的基础上加黄柏、栀子之苦寒以清热泄火，藿、佩、夏、朴辛通苦降，辟秽化浊。

复诊：自诉服上药8剂，证情大有好转，惟大便稍结，口干苦。复查肝功能：黄疸指数8单位，硫酸锌浊度18单位，谷丙转氨酶195单位。原方去厚朴、桂枝之辛温，加滑石15克，取其甘寒利尿清热，续服8剂。半月后询访，病告痊愈。[李哲夫．黄疸湿热辨[J]．湖北中医杂志，1981(6)：27.]

19. 黄疸，腹满，小便不利而赤，自汗出，此为表和里实，当下之，宜大黄硝石汤。

大黄硝石汤方

大黄　黄柏　硝石各四两　栀子十五枚

上四味，以水六升，煮取二升，去滓，内硝更煮，取一升，顿服。

【诠解】

本条论述黄疸病热盛里实的证治。由于湿热熏蒸脾胃，气机不畅，湿浊内蕴，所以腹满。热盛湿阻，故小便不利而赤。"自汗出"为表和无病。此证为表和里实，治当泻下。

治宜大黄硝石汤清泄实热。方中大黄、硝石攻下瘀热，通便泄热；栀子、黄柏清热燥湿，除湿退黄。诸药相配，清泄三焦实热，使湿热邪气从下泄去，故其病可愈。

本证与栀子大黄汤证，同为邪热偏胜之证。但大黄硝石汤证是里热极盛，病情比栀子大黄汤证更为严重，所以方中苦寒泻下之力为强。因此，栀子大黄汤证为邪热偏胜之轻证；而大黄硝石汤证是邪热偏胜之重证。

【选注】

《医宗金鉴》："李彣曰：腹满，小便不利而赤，里病也。自汗出，表和也。里病者，湿热内甚，用栀子清上焦湿热，大黄泻中焦湿热，黄柏清下焦湿热，硝石则于苦寒泻热之中，而有燥烈发散之意，使药力无所不至，而湿热悉消散矣。"

【病案举例】

郭某，男，48岁，工人。急者开始发热、恶寒、头眩恶心，继而但热不寒，惟头汗出，心下烦闷，口干渴欲饮，下腹胀满，两胁下胀拒按，大便4日未解，一身面目尽黄，光亮有泽，小便短少如栀子汁，脉滑数有力。肝功能：黄疸指数52个，硫酸锌浊度22单位，谷丙转氨酶480单位。

脉证合参，系热瘀于内，湿热熏蒸，热盛于湿之"阳黄"。遂投大黄硝石汤合茵陈蒿汤清泄胆胃湿热，更佐云苓、扁豆淡渗利湿健脾。

方用：茵陈18克，栀子18克，大黄9克，黄柏9克，芒硝9克，云苓18克，扁豆18克。

服5剂后，大便通利，小便转淡黄，腹部微胀等其他证情亦有好转。肝功能化验检查：黄疸指数7个单位，硫酸锌浊度15单位，谷丙转氨酶185单位。上方微事增损，去芒硝、大黄，加柴胡6克、胆草5克，以平肝泄热，勿使乘土，续服8剂。

三诊：诸症已愈，以栀子柏皮汤合参苓白术散，清余邪而调脾胃，续服5剂善后。半月后追访，已上班工作。[李哲夫．黄疸湿热辨[J]．湖北中医杂志，1981(6)：27.]

20. 黄疸病，小便色不变，欲自利，腹满而喘，不可除热，热除必哕，哕者，小半夏汤主之。方见痰饮中。

【诠解】

本条论述黄疸病误治发生变证的治疗方法。由于脾气虚弱，湿多热少，湿浊内聚，脾虚不能温化，故见腹满，欲自利，小便色不变，皮表色淡黄而不枯燥。湿浊上壅，肺气不宣，则为喘逆。本证如果误用苦寒清泻之品，则损伤胃阳，胃气不降，湿浊不行，凝为痰饮，故上逆作哕，治以小半夏汤，温散寒饮，行郁除满，降逆止哕。俟呕逆停止，再议黄疸之治。

【选注】

《金匮要略心典》："便清自利，内无热征，则腹满非里实，喘非气盛矣；虽有疸热，亦不可以寒药攻之，热气虽除，阳气则伤，必发为哕。哕，呃逆也。魏氏谓胃阳为寒药所坠，欲升而不能者是也。小半夏温胃止哕，哕止然后温理中脏，使气盛而行健，则喘满除，黄病去，非小半夏能治疸也。"

21. **诸黄，腹痛而呕者，宜柴胡汤。**必小柴胡汤，方见呕吐中。

【诠解】

本条论黄疸病属肝邪犯胃的证治。由于肝旺乘脾，脾胃湿热郁结，蒸郁发热；湿热郁滞胃肠，气机不顺畅，则见腹痛；胃气上逆，则呕。

治以小柴胡汤疏肝清热，健脾和胃，调畅气机，肝脾之气得运，则湿热可去，黄疸、腹痛、呕吐可愈。

本方适用于黄疸病，证见胸胁苦满，头晕目眩，脘闷欲吐等。若加栀子、茵陈清透半表半里之邪，治黄之效更佳。

【选注】

《金匮要略论注》："邪高痛下，此少阳证也。是黄虽脾胃之伤，实少阳郁热，故以小柴胡汤仍去其本经之邪；但小柴胡主和解，此必黄之不甚而亦未久者也。"

【病案举例】

某男，52岁，1977年1月10日入院。患者于1972—1976年屡经胆囊造影及超声波检查，确诊为胆囊结石，但既往无剧烈绞痛及黄疸、风湿病史。1月3日起，每天恶寒发热，达38℃，并有剑突后贯穿至后背顶痛，9日开始出现右膝痛，入院后左膝、左第1趾跖关节相继红肿热痛，活动障碍，口苦咽干，尿黄如茶，舌红苔黄浊，脉弦数。体温最高达38.9℃，胆囊区轻压痛，墨菲征可疑。白细胞计数10 400/立方毫米，中性58%。血清胆红质1.0毫克%，黄疸指数10单位。血沉58毫米/小时，抗"O"625单位。十二指肠液分析：白细胞(+)，血培养无菌生长。

中医诊断：①少阳病；②热痹。西医诊断：①胆道结石并感染；②感染性中毒性关节炎。

入院后服小柴胡汤合茵陈蒿汤加减：柴胡12克，黄芩9克，法夏9克，生姜2片，大枣4枚，甘草3克，绵茵陈30克，栀子12克，川楝子12克，板蓝根24克。每日服2剂，肌注中草药清热解毒剂（本院自制消炎Ⅱ号和鱼腥草注射液）。14日晨做十二指肠引流，当天体温降至37.3℃，次日体温降至正常，诸关节红肿热痛骤然若失，上腹痛消失，仅行走时两膝关节无力为唯一主诉，以后用四逆散加减调理数日，痊愈出院。［陈宏珪．中医治疗感染性中毒性关节炎三例报告［J］．新中医，1981（2）：44-45．］

22. **男子黄，小便自利，当与虚劳小建中汤。**方见虚劳中。

【诠解】

本条论述虚劳痿黄的证治。本证是由于脾胃虚寒，阴血亏损，阳气不足，阴虚内热，内热熏蒸，阳不温煦，气郁不畅，血不外荣，所以皮色痿黄，水湿尚能下流，故见小便自利。

治以小建中汤，调阴阳，和营卫，健运脾胃，开发生化之源，使气血充足，自能荣养肌肤，温和皮表，则痿黄之色可变。

【选注】

《金匮玉函经二注》："男子黄者，必由入内虚热而致也，反见小便自利，为中下无实热，惟虚阳浮沉为黄耳；故与治虚劳之剂补正气，正气旺则荣卫阴阳和而黄自愈矣。"

附方

瓜蒂汤　治诸黄。方见暍病中。

【诠解】

本方治黄疸湿热凝结于上，而有上逆作呕之证。用瓜蒂汤因势利导，吐而去黄之法。据临床报道："各地对瓜蒂治疗急慢性肝炎、黄疸进行了一些临床观察。如第三军医大学报道用瓜蒂内服治疗60例慢迁肝，不仅能改善症状，缩小肝脾肿大，而且退黄降酶效果好，对蛋白系统也有一定改善，获得较满意的近期疗效。湖南医药工业研究所对瓜蒂的抗肝炎有效成分进行了提取和分析，其中葫芦素BE对大白鼠中毒性肝炎有显著降酶作用，病理切片证明对肝细胞疏松变性、坏死及空泡变性有治疗作用。他们用葫芦素 BE 的粗制剂治疗慢迁肝，显效率 46.6%，远期疗效亦较好，未见明显副作用。但民间直接服用甜瓜蒂过量（最多达 182 个）引起严重中毒，大量呕吐，腹痛，腹泻，甚至神志不清，中毒死亡的报道已有数起，应引起重视，尤其不可空腹服用。”［莫雪琴．黄疸治疗进展［J］．上海中医药杂志，1982（3）：22-24.］

必须注意：瓜蒂有毒，升举阳气，实证体强者可用。血虚肝旺者忌用，量宜小不宜大。

【选注】

《金匮要略心典》：“按《删繁方》云：服讫，吐出黄汁，亦治脉浮欲吐者之法也。”

《千金》麻黄醇酒汤　治黄疸。

麻黄三两

上一味，以美清酒五升，煮取二升半，顿服尽。冬月用酒，春月用水煮之。

【诠解】

本方治疗湿邪郁于肌肤，卫阳闭阻，表实无汗，热郁于内，而发黄疸。麻黄醇酒汤发散表湿，开郁散热。方中麻黄辛温发汗，亦能利水，使湿热从汗而散，从下而去。醇酒温散，可助麻黄发汗，通行营卫。二药相须，使湿热可去，营卫可通，黄疸则愈。

【选注】

《金匮方歌括》：“麻黄轻清走表，乃气分之药，主无汗表实证。黄疸病不离湿热之邪，用麻黄醇酒汤者，以黄在肌表营卫之间，非麻黄不能走肌表，非美酒不能通营卫，故用酒煮以助麻黄发汗，汗出则营卫通，而内蕴之邪悉从外解耳。”

结语

本篇比较全面地论述了黄疸病，并将黄疸病分成谷疸、酒疸、女劳疸 3 种类型，而湿热黄疸为本篇论述的重点。谷疸证候以食即头眩，心胸不安，脉迟，食难用饱，饱则烦眩等证为主；酒疸证候以心中懊憹，热痛，足下热为主；女劳疸的证候，可见日晡发热而反恶寒，膀胱急，小便自利，额上黑，足下热，大便必黑，时溏。此外，凡因湿热所致的黄疸均有小便不利，而女劳疸与虚劳发黄则小便自利为异。

黄疸病的治疗，无论是谷疸、酒疸、女劳疸，首先要辨证清楚，治方无误。如谷疸、酒疸要分清湿胜于热，热胜于湿或湿热俱盛等病情。如湿重者，可用茵陈五苓散利水渗湿，清热退黄；热重者，可用栀子大黄汤清利实热，或用大黄硝石汤清泄实热；湿热俱盛者，可用茵陈蒿汤清热利湿，通利气机。女劳疸，若兼有瘀血者，则宜硝石矾石散除浊散瘀。黄疸，如脉浮表虚而自汗出者，可用桂枝加黄芪汤；表实无汗者，可用麻黄醇酒汤。黄疸兼有呕逆者，宜用小半夏汤；兼有腹痛呕吐者，可用小柴胡汤。如病邪在上者，宜用吐法，可酌情选用瓜蒂汤。因寒湿发黄者，宜用温中化湿法。痿黄病大肠燥结者，宜用猪膏发煎。虚劳痿黄者，应以小建中汤治之。辨证得法，则效如桴鼓。

惊悸吐衄下血胸满瘀血病脉证治第十六

概说

本篇论述惊、悸、吐、衄、下血和瘀血等病的辨证论治。至于胸满一证也是瘀血为病的一种反映，故可相提并论。篇中共有条文 17 条，载方 5 首。其中第 1 条论惊悸的病机和脉诊，第 12、13 条则论惊悸的辨证论治和方药；第 2~9 条论吐、衄、下血的脉证、鉴别、转归和治疗禁忌；第 10、11 条论瘀血的脉证和治法；第 14~17 条论吐、衄、下血的证治和方药。由于惊、悸、吐、衄、下血的病机皆与心和血有关，故合为一篇论述。

惊是惊怖，是触然临之而神志受惊的一种病证；悸是心内动，筑筑惕惕而不能自主的一种症状。至于非外界刺激而内生的惊、悸，皆因气血虚弱不能养心，或痰热扰心所致。两证往往同时存在，故统称惊悸证。

吐、衄、下血和瘀血，都是血液之病，从病因讲有寒热虚实之分，从病位论有或上或中或下之别，故其治法也应随证而异。

1. 寸口脉动而弱，动即为惊，弱则为悸。

【诠解】

本条是从脉象论述惊悸的病机。人之心气素虚，则心神内怯，猝遇非常之变，使气乱神荡，因而血气逆乱，则使寸口之脉动乱失序，而发生恐惧惊骇，故曰“动即为惊”。如果气血两亏，则心失所养，而见心悸不安，其脉弱而无力，故曰“弱则为悸”。

惊与悸虽是两证，有外触而发，自内而生之分，从实质上讲，惊与悸都是因于气血虚衰所致，不过有轻重之不同而已。并且，受惊以后亦可发生心悸，心悸时亦可发生惊恐。

【选注】

《金匮玉函经二注》：“心者君主之官，神明出焉，不役形，不劳心，则精气全而神明安其宅；苟有所伤，则气虚而脉动。动则心悸神惕；精虚则脉弱，弱则怔忡恐悸。盖惊自外物触入而动属阳，阳变则脉动；悸自内恐而生属阴，阴耗则脉弱。是病宜和平之剂，补其精气，镇其神灵，尤当处之以静也。”

2. 师曰：尺脉浮，目睛晕黄[①]，衄未止，晕黄去，目睛慧了[②]，知衄今止。

【词解】

①目睛晕黄：具有两义，一为病人目睛之色晕黄不亮，二为目睛视物晕黄不明。

②目睛慧了：指由目睛晕黄变为目睛视物清晰。

【诠解】

本条是论述衄血证的预后。尺脉以候肾。由于肾阴虚，虚火浮动，故尺脉浮。由此推断，若因肝热上蒸于目，则目睛晕黄。似此虚火上炎，迫血妄行，可发生衄血之证。若衄后而晕黄不去，则热未尽出，故知衄仍未止。反之，若晕黄去，目睛视物慧了的，则知肝肾虚火已敛，阴气以升，故“知衄今止”。

【选注】

《金匮要略心典》：“尺脉浮，知肾有游火；目睛晕黄，知肝有蓄热，衄病得此，则未欲止。盖血为阴类，为肾肝之火热所逼而不守也。若晕黄去，目睛且慧了，知不独肝热除，肾热亦除矣，故其衄今当止。”

3. 又曰：从春至夏衄者太阳，从秋至冬衄者阳明。

【诠解】

本条是从季节气候的变易论述衄血的辨证。手足太阳与手足阳明四经的经脉，皆循行鼻位，故鼻衄与此四经有关系。从春至夏，阳气升起，应发布于外。若外感风寒，客于肌表，阳气不能外达，郁而不伸，积于营分，则迫血上逆而衄血，故曰“从春至夏衄者太阳”，以太阳主表故也；从秋至冬，阳气沉降，气应内收，如阴虚内热，内热上炎，迫血上逆而致衄，故曰“从秋至冬衄者阳明”，以阳明主里故也。总之，春夏衄血，多属外感病；秋冬衄血，多属内伤病。由此可知，春夏衄血多因外感风寒所致，秋冬衄血多由阴虚内热引起。

【选注】

《金匮玉函经二注》：“《内经》太阳为开，阳明为合，春夏气主发生，以开者应之，故邪气逼血从升发冲出；秋冬主收藏，以合者应之，故邪郁内极而后发出。衄为阳盛，独不言少阳，以太阳阳明二经，皆上交额中故也。”

4. 衄家不可汗，汗出必额上陷[①]，脉紧急，直视不能眴[②]，不得眠。

【词解】

①额上陷：额上肌肉塌陷不起。

②眴：音舜，形容眼珠转动。

【诠解】

本条是论述衄家误汗后的症状。衄家长期失血，若再发汗，既亡其阴，又伤其阳。阴阳两伤，则血脉空虚，故见额上塌陷；气血虚少，血脉不荣，则失去柔和之象，故血脉紧急；掣引目睛不和，故两目直视而不能眴；汗为血液，血虚则不能养心潜阳，以致阳气不敛，故烦躁而不得眠。

【选注】

《金匮要略心典》："血与汗皆阴也，衄家复汗，则阴重伤矣。脉者血之府，额上陷者，额上两旁之动脉，因血脱于上而陷下不起也。脉紧急者，寸口之脉，血不荣而失其柔，如木无液而枝乃劲也。直视不眴不眠者，阴气亡则阳独胜也。经云：夺血者无汗，此之谓夫。"

5. 病人面无血色，无寒热，脉沉弦者衄；浮弱，手按之绝者，下血；烦咳者，必吐血。

【诠解】

本条是论述内伤出血的几种脉证。"面无血色，无寒热"是本条总纲，概括衄血、下血、吐血等证候。"面无血色"是失血之后，血虚不能上荣，以致面色㿠白。"无寒热"是说没有恶寒发热的表证。衄血、下血、吐血三种失血证，病机不同，脉象亦有所不同。病人脉见沉弦，沉以候肾，弦为肝脉，由于肾虚不能涵养肝木，肝旺气升，血从上逆，则为衄血；如脉见浮弱而按之绝者，夫浮为阳虚，弱为血虚，按之绝而不起，则主虚阳上浮，不能固摄下焦阴血之象，所以出现下血之证。如不见下血，而烦咳为甚者，是虚火扰动心肺，则必致吐血。

【选注】

《金匮要略直解》："病人面无血色，脱血之象也。《上经》曰：男子脉虚沉弦，无寒热，时目瞑兼衄。今无寒热，而脉弦衄者，则与上证不殊，为劳证也。若脉浮弱，手按之绝者，有阳无阴也，故知下血。烦咳者，病属上焦也，故知吐血。"

6. 夫吐血，咳逆上气，其脉数而有热，不得卧者死。

【诠解】

本条是论述吐血、咳血等血证的预后诊断。由于阴虚火旺，迫血妄行，故吐血。吐血之后，阴血耗损，阳气独盛，故脉数而有热；虚热熏灼肺金，肺津枯竭，故咳逆上气；阳盛于上，不入于阴，故心烦不得卧。在吐血之后，出现脉数身热，咳逆上气，不得卧等证，是阴血更虚，而阳热更旺的反映。如此，吐血之后则阴血更虚，阳热之邪越旺，形成阴越虚而阳越亢的恶性因果，其预后则一定是险恶的，故曰“死”。

【选注】

《金匮要略心典》：“脉数、身热，阳独胜也；吐血、咳逆上气、不得卧，阴之烁也。以既烁之阴，而从独胜之阳，有不尽不已之势，故死。”

7. 夫酒客咳者，必致吐血，此因极饮过度所致也。

【诠解】

本条是论述酒客吐血的病机。酒客致咳，热伤肺也。肺被热伤，气不宣降，故咳逆也；久咳不已，必动血甚，故曰“必致吐血”，应禁酒，清肺热则愈。故又曰：“此因极饮过度所致也。”

【选注】

《金匮要略论注》：“此言吐血不必尽由于气不摄血，亦不必尽由于阴虚火盛，其有酒客而致咳，则肺伤已极，又为咳所击动，必致吐血，此非内因也，故曰极饮过度所致，则治之者，当以清酒热为主可知。”

8. 寸口脉弦而大，弦则为减，大则为芤，减则为寒，芤则为虚，寒虚相击，此名曰革，妇人则半产漏下，男子则亡血。

【诠解】

本条是论述虚寒失血的脉象。本条已见于《血痹虚劳篇》。脉弦为阳气不足，阳气不足故曰“减”；脉大中空为阴血不足，阴血不足故曰“芤”。如此弦芤相合则脉革，革则主阴阳气血皆不足，必然导致阳虚不能固，阴虚不能守，从而引起女子半产漏下与男子亡血失精等病变。

【选注】

《金匮玉函经二注》：“成无已谓减为寒者，谓阳气少也。芤为虚者，谓阴血少也。所谓革者，既寒且虚，则气虚血乖，不循常度，男子得之为真阳衰而不能内固，故主亡血。女子得之为阴血虚而不能滋养，故主半产漏下。此条出第二卷妇人证有旋覆花汤。”

9. 亡血不可发其表，汗出则寒栗[①]而振[②]。

【词解】

①栗：心里冷叫栗。

②振：动也，指身体摇动。

【诠解】

本条是论述亡血误汗的变证。本条见于《伤寒论·太阳篇》。亡血者，血已亡失，若再发汗，则又复伤阳气，阳气虚则恶寒而心栗；全身振振动，如同发颤。

【选注】

《金匮要略心典》："亡血者，亡其阴也；更发其表，则阳亦伤矣。阳伤者外不固，故寒栗；阴亡者内不守，故振振动摇。前衄血复汗，为竭其阴；此则并亡其阳，皆所谓粗工嘻嘻者也。"

10. 病人胸满，唇痿[①]，舌青，口燥，但欲漱水，不欲咽，无寒热，脉微大来迟，腹不满，其人言我满，为有瘀血。

【词解】

①唇痿：指口唇不华枯萎。痿，同萎。

【诠解】

本条是论述瘀血的脉证。瘀血留滞，气机不畅，新血不生，血不外荣，故唇痿；瘀血之色见于舌，故舌青；瘀血停留，气不化津，不能上润，故口燥，但欲漱水，不欲咽。由于瘀血壅滞在下，气塞于上，则脉微大，胸满；瘀血内结于腹部深处，血行不畅，涩而不利，故脉来迟。由于瘀血结于腹部深处，所以望之腹虽不满，但病人却感觉胀满。"脉微大来迟"，实质上是指脉象虽大，但脉势不足，故往来涩滞不利。

【选注】

《医宗金鉴》："今病人无寒热他病，惟胸满，唇痿、舌青、口燥、漱水不欲咽，乃瘀血之胸满也。唇、舌，血华之处也，血病不荣，故痿瘁色变也。热在血分，故口燥漱水不欲咽也。脉微大来迟，阴凝之诊，则当腹满，今腹不满，询之其人，言我满在胸不在腹也，与上如是之证推之，为有瘀血也。"

11. 病者如热状，烦满，口干燥而渴，其脉反无热，此为阴伏，是瘀血也，当下之。

【诠解】

本条是论述瘀血当下之证。本证因瘀血不化，瘀郁化热，故病者如热状。由于热伏阴分，气机不畅，则烦满；瘀血不行，郁热伤阴，津少不润，则口干燥而渴。因本证是瘀血化热，内伏阴分，故其脉反无热。“此为阴伏，是瘀血也”，当用下法，宜桃核承气汤、抵当丸之类。

【选注】

《医宗金鉴》：“此承上文互详证脉，以明其治也。如热状，即所谓心烦胸满，口干燥渴之热证也；其人当得数大之阴脉，今反见沉伏之阴脉，是为热伏于阴，乃瘀血也。血瘀者当下之，宜桃核承气，抵当汤、丸之类也。”

12. 火邪[1]者，桂枝去芍药加蜀漆牡蛎龙骨救逆汤主之。

桂枝救逆汤方

桂枝三两，去皮　甘草二两，炙　生姜三两　牡蛎五两，熬　龙骨四两　大枣十二枚　蜀漆三两，洗去腥

上为末，以水一斗二升，先煮蜀漆，减二升，内诸药，煮取三升，去滓，温服一升。

【词解】

①火邪：是指因火劫，如用瓦熨、烧针发汗之法。

【诠解】

本条是论火劫致惊的治法。本证为太阳伤寒，医以火法迫劫出汗，以致损伤心阳，阳气不化津液成痰，迷于心宫，故见烦躁、惊悸不安等证。

本证为心阳虚而痰浊内阻，治宜桂枝去芍药加蜀漆牡蛎龙骨救逆汤，敛阳镇惊，祛痰安神。方中桂枝、甘草扶助心阳；生姜、大枣调和营卫；蜀漆除痰化饮；牡蛎、龙骨收敛神气，安神定志，以治惊狂。诸药相合，使心阳奋起，痰浊消除，则惊止而神安。

【选注】

《金匮要略论注》：“此方治惊，乃治病中之惊狂不安者，非如安神丸、镇惊丸等之镇心为言也……故标之为火邪者，见胸中者清阳之所居，乃火邪亡阳，致神明散乱，故以桂、甘、姜、枣宣其上焦之元阳，则郁火自熄；惊则必有瘀结，故加常山苗蜀漆破血，疗胸中结邪；而以龙骨之甘涩平，牡蛎之酸咸寒，一阳一阴以交其心肾，而宁其散乱之神。若桂枝汤去芍，病不在肝脾，故嫌其酸收入腹也。”

13. 心下悸者，半夏麻黄丸主之。

半夏麻黄丸方

半夏　麻黄等分

上二味，末之，炼蜜和丸小豆大，饮服三丸，日三服。

【诠解】

本条是论述寒饮心悸的证治。本病因脾不健运，寒饮内停心下，水气上凌于心，故心下动悸。同时又可有上闭肺气，中停胃中的喘息短气、头晕目眩、呕吐、心下痞等证。

治宜半夏麻黄丸，一宣一降，以蠲饮邪。方中用麻黄宣通肺气，以散水邪；半夏和胃降逆，以蠲寒饮，俾阳气通，饮邪除则心悸可愈。然伏邪为有形之邪，必须抚剿兼施，以使缓缓而去，若操之过急，未有不伤正气者，故以小量丸剂为宜。

痰饮心悸，一般多用桂枝、茯苓通阳利水。本病为寒饮内盛，阳气闭郁之证，故以半夏麻黄丸宣阳蠲饮。由此可知，悸证不只是由于气血亏损引起，其中也有寒饮之为患。

【选注】

《金匮要略心典》："此治饮气抑其阳气者之法。半夏蠲饮气，麻黄发阳气，妙在作丸与服，缓以图之，则麻黄之辛甘，不能发越津气，而但升引阳气；即半夏之苦辛，亦不特蠲除饮气，而并和养中气，非仲景神明善变者，其孰能与于此哉。"

14. 吐血不止者，柏叶汤主之。

柏叶汤方

柏叶　干姜各三两　艾三把

上三味，以水五升，取马通汁[①]一升合煮，取一升，分温再服。

【词解】

①马通汁：即马溺，以白马者为良。

【诠解】

本条是论述吐血不止的证治。本证是因中气虚寒，气不摄血，血不归经而致上溢吐血。"吐血不止"这句话，是指吐血时多时少，时吐时停，持久不止，顽固不愈之意。

治宜柏叶汤，温经止血。方中柏叶止血，其性清肃而降，以制血之上逆；干姜、艾叶温中，暖气以摄血；马通汁育阴止血，能引血下行，且监干姜、艾叶之燥。四药共奏温中摄血止呕的功效。临床上如无马通汁，亦可用童便代替。

【选注】

《金匮要略论注》:“吐血本由阳虚,不能导血归经,然血亡而阴亏,故以柏叶之最养阴者为君,艾叶走经为臣,而以干姜温胃为佐,马通导火使下为使。愚意无马通,童便亦得。”

【病案举例】

刘某,男,42岁。素有高血压史,经常头痛失眠。一日忽鼻衄频频量多,色鲜红,急送往某医院五官科治疗,血暂止。回家后又流血不已,延余诊治。症见:头胀目眩,舌紫苔略黄燥,脉弦。此系肝阳上亢,迫血妄行所致,宜滋阴凉血止血。急以自拟方生地侧柏叶汤加童便:

生地30克,侧柏叶9克,炙艾叶6克,麦冬9克,杭芍9克,藕节5个,炮姜炭9克,炙甘草6克。加童便为引。

服1剂,衄血减少,再剂全止。[代丽三.鼻衄三例[J].云南中医杂志,1980(1):13-14.]

15. 下血,先便后血,此远血①也,黄土汤主之。

黄土汤方亦主吐血、衄血。

甘草　干地黄　白术　附子炮　阿胶　黄芩各三两　灶中黄土半斤

上七味,以水八升,煮取三升,分温二服。

【词解】

①远血:先大便,后出血,血来自直肠以上的部位,离肛门较远,称为远血。

【诠解】

本条是论述虚寒下血的证治。本证是因中气虚寒,脾阳不运,气不摄血而成便血。大便下行,气亦下泄,血随之而下,故为先便后血之远血证。中气虚寒,气血来源不足,则面色㿠白,恶寒倦怠,腹痛喜按,舌淡脉弱等证,自在言外。

治宜黄土汤,温脾扶阳,补血摄阴。方中灶中黄土,一名伏龙肝,配白术、附子、甘草温中祛寒,健脾统血;阿胶、生地养血止血;黄芩清热凉血坚阴,防止温药动血。诸药相合,振奋脾阳,统血循行脉中,则便血自止。

黄土汤与柏叶汤同为中气虚寒不能摄阴的出血证,但病有轻重的不同。柏叶汤证,虚寒较轻,虽出血不止,但未伤正气,仅用干姜温暖中阳即可;而黄土汤证为虚寒较重的出血证,故用附子扶阳以摄阴。

【选注】

《金匮要略心典》:“下血先便后血者,由脾虚气寒,失其统御之权,而血为之不守也。脾去肛门远,故曰远血。黄土温燥入脾,合白术、附子以复健行之气;阿胶、生地黄、甘草以益脱竭之血;而又虑辛温之品转为血病之厉,故又以黄芩之苦寒,防其太过,所谓有制之师也。”

【病案举例】

赵某,女。婚后初孕,患早期流产出血不止,索方求治,书加味黄土汤予以数剂而愈,后生一女。二孕又显流产先兆,又服前方数剂得保无恙,两女均甚健。

处方:熟地黄 60 克,元肉 30 克,当归 12 克,黄芪 18 克,白术 9 克,附子 9 克,甘草 9 克,黄芩 9 克,鹿角胶 30 克,伏龙肝 12 克。

以上 10 味,以水 12 杯,先煮伏龙肝,取 8 杯去渣,再煎前 8 味取 2 杯,去渣入鹿角胶,再上火候胶化尽,分 2 次服。(摘自《赵锡武医疗经验》第 93 页)

16. 下血,先血后便,此近血[①]也,赤小豆当归散主之。方见狐惑中。

【词解】

①近血:先血后便,血来自直肠的部位,离肛门较近,称为近血。

【诠解】

本条是论湿热蕴结迫血下行的证治。由于湿热蕴结于大肠,迫血下行,故为先血后便之近血证。出血时多带脓液,后世亦称脏毒。由于湿热蕴结于中,故大便不畅,而舌苔黄腻,脉弦数等证,亦势必然矣。

治以赤小豆当归散,清利湿热,排脓消肿,活血行瘀,使热除湿祛,下血之证可自止。

【选注】

《金匮要略心典》:“下血先血后便者,由大肠伤于湿热,而血渗于下也。大肠于肛门近,故曰近血。赤小豆能行水湿,解热毒,当归引血归经,且举血中陷下之气也。”

17. 心气不足[①],吐血、衄血,泻心汤主之。

泻心汤方亦治霍乱。

大黄二两　黄连　黄芩各一两

上三味，以水三升，煮取一升，顿服之。

【词解】

①心气不足：这里是指心阴不足。

【诠解】

本条是论述热盛失血的证治。由于心阴不足，心火亢盛，迫血妄行而上溢，故见吐血、衄血。邪热亢盛，故有心烦不安，面赤舌红，烦渴便秘，脉数等证。

治以泻心汤清热泻火。方中黄芩、黄连清热降火，泻心经热，心血自宁；大黄苦泻，引血下行，使气火下降，则血静而不妄行。此即前人所说“泻心即泻火，泻火即止血”之意。

【选注】

《金匮要略心典》：“心气不足者，心中之阴气不足也。阴不足则阳独盛，血为热迫，而妄行不止矣。大黄、黄连、黄芩泻其心之热而血自宁。”

【病案举例】

张某，男，35岁。患鼻衄不止，症见：心烦，口渴饮冷，精神不衰，舌质红，苔黄腻，脉滑数。患者平素嗜酒成癖。四诊合参，证属肺胃火郁，治当清肺火，解郁热，投以仲景大黄黄连泻心汤。

方用：大黄9克，黄连6克，黄芩9克。

用开水浸泡，取汁分3次服。衄止则停服。上方服1剂，鼻衄即止。[代丽三．鼻衄三例[J]．云南中医杂志，1980(1)：13-14.]

结语

本篇论述了惊与悸的病情，并举出了治疗之法：如桂枝去芍药加蜀漆牡蛎龙骨救逆汤，而有通阳镇惊、祛痰安神的作用，以治火邪之惊狂；半夏麻黄丸则有宣阳蠲饮的效果，治疗寒饮凌心之悸。

在失血证中：有柏叶汤温经止血，可治吐血不止；黄土汤温脾摄血，可治远血；赤小豆当归散清利湿热，可治远血；泻心汤清热泻火，治心阴不足的吐衄。本篇同时论述了吐衄、便血的禁忌和预后，以及瘀血的脉证特点。总的来说，治血虽仅有四方，但对血证的病因、病机以及辨证论治的方法已全面加以论述，并且写得很有层次，便于掌握。

呕吐哕下利病脉证治第十七

概说

本篇论述呕吐、哕、下利等病的辨证论治。呕为有声有物，吐为有物无声，哕为无物有声，又称呃逆。呕吐门中还包括了“胃反”，胃反为幽门不开，食入反出之病。下利则包括了泄泻等疾患。

本篇共有条文 47 条，载方 24 首，包括附方 2 首。在本篇中，第 1~7 条论呕吐的脉证、发病机理、病理变化，以及治疗禁忌，而为本篇呕吐的总论；第 8~21 条论呕吐的辨证和治法；第 22、23 条论哕证的证治和方药；第 24~35 条论下利的病理机制和治疗原则，以及下利的转归；第 36~47 条论下利的辨证和治疗。呕、吐、哕、下利病证，虽有寒热虚实之不同，并涉及肝肾等脏，但总以脾、胃、大肠、小肠的症状为主，故合为一篇论述。

呕、吐、哕、下利如果属于实证、热证的，则病多在胃肠；属于虚证、寒证的，则病多在脾胃。

1. 夫呕家有痈脓，不可治呕，脓尽自愈。

【诠解】

本条是论痈脓呕吐的治法。热毒聚于胃腑，腐肉化脓，胃气上逆，驱脓外出，故见呕吐痈脓。本证呕是病之标，痈脓是病之本。治病必求其本，故应治其痈脓，使胃中热毒消散，不再化脓，有脓吐出，胃气则安，呕亦可止。如果用止呕药治呕，则热毒不解，脓液内留，病情更加恶化，所以说“不可治呕”。

呕吐的病因很多，要进行辨证论治，应求其治呕的原则。所以，第一条就提出痈脓呕吐，不治呕之标，而应治痈脓的根本，可为一锤定音之论。

【选注】

《医宗金鉴》：“呕家，呕吐或谷、或水、或痰涎、或冷沫，今呕而有脓，此内有痈，脓溃而呕，非呕病也，故曰：不可治呕，脓尽自愈。”

2. 先呕却[①]渴者，此为欲解；先渴却呕者，为水停心下，此属饮家；呕家本渴，今反不渴者，以心下有支饮故也，此属支饮。

【词解】

①却：有“以后”和“却又”的语气。

【诠解】

本条是论停饮呕吐的辨证。水湿停于胃中，胃气上逆，饮邪亦随之而出。若饮去而胃阳复，则口中渴，故知此为欲解。若水饮停于胃中，中焦气化不利，津液不能上承，故亦口渴。但渴而多饮，更助水邪，以致水饮上逆而作呕，故属于饮家。呕家因吐而伤津液，本应口渴，今反不渴者，此乃饮邪停于心下，属于饮邪的呕吐，则为病微而非邪解之比，故曰“此属支饮”。

【选注】

《金匮要略心典》：“呕家必有停痰宿水，先呕却渴者，痰水已去，而胃阳将复也，故曰此为欲解。先渴却呕者，因热饮水过多，热虽解而饮旋积也，此呕因积所致，故曰此属饮家。呕家本渴，水从呕去故也；今反不渴者，以宿有支饮在心下，愈动而愈出也，故曰此属支饮。”

3. 问曰：病人脉数，数为热，当消谷引食[①]，而反吐者何也？师曰：以发其汗，令阳微膈气虚，脉乃数，数为客热[②]，不能消谷，胃中虚冷故也。

脉弦者虚也，胃气无余，朝食暮吐，变为胃反；寒在于上，医反下之，今脉反弦，故名曰虚。

【词解】

①引食：进食。

②客热：指假热而言。

【诠解】

本条是论述胃反的病因病机。病人脉数，数为热。胃热，当消谷引食为是。今不但不消谷，而反吐，原因是医生误用辛温发汗之品，损伤胃阳，以致胃中虚冷，其脉必数而无力。这种数脉并非实热或寒实不能传化水谷而引起的呕吐。因胃虚寒而胃气踳局不安，故脉数为“客热”。

脉弦主寒，而曰虚者，是因胸膈阳虚在先，而后寒生也。又误用苦寒之品损伤阳气，以致胃气虚寒更重。阳气不足，不能腐熟水谷，随同寒气上逆，故见朝食暮吐之证。名曰“胃反”。这种误下伤中，虚寒上逆的弦脉，与《痰饮篇》中“脉双弦者寒也，皆大下后喜虚”之意相同。

本条是论误用汗下损伤中阳，引起胃反呕吐等证。说明胃中虚寒是构成胃反证的主要病因。食入经久始出，为阳气大虚所致，即使见数脉、弦脉也为本虚，而不得误认为它证。

【选注】

《金匮要略心典》：“脉数为热，乃不能消谷，引饮而反吐者，以发汗过多，阳微膈虚所致，则其数为客热上浮之数，而非胃实气热之数矣；客热，如客之寄，不久即散，故不能消谷也。脉弦为寒，乃不曰寒而曰虚者，以寒在于上而医反下之所致，故其弦非阴寒外加之弦，而为胃虚生寒之弦矣；胃虚且寒，阳气无余，则朝食暮吐，而变为胃反也。读此知数脉、弦脉，均有虚候；曰热、曰寒，盖浅之乎言脉者耳。”

4. 寸口脉微而数，微则无气，无气则荣虚，荣虚则血不足，血不足则胸中冷[①]。

【词解】

①胸中冷：是指上焦和胃气的虚冷。

【诠解】

本条是论荣虚血不足，胸中冷的辨证。由于阳气虚弱，故脉微。微则气弱而使营虚，营为血之源，荣虚则血不足，营血虚弱，则大气积于胸中者亦必虚冷，因此，则引起朝食暮吐的胃反证。

本条所论是因胸中冷导致了胃反证。同样，因胃反引起气血来源不足，亦可导致营卫气血俱虚，胸中冷的病证。因此，两者可以互相影响，形成恶性循环，使病情更加严重。

【选注】

《金匮要略心典》：“此因数为客热，而推言脉微而数者，为无气而非有热也。气者营之主，故无气则营虚；营者血之源，故营虚则血不足；营卫俱虚，则胸中之积而为宗气者少矣，故胸中冷。”

5. 趺阳脉浮而涩，浮则为虚，涩则伤脾，脾伤则不磨，朝食暮吐，暮食朝吐，宿谷不化，名曰胃反。脉紧而涩，其病难治。

【诠解】

本条是论述胃反证的病机。由于胃阳虚弱，饮食不化，胃气上逆，故脉浮，因此说“浮则为虚”。脾阴损伤，不能运化精微，故脉涩，所以又说“涩则伤脾”。脾胃阴阳两虚，运化功能失常，饮食之后留于胃腑，不得消磨，宿谷不化，故朝食暮吐，暮食朝吐。

紧脉主寒盛，涩脉为阴血亏损。故脉紧而涩，则寒凝津涩，胃寒不能消谷，则呕吐不纳，脾运不能润泽，则粪干如羊屎。气血虚少，不润肌肤，则羸瘦。本证温阳则伤阴，补阴则损阳，服药则呕吐，故曰“其病难治”。

【选注】

《金匮悬解》：“趺阳者，阳明胃气之所变现也，动脉在足趺上之冲阳，故曰趺阳。阳明胃气，以下行为顺，脉不应见浮涩，浮则胃气之虚而不降也。胃虚而上逆，则脾虚而下陷，陷则脾伤，脾伤不能磨化水谷，故朝食而暮吐，暮食而朝吐，宿谷不化，名曰胃反。胃反者，饮食倒上，是反顺而为逆也；紧涩者，血寒而阳陷也。脾败不磨而脉见紧涩，水冰地坼，微阳沦陷而不升，故其病难治。”

6. 病人欲吐者，不可下之。

【诠解】

本条是论呕吐的治疗禁忌。病人欲吐，是由于病邪在上，正气有驱邪外出之势。治宜因势利导，顺其病机，而去邪气。若计不出此，而用下法，则逆其病势，反使邪气内陷，加重病情，故曰“不可下之”。

【选注】

《金匮要略心典》：“病人欲吐者，邪在上而气方逆；若遽下之，病气必与药气相争，而正气乃蒙其祸矣。否则，里虚邪入，病气转深，或痞或利，未可知也，故曰不可下之。”

7. 哕而腹满，视其前后，知何部不利，利之即愈。

【诠解】

本条是论述哕的辨证论治。哕而腹满者，是由于病阻于下而气逆于上，故腹满为本，呕逆为标。辨证当视大小便何部不利。如大便不通，糟粕内积，胃肠实热，故腹满；浊气上逆，则见呕逆。治法当通其大便，使胃气下降，呃逆则愈，可用调胃承气汤。若小便不利，水湿停聚于内，故腹满；湿浊上逆，故又见呃逆。治法当利其小便，使浊气下降，呃逆自解，可用猪苓汤治之。以上二证均指实证而言。如病到后期，因脾胃衰败，胃气将绝而呃逆，属危重证候，应加注意。

【选注】

《金匮要略心典》：“哕而腹满者，病在下而气溢于上也，与病人欲吐者不同，故当视其前后二阴，知何部不利而利之，则病从下出，而气不上逆，腹满与哕俱去矣。”

8. **呕而胸满者，茱萸汤主之。**

茱萸汤方

吴茱萸一升　人参三两　生姜六两　大枣十二枚

上四味，以水五升，煮取三升，温服七合，日三服。

【诠解】

本条是论述胃寒凝聚呕吐的证治。由于胃阳不足，寒饮凝聚，阴浊散漫于胸间，故胸满。胃气上逆，则呕。

治宜吴茱萸汤，温寒止呕。方中吴茱萸、生姜化浊降逆，温阳散寒；人参、大枣温补中阳。诸药相合，可助阳散寒，温中止呕。

【选注】

《医宗金鉴》：“呕逆之气上冲于胸，胸中气实，则不受邪，必不满也；若胸中气虚，客寒邪气得以留连，故胸满也。主之吴茱萸汤，补正气，降邪气也。”

【病案举例】

患儿田某，男，2个月。于生后即见呕吐，多在进乳或饮水后约4~5分钟即喷吐而出，吐物清淡无臭，延50余天呕吐未止，在某医院诊为“幽门痉挛”。予解痉镇吐剂治疗无效。诊见患儿面色暗晦，精神委顿，形体瘦弱，哭声低微。检查：心肺无异常，腹胀而软，可见逆蠕动波形，舌淡苔白，指纹淡红。证属脾胃虚寒，浊阴上逆，治拟温胃降逆止呕。

处方：茱萸、党参各0.6克，生姜1.2克，大枣1枚，黄连0.3克。水煎至50毫升，分次频服。

服药2剂，呕吐减轻；继进2剂，吐止，食欲转佳。又予2剂，以巩固疗效。［陈宝义．吴茱萸汤的应用经验［J］．新医药学杂志，1979（2）：48］

9. **干呕，吐涎沫，头痛者，茱萸汤主之。**方见上。

【诠解】

本条是论干呕头痛的证治。由于脾胃虚寒，不能升清降浊，寒饮停滞，壅塞胸中，湿浊之气上逆则干呕、吐涎沫；胸中寒浊壅塞，清阳不升，浊阴上冒，故头痛。还可见到胸满，心下痞，舌苔白腻，脉弦滑等证。治以吴茱萸汤温中散寒，降逆止呕定痛。

【选注】

《金匮要略心典》："干呕、吐涎沫，上焦有寒也；头者诸阳之会，为阴寒之邪上逆而痛，故亦宜茱萸汤，以散阴气而益阳气。"

【病案举例 1】

黄某，男，50 岁，于 1978 年 8 月 1 日初诊。偏头痛反复发作 10 年余，痛发时或左或右，而以右侧为多。呈持续性抽痛，阵发性加剧，剧痛时每延及头巅及项部。每月发作 2~3 次，持续数小时或数天，伴恶心呕吐、耳鸣、食欲不振。近 10 来天发作加剧，经服利眠宁、颅痛定、烟酸等药未效。症见：形体瘦弱，神倦乏力，懒言，血压 120/80 毫米汞柱，舌淡嫩，苔微黄，脉细数。

此属厥阴头痛。实由寒滞肝脉，惟寒邪久郁，渐趋化热。治宜温肝散寒，降逆止呕，佐以清热解肌。

药用：吴茱萸 15 克，党参 30 克，大枣 15 克，生姜 30 克，黄连 10 克，葛根 30 克，菊花 12 克。

服 3 剂后，诸症顿减，继守原法调理而愈。随访 3 个月未见复发。[李皓平．厥阴头痛[J]．新中医，1981（8）：16.]

【病案举例 2】

伍某之妻，患胃痛吐水，心中烦躁，久治不愈，切其脉弦，按之无力。舌质淡嫩，苔则水滑。

辨证：胃气虚寒，挟水上犯，阴来搏阳，阳与阴争，故而烦躁。

治宜吴茱萸汤。

处方：吴茱萸 10 克，生姜 15 克，党参 12 克，大枣 12 枚。

服 3 剂后，胃痛与吐水均减，烦躁未发。（刘渡舟治验）

10. 呕而肠鸣，心下痞者，半夏泻心汤主之。

半夏泻心汤方

半夏半斤，洗　黄芩　干姜　人参各三两　黄连一两　大枣十二枚　甘草三两，炙上七味，以水一斗，煮取六升，去滓，再煮取三升，温服一升，日三服。

【诠解】

本条论述寒热错杂的呕吐与心下痞的辨证论治。由于脾胃气虚，升降失序，痰饮内停，塞于中焦，故心下痞；中气痞塞，痰邪上逆则作呕吐；水气下行则肠鸣漉漉有声。本证为上热下寒，中焦痞塞，寒热错杂的呕吐痞证。

治以半夏泻心汤，辛开苦降，扶正祛邪。方中半夏、干姜辛开温散，降浊除痞；黄芩、黄连苦寒降火，泄其结热；人参、甘草、大枣温补中气，以消痞塞之气。此方寒热并用，故能交通阴阳，则诸证可解。

【选注】

《金匮要略论注》："呕本属热，然而肠鸣则下寒而虚。痞者阴邪搏饮，结于心下，即《伤寒论》所谓胃中不和，腹中雷鸣也，故主半夏泻心汤。用参、甘、枣以补中，干姜以温胃泄满，半夏以开痰饮，而以芩、连清热，且苦寒亦能泄满也。"

11. 干呕而利者，黄芩加半夏生姜汤主之。

黄芩加半夏生姜汤方

黄芩三两　甘草二两，炙　芍药一两　半夏半升　生姜三两　大枣十二个

上六味，以水一斗，煮取三升，去滓，温服一升，日再、夜一服。

【诠解】

本条是论述干呕兼热利的证治。由于饮食不洁，肝胆不和，热郁胃肠，以致升降失调，胃气上逆，则干呕；邪热下迫，故下利。因是热利，当见大便稠黏或赤白，或伴有发热、腹痛等证。

治宜黄芩加半夏生姜汤和胃降逆，清热止利。方中黄芩、芍药清肝胆之热，使其不灼伤肠液，则下利自止；半夏、生姜和胃降逆，而治干呕；甘草、大枣则调理中气而和诸药。

【选注】

《金匮要略直解》："干呕者，无物呕出也。中焦不和，则气逆于上而作呕，迫于下而为利，故用半夏、生姜入上焦以止呕；甘草、大枣入中焦以和脾；黄芩、芍药入下焦以止利。如是则正气安而邪气去，三焦和而呕利止。"

12. 诸呕吐，谷不得下者，小半夏汤主之。方见痰饮中。

【诠解】

本条是论停饮呕吐的证治。由于胃中有停饮，脾胃升降失调，寒饮上

逆，故呕吐，谷不得下。饮邪聚结于中焦，故心下痞满。

治宜小半夏汤，蠲饮止呕。小半夏汤有健胃涤痰散饮与调气止呕之功。若本证兼膈间水饮而心下痞与心悸，或清阳不升而有眩冒证，则用小半夏加茯苓汤，以加强渗湿治饮之功。

【选注】

《金匮要略心典》："呕吐，谷不得下者，胃中有饮，随气上逆，而阻其谷入之路也，故以半夏消饮，生姜降逆，逆止饮消，谷斯下矣。"

【病案举例】

徐某，女，5岁，1978年4月16日诊。呕吐2天，有便不泻，不能饮食，食饮即吐。患儿神委疲乏，面色晦滞，肌肤干涩，目闭睛露，呼吸深快，似喘非喘，频频空哕，不时以口唇弄舌。2天来使用过阿托品、鲁米那、灭吐灵等无效。腹痞满，脉沉细涩，唇红舌干，苔薄白微腻。给小半夏汤，煎煮少量频服。

处方：姜半夏6克，鲜生姜5片。

服药后呕哕渐止，服二煎后，即安睡不再吐。

二诊处方：太子参10克，儿茶3克。泡茶饮服。

2日后恢复正常。[许绍武．小方治疗呕吐经验[J]．江苏中医杂志，1980（6）：59-60.]

13. 呕吐而病在膈上，后思水者解，急与之。思水者，猪苓散主之。

猪苓散方

猪苓　茯苓　白术各等分

上三味，杵为散，饮服方寸匕，日三服。

【诠解】

本条是论述停饮呕吐的调治方法。由于胃中停饮，溢于膈上，故呕吐清水痰涎。呕吐之后，饮去阳复，则口渴饮水，故先呕后渴，为饮邪欲解。由于旧饮方去，胃阳尚未全复，虽渴，只宜少饮，令阳和阴生则愈。若恣意多饮，必伤胃阳，胃虚不能游溢精气，则新饮又生。

治宜猪苓散，利水行津，健脾化湿。方中猪苓利水化饮；白术健脾化湿；茯苓则渗湿利小便。三药相使，则饮停可去，诸证即愈。

【选注】

《金匮要略心典》:"病在膈上,病膈间有痰饮也;后思水者,知饮已去,故曰欲解,即先呕却渴者,此为欲解之义。夫饮邪已去,津液暴竭而思得水;设不得,则津亡而气亦耗,故当急与;而呕吐之余,中气未复,不能胜水,设过与之,则旧饮方去,新饮复生,故宜猪苓散以崇土而逐水也。"

【病案举例】

消化不良系 2 岁内小儿常见疾病。临床表现为腹泻、呕吐、腹痛或发热等症。笔者用猪苓散(《金匮要略》)加半枝莲治疗小儿单纯性消化不良,经近几年临床应用,效果满意,特介绍如下:

方药及用法:猪苓 10 克,茯苓 10 克,白术 10 克,半枝莲 20 克。水煎服,每日 1 剂。1 岁内小儿用量酌减。一般 1~3 剂即愈。

病例:杨某,女,7 个月。1979 年 9 月 20 日诊。患儿发病已 2 天,经西医诊断为小儿单纯性消化不良,曾用西药效果不佳。大便稀、呈蛋花状、每天 10 余次,小便少,伴有轻微呕吐,精神不振,舌质红苔白,脉细数,体温 38℃。

用此方 2 剂,诸证痊愈。

体会:小儿消化功能不完善,抵抗力低,因此,喂养不当、感染及气候影响则是主要致病因素。临床以脾虚兼湿热较多见,故以二苓利湿,白术健脾,半枝莲清热止泄。据现代研究,半枝莲对福氏痢疾杆菌、伤寒杆菌、铜绿假单胞菌、大肠杆菌等均有抑制作用,并含有鞣质。四药共奏健脾助消化、利水除湿、清热解毒止泻之功而获愈。[杨昔年.猪苓散加半枝莲治疗小儿单纯性消化不良[J].陕西中医,1981(6):11.]

14. 呕而脉弱,小便复利,身有微热,见厥者,难治。四逆汤主之。

四逆汤方

附子一枚,生用　干姜一两半　甘草二两,炙

上三味,以水三升,煮取一升二合,去滓,分温再服。强人可大附子一枚,干姜三两。

【诠解】

本条论述虚寒呕吐的证治。由于脾肾阳衰,脉来而弱;阳衰阴盛,胃

中阴寒上逆，故见呕吐；脾肾阳衰，气不制水，故小便反多；阳衰不暖四末，故四肢厥冷；阴寒内盛，格阳于外，则身微热。此为阴盛阳衰的危重证，故曰：难治。

治宜四逆汤，回阳救逆，祛寒消阴。方中附子温暖肾阳；干姜温中散寒，以降寒逆；甘草健脾和胃，以缓阴气之逆，以将附子回阳温寒。

【选注】

《金匮要略心典》："脉弱，便利而厥，为内虚且寒之候，则呕非火邪，而是阴气之上逆；热非实邪，而是阳气之外越矣，故以四逆汤救阳驱阴为主。然阴方上冲，而阳且外走，其离决之势，有未可即为顺接者，故曰难治。或云：呕与身热为邪实，厥、利、脉弱为正虚；虚实互见，故曰难治。四逆汤舍其标而治其本也，亦通。"

15. 呕而发热者，小柴胡汤主之。

小柴胡汤方

柴胡半斤　黄芩三两　人参三两　甘草三两　半夏半升　生姜三两　大枣十二枚

上七味，以水一斗二升，煮取六升，去滓，再煎取三升，温服一升，日三服。

【诠解】

本条论述肝胆不和的呕吐证治。由于邪热郁于肝胆，正邪相争，故见发热，或往来寒热；肝胆之邪犯胃，则使胃气上逆而为呕吐。"呕而发热"在《伤寒论》则有针对"干呕，吐涎沫，头痛者"而不发热的意思。

治宜小柴胡汤疏肝和胃，泄热止呕。方中柴胡透少阳之邪热；黄芩清泄少阳之热；生姜、半夏和胃降逆；甘草、人参、大枣补脾生津，护正驱邪。

【选注】

《金匮要略直解》："经曰：呕而发热者，柴胡汤证具。夫呕家未有发热者，以发热属半表半里，故与小柴胡汤以和之。"

16. 胃反[①]呕吐者，大半夏汤主之。《千金》云：治胃反，不受食，食入即吐。《外台》云：治呕，心下痞硬者。

大半夏汤方

半夏二升，洗完用　人参三两　白蜜一升

上三味，以水一斗二升，和蜜扬之二百四十遍，煮药取二升半，温服一升，余分再服。

【词解】

①胃反：即反胃的互义。

【诠解】

本条论述虚证的胃反，而与下文实证胃反相对比。由于胃虚不降，脾虚不升，宿食不得消化，则朝食暮吐，暮食朝吐，病名曰胃反。因其胃气上逆，故趺阳脉浮；脾虚而阴血虚少，故脉来亦涩。

治宜大半夏汤，补虚安胃，以治呕吐。方中半夏和胃降逆止呕；人参补脾胃之虚，复运化之职；白蜜补虚润燥，使胃气下降而大便畅通。三药相使，有益虚润燥、安胃止呕的功用。

【选注】

《金匮要略浅注补正》："此反胃即脾阴不濡，胃气独逆，今之膈食病是矣。或粪如羊屎，或吐后微带血水。用半夏降冲逆，即是降胃；用参、蜜滋脾液以濡化水谷，则肠润谷下。"

17. **食已即吐者，大黄甘草汤主之。**《外台》方又治吐水。

大黄甘草汤方

大黄四两　甘草一两

上二味，以水三升，煮取一升，分温再服。

【诠解】

本条是论述实热呕吐的证治。由于胃肠实热，大便秘结不通，胃气不能下降，火热之邪上逆，故食已即吐。由于火邪急迫，故其吐势甚急而不能久待也。

治宜大黄甘草汤，泄热降逆止吐。方中大黄泄肠胃实热积滞，通畅六腑，荡涤肠胃，可降胃气之逆；甘草和胃安中以缓大黄直走下焦。二药相配，则甘草载大黄以泄胃热，使胃气得降，则呕吐自止。

【选注】

《金匮要略论注》："食已即吐，非复呕病矣，亦非胃弱不能消，乃胃不容谷，食已即出者也。明是有物伤胃，荣气闭而不纳，故以大黄通荣分已闭之谷气，而兼以甘草调其胃耳。《外台》治吐水，大黄亦能开脾气之闭，而使散精于肺，通调水道，下输膀胱也。"

《金匮要略浅注》："又有阳明有热，大便不通，得食则两热相冲，食已即吐者，以大黄甘草汤主之。此为食入即吐者出其方治也。东垣谓幽门不通，上冲吸门者，本诸此也。"

【病案举例】

李某，男，20 岁，打铁工人。

1974 年 11 月 10 日初诊：患者近半月呕吐，胃脘热痛，大便干燥，舌质红，苔薄黄少津，脉实有力，右关脉滑，精神尚佳。平时喜食烙饼。

初认为是胃热上逆之呕吐，拟以清热和胃之法主治，用连苏饮加竹茹、甘草。嘱服 2 剂。

1974 年 11 月 12 日复诊：服上方无效。仍每餐刚完即吐（平时不吐），并伴口臭，胃脘灼热、胀痛，大便 3 日未解，小便短黄，舌质红，苔薄黄少津，脉滑有力。《金匮要略》云："食已即吐者，大黄甘草汤主之。"从证候分析亦恰合病机，系积热在胃，腑气不通，胃热上冲之呕吐。改用泄热和胃之大黄甘草汤：

大黄 12 克，甘草 3 克。嘱服 2 剂。

1974 年 11 月 16 日到家随访，上方服 1 剂后，食已不吐，大便畅通。服完 2 剂，诸证消失。[王廷富．大黄甘草汤治疗呕吐 3 例[J]. 成都中医学院学报，1979(2)：57-58.]

18. **胃反，吐而渴，欲饮水者，茯苓泽泻汤主之。**

茯苓泽泻汤方 《外台》治消渴脉绝，胃反吐食之者，有小麦一升。

茯苓半斤　泽泻四两　甘草二两　桂枝二两　白术三两　生姜四两

上六味，以水一斗，煮取三升，内泽泻再煮取二升半，温服八合，日三服。

【诠解】

本条是论述胃中停水呕吐的证治。由于胃虚停水，水气上逆故呕吐。脾虚不能运化，津液不能蒸腾上达，故渴欲饮水。因渴复饮，更助饮邪，以致停水愈多，呕吐愈甚。

治宜茯苓泽泻汤，利水行津，以治渴呕。方中茯苓淡渗利水行津；桂枝通阳以布津液；泽泻利水湿之滞，能行水上；白术、甘草健脾扶中，以制水湿之邪；生姜辛散水饮，健胃和中。诸药合用，使气化行而水饮去，胃气平而呕吐愈。

【选注】

《金匮要略浅注》："今有挟水饮而病胃反，若吐已而渴，则水饮从吐而俱出矣；若吐未已而渴，欲饮水者，是旧水不因其得吐而尽，而新水反因其渴饮而增，愈增愈吐，愈吐愈饮，愈渴愈吐，非从脾而求输转之法，其吐与渴，将何以宁？以茯苓泽泻汤主之。"

19. **吐后渴欲得水而贪饮者，文蛤汤主之。兼主微风、脉紧、头痛。**

文蛤汤方

文蛤五两　麻黄　甘草　生姜各三两　石膏五两　杏仁五十个　大枣十二枚

上七味，以水六升，煮取二升，温服一升，汗出即愈。

【诠解】

本条论述呕吐的变证与治法。呕吐之后，伤阴损阳，胃阴伤而阳热内盛，故口渴贪饮。脾阳虚弱，不能运化，水饮复停，若饮停于内，复感风寒，风寒在表，故见头疼、脉紧、身肿等证。

治宜文蛤汤，宣肺利水，散结清热。方中文蛤咸寒，利水消饮；杏仁开肺利水；麻黄、石膏发越水气，透邪于外；甘草、生姜、大枣健脾温胃，化饮生津。诸药相合，使水饮从皮表散去，内热从汗而透出，故方后注云"汗出即愈"。

【选注】

《医宗金鉴》："吐后而渴，当少少与饮之，胃和吐自止也。若恣意贪饮，则新饮复停，而吐必不已也，当从饮吐治之。若兼感微风，脉必紧，头必痛，主之文蛤汤者，是治渴兼治风水也。故以越婢汤方中加文蛤。越婢散风水也，文蛤治渴不已也。"

20. **干呕吐逆，吐涎沫，半夏干姜散主之。**

半夏干姜散方

半夏　干姜各等分

上二味，杵为散，取方寸匕，浆水一升半，煎取七合，顿服之。

【诠解】

本条是论胃寒呕吐的证治。由于胃中寒盛，津液不化，凝为痰涎，胃气上逆，则干呕，吐逆，吐涎沫。

治宜半夏干姜散温胃化饮，降逆止呕。方中半夏化饮止呕；干姜温胃理中，以浆水煮散，则有调中开胃之效。"顿服之"可使药力集中，取效为速。

【选注】

《金匮要略心典》："干呕吐逆，胃中气逆也；吐涎沫者，上焦有寒，其口多涎也。与前干呕、吐涎沫、头痛不同，彼为厥阴阴气上逆，此是阳明寒涎逆气不下而已。故以半夏止逆消涎，干姜温中和胃，浆水甘酸，调中引气止呕哕也。”

21. 病人胸中似喘不喘，似呕不呕，似哕不哕，彻心中[①]愦愦然无奈[②]者，生姜半夏汤主之。

生姜半夏汤方

半夏半升　生姜汁一升

上二味，以水三升，煮半夏取二升，内生姜汁，煮取一升半，小冷分四服，日三、夜一服，止，停后服。

【词解】

①彻心中：当通连到心里讲。

②愦愦然无奈：愦愦然，指烦乱满闷；无奈，即无可奈何的意思。

【诠解】

本条是论正气与寒饮相争的证治。由于寒饮停于中焦，正气起而相争，寒饮上逆于胸，故似呕不呕，似哕不哕；寒饮闭阻胸阳，阳气不得伸展，以致肺气被郁，故似喘非喘；心阳被阻，正气与饮邪相争，故通连到心里愦愦然而无可奈何。

本证乃中焦寒饮上逆于胸中所致，故治宜生姜半夏汤，温寒散饮。本方以生姜汁配半夏，散胃中寒饮，温胸中阳气，使阳气振奋，寒饮消散，则诸证自愈。此方即小半夏汤，而生姜取汁且重用之，姜汁保持了药的功效，降逆散结其力为大，为治饮之良药。

生姜半夏汤的服法是“小冷，分四服”。因寒饮结于中焦，拒热药不进，呕吐加剧，故分四服，使量少而易于受纳。又因饮邪内结，难以速去，四服可使药力持久，逐渐消散内结之寒饮。

【选注】

《金匮要略心典》：“寒邪搏饮，结于胸中而不得出，则气之呼吸往来，出入升降者阻矣。似喘不喘，似呕不呕，似哕不哕，皆寒饮与气，相搏互击之证也。且饮，水邪也；心，阳脏也，以水邪而逼处心脏，欲却不能，欲受不可，则彻心中愦愦然无奈也。生姜半夏汤，即小半夏汤，而生姜用汁，则降逆之力少而散结之力多，乃正治饮气相搏，欲出不出者之良法也。”

22. 干呕，哕，若手足厥者，橘皮汤主之。

橘皮汤方

橘皮四两　生姜半斤

上二味，以水七升，煮取三升，温服一升，下咽即愈。

【诠解】

本条是论胃寒呕哕的证治。由于胃寒之气闭阻胸膈，气逆不降，则干呕或哕。中阳被阻，不达四末，则四肢厥冷。

治宜橘皮汤，温胃理气。方中生姜温胃散寒；橘皮理气降逆。两药相合，使寒邪消散，阳气畅通，则呕哕厥冷之证均解。

【选注】

《金匮要略论注》："呕兼哕言，则以哕为重矣。彼有因元气败而哕者，此肾虚欲绝也。若从干呕来，虽手足厥，明是胃家寒气结，不行于四肢，故以橘皮温胃为主，而合生姜以宣散其逆气也。"

23. 哕逆者，橘皮竹茹汤主之。

橘皮竹茹汤方

橘皮二斤　竹茹二升　大枣三十枚　生姜半斤　甘草五两　人参一两

上六味，以水一斗，煮取三升，温服一升，日三服。

【诠解】

本条是论述虚热哕逆的治法。由于中焦气虚，谷气不宣，郁而化热，虚热上逆，故见哕逆。

治宜橘皮竹茹汤补虚和中，清热降逆。方中橘皮、竹茹，宣畅胃气，清虚热，降逆气；人参、甘草、大枣、生姜补中益气，调胃止呕。诸药相使，以奏补虚安中、和胃降逆之功。

本方补中益气之品较多，用量亦大，故本方适用于中气虚而挟有热饮之哕逆。

【选注】

《金匮要略编注》："此胃虚受邪致哕也。胃虚受邪，挟痰冲肺则哕。然胃气虽虚，是非虚败哕逆，但是胃中邪气不散。故以人参、甘草养胃和中；姜、枣补胃，而宣通中上二焦营卫，俾中气和而肺气自能散布；竹茹善清风邪胃热，能消热痰；橘皮以散胃逆之气。"

【病案举例】

周某，男，22岁，因发热头痛15天，于1980年5月21日住我院治疗。

患者1980年5月7日开始发热，体温在38.5~39.5℃，伴有头痛较剧烈且进行性加重，卫生队给予解热止痛药无效。自诉1979年至此次入院前，先后患左上肺浸润型肺结核、疟疾、痢疾、左侧髂窝冷性脓疡等多种疾病。检查：体温39℃，脉搏106次/分钟，血压120/70毫米汞柱。发育营养差，消瘦，神志清楚，痛苦表情，呻吟不止，颈项强直，心肺无异常，肝脾未触及，腹部无压痛，肠鸣音正常，两侧克氏征阳性，巴氏征阴性。血象及粪、尿常规均正常。腰穿脑脊髓液压力升高，白细胞50/立方毫米，淋巴细胞85%，蛋白（+++）。生化检查：蛋白320毫克%，氯化物680毫克%，糖30毫克%，抗酸染色无发现结核杆菌，革兰氏染色无细菌，培养无细菌生长，气氨酸试验阳性。诊断为结核性脑膜炎。给予雷米封每天900毫克，对氨基水杨酸钠每天12克静脉滴注，链霉素每日1克分2次肌内注射。治疗1周后头痛及脑膜刺激征减轻，入院第8天出现呃逆，逐日加重，白天连续发作7~8小时，夜间亦发作，严重时影响睡眠及进食，且出现呕吐，上腹部疼痛不适。给予镇静剂、解痉剂、针灸及耳针等多种治疗，症状继续加重，故转中医诊治。

经中医辨证认为：本例1年来患多种疾病，久病必虚，舌质红，脉细弱无力，为胃虚挟热之证，治应益胃气，清胃热，降逆止呕。橘皮竹茹汤加味：

党参15克，竹茹9克，白术12克，茯苓12克，橘皮9克，生姜3片，大枣4枚，麦芽9克，炙甘草2克。

上方每日1剂，服1剂后呃逆减轻。共服3剂呃逆完全停止，停药后至今无复发。橘皮理气和胃，降逆止呕；竹茹清胃热，止呕逆，两味为主药。党参益气和胃，与橘皮合用可增强理气补虚的作用；茯苓、白术配党参健脾益气。生姜和胃止呕，与竹茹配伍可增强降逆止呕的功效。甘草、大枣、麦芽益气和胃。诸药合用，气顺热清，胃得和降，呃逆则止。［张万邦．橘皮竹茹汤治愈顽固性呃逆［J］．新中医，1981（12）：4.］

24. **夫六腑气绝于外者，手足寒，上气脚缩；五脏气绝于内者，利不禁，下甚者，手足不仁。**

【诠解】

本条承上启下，从脏腑功能的虚衰阐述呕吐、哕、下利的病机。六腑为阳而主外，以胃为本。故胃阳一衰，则诸腑之气皆衰。胃虚不化水谷，胃气上逆，故呕吐或哕。上焦之气不能来于中焦，宗气为之不足，故上气喘促；下寒不得温煦，寒凝筋脉不能舒张，则两脚缩急。

五脏为阴并主内，肾为诸脏之本，故肾阳微，诸脏之气即弱。肾阳衰微，不能温焙脾胃，则水谷不得腐熟，寒滑下行而不能自主，故利下不禁。下利过甚，由阳及阴，则血痹不行，肢体不得濡养，故手足不仁。

呕吐哕下利诸病的发展，开始在胃肠，先传至脾，后传至肾，这是疾病发展的一般规律。临证时要掌握疾病传变规律，才能在治疗时预先防止疾病的传变，而有临床积极意义。

【选注】

《医宗金鉴》："气绝非谓脱绝，乃谓虚绝也。六腑之气，阳也，阳气虚不温于外，则手足寒缩。阳虚则阴盛上逆，故呕吐哕也。五脏之气，阴也，阴气虚不固于中，则下利不禁，利甚则中脱形衰，故手足不仁也。此发明呕吐、下利之原委也。"

25. **下利脉沉弦者，下重；脉大者，为未止；脉微弱数者，为欲自止，虽发热不死。**

【诠解】

本条是从脉象辨别下利病机的进退状况。本证由于寒湿内侵胃肠，寒湿在里，故脉沉弦。寒湿阻滞气机不畅，则下利腹痛，里急后重，故曰"下重"；若下利而脉反大的，为邪气不衰，故知下利未止；若下利正邪皆衰，阳气开始恢复，则脉微弱之中而带数，故知下利将自止，虽有发热之证，亦为正复之征，预后亦是令人高兴的，故曰"虽发热不死"。

【选注】

《金匮要略心典》："沉为里、为下，沉中见弦，为少阳之气滞于下而不得越，故下重；大为邪盛，又大则病进，故为未止，徐氏曰：微弱者，正衰邪亦衰也。数为阳脉，于微弱中见之，则为阳气将复，故知利欲自止，虽有身热，必自已，不得比于下利，热不止者，死之例也。"

26. 下利，手足厥冷，无脉者，灸之不温，若脉不还，反微喘者死。少阴负[①]趺阳者[②]，为顺也。

【词解】

①负：败也。

②趺阳者：胃脉也。在足趺上五寸骨间，即足阳明经冲阳穴，按之其脉应手而起。

【诠解】

本条是论述下利损伤脾肾的证治和预后。阴寒下利甚重，损伤脾肾，脾肾虚寒，阳随阴脱，故手足厥冷，无脉。当以回阳急救，用艾灸之法，灸其关元、气海而温暖脾肾阳气，以复其脉。如灸后脉气不复者，为阳气不回。若又见微喘，乃阴气下竭，阳气上脱，阴阳离决之危象，故曰“死”。如少阴脉负，趺阳脉胜，为土强水弱，脾胃阳气来复，有胃气者能生，则可转危为安，故曰“为顺”。

【选注】

《金匮要略心典》：“下利，厥冷，无脉，阴亡而阳亦绝矣。灸之所以引既绝之阳，乃厥不回、脉不还，而反微喘，残阳上奔，大气下脱，故死。下利为土负水胜之病，少阴负趺阳者，水负而土胜也。故曰顺。”

27. 下利，有微热而渴，脉弱者，今自愈。

【诠解】

本条是论述下利病愈的脉证。由于阴寒下利，邪去正衰，故微热而渴，为胃阳来复；又脉来柔弱不实，方为下利自愈之象。

【选注】

《金匮要略论注》：“假令微热是邪出表也，而渴是胸中阳胜也，且脉弱则在内之邪气少矣，虽不治之，邪祛正自复，故令自愈。”

28. 下利脉数，有微热汗出，今自愈；设脉紧，为未解。

【诠解】

本条是论下利自愈与未解的脉证。由于阴寒下利，邪退正弱，阳气恢复，外达于表，表里俱和，故见脉数，微热汗出，此为自愈之征。假如脉不弱而紧者，为邪势强盛，正气未复，故为未解。

【选注】

《金匮要略论注》：“若既有微热，脉不弱而数，数亦阳胜也，更汗出，则热从外泄矣，故亦令自愈。设脉数中兼紧，则寒邪尚坚，为未解矣。”

29. 下利，脉数而渴者，今自愈；设不差，必清[1]脓血，以有热故也。

【词解】

①清：同圊，指大便而言。

【诠解】

本条是论下利发热的两种病情变化。阴寒下利，邪去正衰，阳气未复，故脉数而渴，今自愈。如果阴气未复，阳复太过，内热壅盛，热伤胃肠脉络，则下利脓血。

【选注】

《金匮要略论注》："若数脉与渴并见，亦是阳胜故令自愈：设不瘥，则寒既退而病不退，不宜责寒矣。乃热多，必反动其血，故曰必圊脓血，以有热故也。"

30. 下利，脉反弦，发热身汗者，自愈。

【诠解】

本条亦论下利自愈的脉证。虚寒下利是由于阴寒内盛，阳气被郁而不得伸发，故脉弦。若阳气初升向外伸展，故身热汗出。邪衰阳复，阴阳自和，下利自愈。

【选注】

《金匮要略论注》："若发热而汗与上同，更脉弦，则里证见弦为阳脉，是阳胜也，阳胜则愈。"

31. 下利气[1]者，当利其小便。

【词解】

①下利气：是指泄泻与矢气并见，亦称"气利"。

【诠解】

本条是论利气的证治。由于湿热郁滞于胃肠，气机不畅，水谷不化，郁热腐败，故下利而兼矢气。由于湿热阻滞气机，故有小便不利，肠鸣胀满等证。治当利其小便，分利肠中湿热，气化恢复正常，则下利矢气可除。如果中气不足，宜补中利湿以升清阳。

【选注】

《金匮要略心典》："下利气者，气随利失，即所谓气利是也。小便得利，则气行于阳，不行于阴而愈，故曰当利其小便。喻氏所谓急开支河者是也。"

32. 下利，寸脉反浮数，尺中自涩者，必清脓血。

【诠解】

本条是论热利下脓血的病机。由于湿热熏蒸胃肠，热盛上升，故寸脉浮数。热伤下焦阴血，阴血凝涩不畅，故尺脉涩。下焦浊热而伤阴，故便脓血。本证亦常见下利腹痛，里急后重等症。

【选注】

《金匮要略论注》："若下利果属寒，脉应沉迟。反浮数，其阳胜可知；而尺中自涩，涩为阳邪入阴，此亦热多，故曰必圊脓血。"

33. 下利清谷，不可攻其表，汗出必胀满。

【诠解】

本条是论虚寒下利的禁忌。由于脾肾虚寒，不能温化水谷，故下利清谷。若误用发汗之法，则阳气益虚，阴寒更重，则腹部胀满，亦常伴有腹痛。所以，脾肾虚寒下利应忌发汗，恐其损阴伤阳，使病情恶化。

【选注】

《金匮要略心典》："清与圊同，即完谷也。是为里虚气寒，乃不温养中土，而反攻令汗出，则阳气重虚。阳虚者气不化，故胀满。"

34. 下利，脉沉而迟，其人面少赤，身有微热，下利清谷者，必郁冒[①]汗出而解，病人必微厥[②]，所以然者，其面戴阳[③]，下虚故也。

【词解】

①郁冒：头目眩晕。

②微厥：四肢微冷。

③戴阳：阳气离根而格拒于上的名称。

【诠解】

本条是论述脾肾虚寒下利的病机。由于脾肾阳虚，阴寒内盛，故脉沉迟。虚寒不能消谷，故下利清谷；阴寒内盛，格阳于外，虚阳上浮，故其人面少赤，身有微热。若阳气抗邪与阴寒相争，阳伸而邪却时，则必见郁冒之证，随之汗出而解。由于阳气本虚，抗邪于外，不能达于四末，故手足厥逆。为什么会出现这种情况呢？其人面见戴阳，为肾虚于下，故在作解时有冒汗的特点。

【选注】

《金匮要略浅注》："下利脉沉而迟，其为阴盛阳虚无疑矣。阳虚则气浮于上，故其人面少赤，虽身有微热，尚见阳气有根；其奈阳不敌阴，为下利清谷而不能遽止者，是阳热在上，阴寒在下，两不相接，惟以大药救之，令阴阳和，上下通，必郁冒汗出而解；然虽解而病人必微厥。所以然者，其面戴阳，阳在上而不行于下，下焦阳虚故也。”

35. 下利后脉绝，手足厥冷，晬时[①]脉还，手足温者生，脉不还者死。

【词解】

①晬时：即一昼夜二十四小时。

【诠解】

本条是论述下利重症的病机、转归。脾肾阳虚，下利之后耗阴损阳，阳随阴脱，津液内竭，故无脉，手足厥冷。经过一昼夜（包括服药在内），若阳气复回，则脉续出，手足温暖，故为生。如脉不返者，则阴阳不续，故主死。

【选注】

《金匮要略心典》：“下利后脉绝，手足厥冷者，阴先竭而阳后脱也。是必俟其晬时，经气一周，其脉当还，其手足当温；设脉不还，其手足亦必不温，则死之事也。”

36. 下利，腹胀满，身体疼痛者，先温其里，乃攻其表。温里宜四逆汤，攻表宜桂枝汤。

四逆汤方。方见上。

桂枝汤方

桂枝三两，去皮　芍药三两　甘草三两，炙　生姜三两　大枣十二枚

上五味，㕮咀，以水七升，微火煮取三升，去滓，适寒温服一升，服已，须臾啜[①]稀粥一升，以助药力，温复令一时许，遍身漐漐[②]微似有汗者益佳，不可令如水淋漓，若一服汗出病差，停后服。

【词解】

①啜：大口喝粥。

②漐漐：和润而欲汗之貌。

【诠解】

本条是论述虚寒下利兼表证的证治。由于脾肾阳虚，阴寒内盛，运化失司，故下利腹胀满；又有风寒侵袭肌表，故身体疼痛。本证为表里皆病。如正气实者，则先解表，而后治里，今正气先虚，里寒为急，故先用四逆汤温其里，待里阳充实以后，则下利自止。然后，用桂枝汤解散表邪，调和营卫。本条说明，表里同病应该分清先后缓急，遵循急者先治、缓者后治的

原则。

【选注】

《金匮玉函经二注》："盖内有虚寒，故下利腹胀满。表邪未解，故身体疼痛。以下利为重先治其里，后治其表者。若《伤寒论》太阳证，以医下之，续得下利清谷，身疼痛者，当先以四逆治其里，清便自调，然后以桂枝救其表，即此意。"

37. 下利三部脉皆平[①]，按之心下坚者，急下之，宜大承气汤。

【词解】

①三部脉皆平：指寸、关、尺三部脉象不大也不小，不虚亦不实。

【诠解】

本条是论述下利属于实邪的脉证。由于肠胃食滞郁结，腑气不畅，积滞郁而不化，亦可出现下利，所谓伤食作泻者是也。如以手按之，其人心坚满不软的，则知宿食内结已成不拔之势，故当急下，以荡涤肠胃之实，宜大承气汤。泻其有形之邪，使腑气通顺，则下利之证可除。"三部脉皆平"，似有舍脉从证之意。

【选注】

《金匮要略心典》："下利有里虚脏脱者，亦有里实腑闭者，昔人所谓利者不利是也；按之心下坚，其证的矣，脉虽不实大，而亦未见微弱，自宜急下，使实去则利止，通因通用之法也。"

38. 下利脉迟而滑者，实也，利未欲止，急下之，宜大承气汤。

【诠解】

本条是论述食积中阻影响肠胃而下利的脉证。由于食积伤胃，积滞中阻，气机不畅，故脉迟而滑，证为实而非虚，故积滞不消，则下利不止，治以急下之法。以大承气汤荡积腐垢，则下利自止，而又预防了利下亡阴之弊。

【选注】

《金匮要略心典》："脉迟为寒，然与滑俱见，则不为寒而反为实，以中实有物，能阻其脉行之机也。夫利因实而致者，实不去则利不已，故宜急下。"

39. 下利，脉反滑者，当有所去，下乃愈，宜大承气汤。

【诠解】

本条是论实积下利的脉证。下利最易伤阴损阳，故常见微弱之脉。

今反见滑而有力之脉，是有宿食积滞，郁而不消，宜用大承气汤下其实邪，则利可止。

【选注】

《医宗金鉴》："下利脉反滑者，是病虚脉实，不相宜也。若其人形气如常，饮食如故，乃有当去之积未去也。下之乃愈，宜大承气汤。"

40. 下利已差，至其年月日时复发者，以病不尽故也，当下之，宜大承气汤。

大承气汤方。见痉病中。

【诠解】

本条是论下利复发的"休息痢"证治。本证是痢疾已愈，由于旧积残邪隐僻肠间，未能根除，又因气候、饮食劳倦等诱因而复发，故曰"至其年月日时复发者，以病不尽故也"。这种痢疾亦称休息痢，治宜大承气汤攻下不尽之邪，方能痊愈。

【选注】

《金匮要略浅注补正》："飧清洞泻，无至期复发之证，惟痢证有去年泻痢，今年复发者，乃湿热未尽，至来年长夏感湿热之气，内外合邪，故期而复发。"

41. 下利谵语者，有燥屎也，小承气汤主之。

小承气汤方

大黄四两　厚朴三两，炙　枳实大者三枚，炙

上三味，以水四升，煮取一升二合，去滓，分温二服，得利则止。

【诠解】

本条是论下利有燥屎的证治。由于胃肠实热积滞，燥屎内结不去，致使下利臭秽黏滞；燥热上蒸，故见谵语。由于阳明实热，故常见心腹坚满，舌苔黄厚干燥，脉滑数等证。治以小承气汤导滞泄热，去其病根，则谵语与下利等证可除。

【选注】

《金匮要略心典》："谵语者，胃实之征，为有燥屎也；与心下坚，脉滑者大同。然前用大承气者，以因实而致利，去之惟恐不速也；此用小承气者，以病成而适实，攻之恐伤及其正也。"

42. 下利便脓血者，桃花汤主之。

桃花汤方

赤石脂一斤，一半剉，一半筛末　干姜一两　粳米一升

上三味，以水七升，煮米令熟，去滓，温七合，内赤石脂末方寸匕，日三服，若一服愈，余勿服。

【诠解】

本条是论虚寒下利，下焦不固的证治。由于脾胃虚寒，中阳被伤，气血下陷，下利无度，滑脱不禁，阳伤及阴，血溢于下，故下利脓血。因其证属虚寒，故往往有腹疼喜按，精神萎靡，四肢酸软，舌淡苔白等证。

治宜桃花汤，温寒固脱，以止下利。方中赤石脂固涩下焦，暖血止利；干姜温中守阳；粳米养胃补虚。诸药相配，以奏温寒固脱、补虚安中之功。

【选注】

《金匮要略心典》："此治湿寒内淫，脏气不固，脓血不止者之法。赤石脂理血固脱，干姜温胃驱寒，粳米安中益气。"

【病案举例】

马某，女，63岁，1981年4月12日诊。有糖尿病已10余年，近10日前，因服生冷而诱发呕吐泄泻，腹痛肢冷。在输液治疗时突发休克，急送医院抢救，休克被纠正，但下利仍不止，输氯霉素不效，改用青霉素静滴。在输液时又突发心烦，全身起紫疱。停药后仍烦躁欲死，下利失禁，色呈暗紫，四肢厥冷，舌淡苔白，脉虚数。

此正虚阳败之危候，以回阳救逆为急务。停用西药，投四逆加人参汤1剂。服后烦躁止，四肢稍温，但利下仍不止，面色青黄，周身微凉，腹部发凉，神志恍惚，身有紫斑，脉舌如前。证属中阳虚衰，下元失固，治宜温中益气，涩肠健脾。

方用：赤石脂、茯苓各30克，干姜15克，粳米60克，红参10克。

服2剂后，神志清醒，四肢温和；4剂后，血利止，继以他药调治而愈……掌握药物的煎服法是提高疗效的关键之一。仲景在方后云："以水七升，煮米熟去滓，温服七合，纳赤石脂末方寸匕，日三服。"我们在临床中对大便滑泄不止者以上法煎服；对吐血及腹痛者，三药同煎，三煎兑合一起，混匀频服。（摘自《浙江中医杂志》1982，8：378）

43. 热利下重者，白头翁汤主之。

白头翁汤方

白头翁二两　黄连　黄柏　秦皮各三两

上四味，以水七升，煮取二升，去滓，温服一升，不愈更服。

【诠解】

本条是论湿热下利的证治。由于肝不疏泄，湿热壅盛，下迫于肠，热伤血络，腐血化热，故下利脓血，血色鲜明，肛门灼热，下重难通，黏滞而臭。因证是湿热为患，故常有身热烦渴，小便短赤，舌质红，苔黄腻，脉数而滑等证。

治宜白头翁汤，疏肝清热，燥湿止利。方中白头翁疏肝清热凉血，解毒治利；秦皮凉肝清热；黄连、黄柏燥湿坚阴。诸药合用，共奏清热燥湿，凉血治利之功。

【选注】

《金匮要略浅注》："热利下重者，热邪下入于大肠，火性急速，邪热甚则气滞壅闭其恶浊之物，急出而未得遽故也，以白头翁汤主之。此为热利之后重出其方治也，辨证全在后重，而里急亦在其中。"

【病案举例】

董某，女，51岁，1964年6月26日诊。

下痢赤白，腹痛如绞，一夜行10余次，里急后重，食欲毫无，但尚能勉进饮食，口干作苦，不渴，舌质淡红，苔白微干，小便黄而少，脉细，无表寒恶热情况。初诊投服马齿苋90克、广木香9克、焦楂6克，煎服。

连进2剂，一夜仅行4~5次，脓血均减，腹痛也显著减轻。原方再服，至27日晚，病情忽有反复，下利便脓血及里急后重都又如故。

换服加味香连丸每日3次，每次9克，至29日仍无效。口干不渴，舌质瘦，舌红，尖有细微芒刺，苔薄白略干，脉象沉细而缓，食欲仍无，腹痛里急，脓血杂下，日行30余次。认证为热痢，过在厥阴湿热郁滞，予白头翁汤加味：

白头翁12克，炒黄柏6克，秦皮9克（当时缺黄连，故未用），炒白芍9克，甘草9克。煎200毫升，分2次服，2剂连进。

药后一夜只解2次，里急后重显著减轻，腹痛偶有存在，继服2剂痊愈。本例前治3日效果不稳，后投白头翁汤清热厚肠，加白芍、甘草养阴，迅速痊愈。[汤万春．论白头翁汤证[J]．中医杂志，1980(2)：58-59．]

44．下利后，更烦，按之心下濡者，为虚烦也，栀子豉汤主之。

栀子豉汤方

栀子十四枚　香豉四合，绵裹

上二味，以水四升，先煮栀子，得二升半，内豉煮取一升半，去滓，分二服，温进一服，得吐则止。

【诠解】

本条是论述下利之后的热郁虚烦证治。一般来说，下利之后，热去正安而不烦。今不然，下利之后而更烦，这反映了胃肠已无滞热，按之而心下濡；热邪蕴郁于膈，然无物可攀缘，故其烦为"虚烦"，而非阳明实烦之可比。

治宜栀子豉汤清热除烦。方中栀子清泄心胸之郁热，解毒除烦；豆豉宣泄在上之热。两药相须，能宣泄郁热，以除虚烦。

【选注】

《金匮要略心典》："下利后更烦者，热邪不从下减，而复上动也；按之心下濡，则中无阻滞可知，故曰虚烦。香豉、栀子能撤热而除烦，得吐则热从上出而愈，因其高而越之之意也。"

45．下利清谷，里寒外热，汗出而厥者，通脉四逆汤主之。

通脉四逆汤方

附子大者一枚，生用　干姜三两，强人可四两　甘草二两，炙

上三味，以水三升，煮取一升二合，去滓，分温再服。

【诠解】

本条是论下利阴盛格阳的证治。由于脾肾阳虚，阴寒内盛，水谷不消，则下利清谷；阴盛而格阳于外，故有身微热、汗出，或面色微赤等证，此为真寒假热之象。由于下利为甚，阴从下竭；外热汗出，则阳从外脱，阴阳之气不能相接，故汗后而厥，或有脉微欲绝等证象。

本证病势比四逆汤证更为严重而且成危笃之势。治宜通脉四逆汤回阳散寒，复脉救逆。本方即四逆汤加倍干姜和附子的剂量，方中皆辛温大

热之品，能通阳消阴，以收复亡失之阳气。

【选注】

《金匮要略心典》："挟热下利者，久则必伤脾阴；中寒清谷者，甚则并伤肾阳；里寒外热，汗出而厥，有阴内盛而阳外亡之象。通脉四逆，即四逆加干姜一倍，所谓进而求阳，以收散亡之气也。"

46. 下利肺痛，紫参汤主之。

紫参汤方

紫参半斤　甘草三两

上二味，以水五升，先煮紫参取二升，内甘草煮取一升半，分温三服。疑非仲景方。

【诠解】

本条是论下利肺痛的证治。由于湿热浊气郁滞于胃肠，气机不畅，升降失常，湿浊迫于下，则下利；湿热之气上逆，壅塞胸膈，以致呼吸不利则肺中作痛，肺与大肠相表里，故邪气上下为病有如斯者。

治宜紫参汤清热除湿，行气止痛。方中紫参味苦辛寒，除心腹积聚，胃中热积而通利肠道；甘草和中调气。两药相须，使郁滞消除，气机宣畅，下利肺痛可愈。

【选注】

《金匮悬解》："肺与大肠为表里，肠陷而利作，则肺逆而痛生，而肺肠之失位，缘中气之不治。脾土不升，而后肠陷；胃土不降，而后肺逆。紫参汤，甘草补中而缓急，紫参清金而破瘀，瘀开而气调，各复肺肠升降之旧，则痛定而利止矣。"

47. 气利，诃梨勒散主之。

诃梨勒散方

诃梨勒十枚，煨

上一味，为散，粥饮和，顿服。疑非仲景方。

【诠解】

本条论述虚寒气利的证治。由于中气下陷，肠虚不固，每见矢气时大便可随之而出，故病名为"气利"。

治宜诃梨勒散，温涩固肠，以止气利。方中诃梨勒消化饮食，健脾宽中，涩肠固脱；粥饮和服，则有补益胃肠之功。

本篇31条"下利气者"属于湿热郁滞，肠道气机失于宣畅所致。本证是因气虚不固所引起，一虚一实，病情大异。

【选注】

《金匮要略心典》："气利，气与屎俱失也。诃梨勒涩肠而利气，粥饮安中益肠胃。顿服者，补下、治下，制以急也。"

【病案举例】

杨某，男，38岁。1957年秋患痢疾已3天。小腹疼痛，里急后重，频欲登厕，每次多排出少量粉冻样肠垢，纯白无血，有时则虚坐努责，便之不出，自觉肛门有物嵌顿重坠，昼夜不已。前医曾予芍药汤加减，1剂后，病情加剧。舌苔白滑，脉沉带紧。询之知发病前后未见寒热现象，似属气痢。

乃试用《金匮》诃梨勒散：诃子10枚（煨），剥去核研末，用米粥汤一次送服。

约隔1小时许，当肛门窘迫难忍之时，经用力努挣，大便迅即直射外出，从此肛门部如去重负，顿觉舒适。后服调理脾胃之方而康复。（摘自《浙江中医杂志》1980，8：356）

附方

《千金翼》小承气汤　**治大便不通，哕，数谵语。**方见上。

【诠解】

本条是论胃肠实热的证治。由于胃肠实热熏蒸，燥屎内结，腑气不畅，其气上逆，故见大便不通，哕而频频谵语。治以小承气汤通腑泄热，腑气通顺，诸证可解。

【选注】

《金匮玉函要略辑义》："而此条示哕用小承气之法，即上文哕而腹满，后部不利者……"

《外台》黄芩汤　治干呕下利。

黄芩　人参　干姜各二两　桂枝一两　大枣十二枚　半夏半升

上六味，以水七升，煮取三升，温分三服。

【诠解】

本条是论干呕、下利并见的证治。由于中焦虚寒，不能运化水谷，郁结化热，胃气上逆，故干呕；虚寒不固，而见下利。

本证寒热错杂，但虚寒较重，热郁上逆较轻，故治宜黄芩汤温阳益气，清热降逆。方中人参、干姜、大枣、桂枝温中益气，调和脾胃，恢复脾胃升降之机；黄芩清解郁热；半夏降逆止呕。

【选注】

《金匮要略心典》："此与前黄芩加半夏生姜汤治同，而无芍药、甘草、生姜，有人参、桂枝、干姜，则温里益气之意居多，凡中寒气少者，可于此取法焉。"

结语

呕吐哕的病机是胃失和降，胃气上逆。在治疗上，当以和胃降逆为主。属于虚寒性呕吐的，应宜温阳散寒，和胃降逆为主。如吴茱萸汤，治寒凝胸膈，寒饮上逆所致的呕吐；半夏干姜散，治中焦阳虚，干呕、吐逆、吐涎沫者；大半夏汤，治脾胃虚寒，不能消化水谷，以致朝食暮吐，暮食朝吐的“胃反”之证；四逆汤，治阴寒内盛，格阳于外而导致的呕吐，脉弱，身有微热，小便利，手足发冷的厥逆证。属于热性的呕吐，治宜清泄热邪，和胃降逆为主。如大黄甘草汤，治胃肠积热上冲的食已即吐证；小柴胡汤，治少阳邪热犯胃引起的呕而发热等证；属于水饮停蓄所致的呕吐，应宜温散水饮，和胃降逆为主，如小半夏汤治饮停于胃引起的呕吐证；生姜半夏汤，治寒饮上壅于胸，胸阳被郁，心肺不畅的呕逆证；猪苓散，治水饮上逆胸膈，呕吐口渴思水者；茯苓泽泻汤，治胃虚停水，呕吐而渴欲饮水者；文蛤汤，治停饮上溢于肺。如属脾寒郁热，导致呕吐肠鸣，心下痞者，用半夏泻心汤，辛开苦降，扶正祛邪。胃虚肠热，引起干呕、下利者，可用黄芩加半夏生姜汤，和胃降逆，清热止利。

呕逆之证，如有中焦虚寒，胃气上逆，引起干呕，哕，手足厥冷的，可用橘皮汤温胃降逆；因胃虚郁热，胃气上逆，引起哕逆者，可用橘皮竹茹汤补虚和中，清热降逆；若见哕而腹满，因湿阻气机，小便不利，则宜利小便；因脾胃实热，气机不畅，大便干燥者，治宜通腑泄热，小承气汤主之。

下利证可概括为虚寒、实热、郁滞3种。属于虚寒的，应宜温阳散寒，或回阳救逆。如四逆汤，治阴盛格阳之呕吐，下利证；通脉四逆汤，治阴盛格阳，里寒外热之下利证；诃梨勒散，治气虚不固的气利证；桃花汤，治脾胃虚寒，下利不禁的便脓血证。属于实热的，以清热止利为主。如热利下重，便脓血者，可用白头翁汤；下利后，余热不尽，而更烦者，可用栀子豉汤。属于实热积滞下利，宜用通腑泄热之法，如大、小承气汤类。

疮痈肠痈浸淫病脉证并治第十八

概说

本篇论述疮痈、肠痈、金疮、浸淫疮等疾患的辨证论治。篇中共有条文8条，载方6首。其中第1、2条论疮痈的脉证，以及疮痈鉴别诊断的方法；第3、4条论肠痈的脉证、治法和方药；第5、6条论金疮的脉证、发病机理和方证；第7、8条则论浸淫疮的转归和治法。由于疮痈、肠痈、金疮、浸淫疮均属外科疾患，故合为一篇论述。

疮痈即痈肿，以焮红肿痛为其证候特点。是因火毒外结，属阳属实，蒸腐血肉而成痈脓，其病在外，故称疮痈；若痈脓之毒热结于肠内的，则称为肠痈，一名内痈。

浸淫疮，是因湿热之毒郁于心肺二经，向外发于皮下，形如粟米，瘙痒不止，破则流黄水，浸淫之处无不破烂，遍于全身，故称浸淫疮。

金疮，是指肌肉被刀斧等器械所伤，亦有伤后复感毒邪，溃烂成疮，则称为金疮。

1. 诸浮数脉，应当发热，而反洒淅恶寒，若有痛处，当发其痈。

【诠解】

本条是论述疮痈将发的脉证。由于湿热火毒结聚在里，邪热外蒸，荣卫并热，故脉来浮数。若邪热遏于卫，卫气不能畅行，故见洒淅恶寒。湿热火毒聚于一处，则必蒸腐血肉，故营血瘀腐不通，则成痈。痈毒腐化气血则为脓，是为痈脓之证，故曰：当发其痈。由此可知，脉浮数而恶寒，若无固定痛处的，则为外感；若有一定痛处的，则是痈脓病的先发之征。

【选注】

《金匮要略心典》："浮数脉，皆阳也；阳当发热，而反洒淅恶寒者，卫气有所遏而不出也。夫卫主行荣气者也，而荣过实者，反能阻遏其卫；若有痛处，则荣之实者已兆，故曰当发其痈。"

2. 师曰：诸痈肿欲知有脓、无脓，以手掩肿上热者，为有脓；不热者，为无脓。

【诠解】

本条论述通过触诊辨别痈肿有脓无脓的方法。由于营血凝滞，卫气不行，郁结一处，瘀而生热，热胜则腐其血肉，血肉腐败则为脓肿，故以手掩其肿上既热且软，是为有脓。假如郁滞不重，尚未化热，仅是痈肿，故按之不热而且硬，是为无脓之证。

【选注】

《金匮要略心典》："痈肿之候，脓不成，则毒不化；而毒不聚，则脓必不成。故以手掩其肿上，热者毒已聚，则有脓；不热者毒不聚，则无脓也。"

3. 肠痈之为病，其身甲错，腹皮急，按之濡如肿状，腹无积聚，身无热，脉数，此为肠内有痈脓，薏苡附子败酱散主之。

薏苡附子败酱散方

薏苡仁十分　附子二分　败酱五分

上三味，杵为末，取方寸匕，以水二升，煎减半，顿服，小便当下。

【诠解】

本条是论述痈脓已成的证治。由于毒火聚于肠内而发为肠痈，其身虽无热，而其脉则反数；血气凝滞于里，不得外荣肌肤，故身如鳞甲交错。痈成于内，血涩不流，则气亦滞，遂使腹皮如肿，按之仍软。虽其患在肠胃间，究非腹内有积聚，所以本证与腹内有癥瘕积聚者不同。

治以薏苡附子败酱散，排脓消痈，通阳行阴。方中薏苡仁泄热除湿，排脓利尿；败酱草清热解毒，破瘀排脓；附子辛温，扶阳而行气血津液，故能散结消肿。方后注云"顿服，小便当下"，是指服药之后，小便下者，气化则通，气化通则痈肿郁结可开，热毒瘀滞可行，大便泻出污秽之脓血，肠痈渐愈。顿服者，取其药力快捷，速下湿热火毒之意。

【选注】

《金匮要略论注》："此论肠痈，乃肠胃之病，似宜只腹痛而不及外，不知痈乃血脉间病。肠为阳明，阳明主一身肌肉，故必其身甲错……腹为肠之府，故腹皮急，毒热之气上鼓也。气非有形，故按之濡。然皮之急虽如肿状，而实无积聚也。病不在表，故身无热，热虽无而脉数，痈为血病，脉主血也，故曰此为肠痈。薏苡寒能除热，兼下气胜湿，利肠胃，破毒肿，故以为君。败酱善排脓破血，利结热毒气，故以为臣。附子导热行结，故为反佐。”

【病案举例】

张某，男，23岁。1965年10月20日诊治。腹痛1天，发热呕吐，继则腹痛转入右下腹，经西医诊断为急性化脓性阑尾炎。先后用抗生素等药物治疗，疼痛持续不解，且发热呕吐。患者不愿手术而求治于周师。症见面色青黄，神色困惫，右少腹持续疼痛，阵发性加剧，有明显压痛、反跳痛及肌紧张，包块如掌大，畏寒发热，剧痛时四肢冰冷，舌黄有津，脉滑数。体温38.7℃，白细胞20 000/立方毫米。

此属寒湿郁结化热，治宜温阳祛湿清热。

方用：薏米90克，炮附子30克（先煎），败酱草30克。嘱其浓煎频服。

4剂后，疼痛大减，呕吐止，体温正常，血白细胞总数下降为13 000/立方毫米。续服上方6剂，血白细胞总数10 000/立方毫米，仅右腹下包块不消。再服上方20余剂，包块消失而愈。[唐祖宣．老中医周连三运用温阳法的经验[J]．上海中医药杂志，1982（5）：5-6.]

4．肠痈者，少腹肿痞，按之即痛，如淋，小便自调，时时发热，自汗出，复恶寒。其脉迟紧者，脓未成，可下之，当有血；脉洪数者，脓已成，不可下也，大黄牡丹汤主之。

大黄牡丹汤方

大黄四两　牡丹一两　桃仁五十个　瓜子半升　芒硝三合

上五味，以水六升，煮取一升，去滓，内芒硝，再煎沸，顿服之，有脓当下，如无脓，当下血。

【诠解】

本条是论述肠痈脓未成的证治。火毒邪气郁于肠内，虽聚而成形，然尚未腐肉化脓，故见少腹肿痞。肿痞瘀阻逼及膀胱，故按之即痛如淋，而实非淋，故小便自调。由于毒邪内聚，营卫之气与之相争，故时时发热，自汗出，复恶寒。血热郁滞，结实不通，束敛血脉，故脉迟而紧。此为热伏血瘀，痈脓未成，故可下夺，令其消散。若脉不迟紧而反洪数的，则热势已成，荣气腐而为脓，故不可下。据临床观察，此证下之似亦无害。

治以大黄牡丹皮汤泄热逐瘀为主。方中大黄、丹皮、桃仁泄热逐瘀，排除恶血，消散痈肿；瓜子、芒硝，荡积排脓，推陈致新。方后注曰“顿服之，有脓当下，如无脓，当下血”，说明肠痈不论有脓无脓，凡属实热证者，皆可用荡热行瘀法，使瘀热脓血随大便而去，肠痈可愈。

若邪毒腐肉化脓，毒热之气弥满不收，正气被伤，故脉洪数，治宜清热解毒，排脓消肿。然慎用攻下之法，以防更伤正气。

薏苡附子败酱散与大黄牡丹汤均治肠痈。前者适用于脓已成，正气亦伤，里热不盛者；后者适用于脓未成，热实毒盛之证。

【选注】

《金匮玉函经二注》：“肠痈而少腹不可按，阳邪下结，部位牵引也。按之如淋，形容痛状，情所必至。夫血病而气不病，故小便自调，然阳邪已盛，卫气斯虚，遂发热汗出而畏寒也，痈证如是。治之者，须以脓成未成为异。欲知之法，舍脉无由，脉迟紧知未热，为血瘀于内，勿使成脓，下之须早，非桃仁承气汤乎？脉若洪数者，则已成矣，岂复有瘀可下，此大黄丹皮以涤热排脓，势所必用也……”

【病案举例 1】

姜某，男性，20 岁。于 1977 年 9 月 8 日就诊。转移性右下腹痛 2 天。有压痛和反跳痛，恶心，口干，便秘，腰大肌试验阳性，右下肢阑尾穴压痛，舌苔薄黄，脉弦数，体温 37.3℃，白细胞 12 000/ 立方毫米，中性 79%。

诊断：肠痈（急性阑尾炎）。服大黄牡丹皮汤加减：

生大黄 12 克，粉丹皮、桃仁、冬瓜仁、木香、枳壳各 9 克，金银花、红藤、蒲公英各 30 克，芒硝、生甘草各 6 克。

当日取药 2 剂，煎后分 4 次服。药后腹泻 3 次，腹痛减轻，以后原方去芒硝，改每日 1 剂，连服 6 剂症状消失。[姜兆俊．对消、托、补治法的认识[J]．山东中医学院学报，1980（3）：13-17.]

【病案举例 2】

徐某,男,44 岁。自诉因做痔疮手术后,遗有腹痛。曾进行灌肠治疗,检查左侧降结肠处有一条索状物,上抵于胁,胀痛不堪,不能饮食,且大便下痢脓液、烂肉样物。每日大便五六次,有里急后重。脉弦而滑,舌苔黄腻。

辨证:肝胆热邪,迫及于肠,伤及气血,挟有瘀滞,因而形成此证。

治法:通因通用,泻肠中之瘀,消凝结之滞,方用大黄牡丹皮汤。

处方:大黄 12 克,桃仁 12 克,冬瓜仁 30 克,败酱 15 克,鸡血藤 30 克,双花 15 克,海藻 15 克,佛手 15 克,柴胡 12 克,枳实 10 克。

服药后泻下秽浊粪便甚多,服至 3 剂而基本全瘳。(刘渡舟治验)

5. 问曰:寸口脉浮微而涩,法当亡血,若汗出,设不汗者云何? 答曰:若身有疮,被刀斧所伤,亡血故也。

【诠解】

本条论述金疮出血的脉证。由于吐血、咯血、自汗、盗汗、遗精等原因,引起阴血亏少,血不流利,故脉涩。阴血虚而阳气外浮,故又脉浮而微,如法当亡血或汗出伤荣。如不亡血,亦不汗出则为何故? 此因若身有疮,或被刀斧所伤,亡失荣血的缘故。

【选注】

《金匮要略心典》:“血与汗,皆阴也;阴亡,则血流不行,而气亦无辅,故脉浮微而涩也。《经》云:夺血者无汗,夺汗者无血。兹不汗出而身有疮,则知其被刀斧所伤而亡其血,与汗出不止者,虽异而理则同也。”

6. 病金疮,王不留行散主之。

王不留行散方

王不留行十分,八月八日采　蒴藋细叶十分,七月七日采　桑东南根白皮十分,三月三日采　甘草十八分　川椒三分,除目及闭口,去汗　黄芩二分　干姜二分　芍药二分　厚朴二分

上九味,桑根皮以上三味烧灰存性,勿令灰过,各别杵筛,合治之为散,服方寸匕,小疮即粉之,大疮但服之,产后亦可服。如风寒,桑东根勿取之,前三物皆阴干百日。

【诠解】

本条是论金疮的治疗方法。金疮是刀斧等金属器械所伤的伤科疾患，由于刀斧创伤，经脉皮肉筋骨断裂，营卫气血不能接续，伤口疼痛，甚至气血溃烂而成疮疡。

治以王不留行散续绝脉，愈伤口，活血行气，化瘀止痛。方中王不留行活血祛瘀，止血定痛为君药；佐以蒴藋细叶行血通经，消瘀化滞；桑根白皮续绝脉而愈伤口。以上三味烧灰存性，取灰能止血之意。姜、椒、厚朴行气破滞，温通血脉；黄芩、芍药清血热，敛血阴；重用甘草补中生肌，调和诸药，配黄芩清热解毒。本方寒热相合，气血兼顾，既可外敷，亦可内服。内外并用，畅行气血，调和阴阳，生肌长肉。“小疮即粉之”，说明肌肤损伤较轻者，外敷即可，无须内服。“大疮但服之”，由于损伤较重，应治内而安外，故需内服，或内外并用。“产后亦可服”，乃取其散瘀止血，行气活络之功。外感风寒者去桑根白皮，防其引邪内入也。“前三物皆阴干百日”，是指王不留行、蒴藋细叶、桑根白皮等三药不宜曝晒火炙，是存其寒凉之药性之意。

【选注】

《金匮要略心典》：“金疮，金刃所伤而成疮者，经脉斩绝，营卫沮弛；治之者必使经脉复行，营卫相贯而后已。王不留行散，则行气血和阴阳之良剂也。”

排脓散方

枳实十六枚　芍药六分　桔梗二分

上三味，杵为散，取鸡子黄一枚，以药散与鸡黄相等，揉和令相得，饮和服之，日一服。

排脓汤方

甘草二两　桔梗三两　生姜一两　大枣十枚

上四味，以水三升，煮取一升，温服五合，日再服。

【诠解】

以上二方是论疮痈脓已成，正气伤的治法。由于火毒发炎，聚郁一处，气血不畅，热郁血瘀，蒸腐血肉化脓而伤正气。若阴分伤的，治以排脓散，滋阴活血，行气排脓。方中鸡子黄、芍药滋阴养血，凉血解毒，活血散瘀；枳实、桔梗一升一降，开气行滞，俾大气一转，郁结乃散。诸药相合，可养阴护正，使痈脓外出，热毒可解。若正气伤的，治以排脓汤。方中甘草调中排脓,清热解毒;桔梗开提肺气,大气自转,郁结可散;生姜、大枣辛甘为阳,调和荣卫,扶正达邪。诸药相配,以奏排脓解毒,调中祛邪之功。如此可知,排脓散治痈脓伤血分,排脓汤治痈脓伤气分。但两方均能调其升降之机,消其久瘀之痈,可以概治痈肿日久而毒不能散的病证。

【选注】

《金匮要略编注》:"肠痈必起于邪壅气血而成,壅气为热,蒸腐血肉成脓,故以鸡子黄、芍药专补阴血之正,桔梗开提肺气而下行,枳实以宣肠胃气结。俾气利则脓成毒化,故为排脓散也。""肠痈乃属大小肠受病,故用甘、桔善走手足阳明,开提诸气而宣行解毒,以姜、枣通调营卫而排血为脓。盖此二方,专治躯壳之内肠胃之痈而设。"

7. 浸淫疮,从口流向四肢者,可治;从四肢流来入口者,不可治。

【诠解】

本条论述浸淫疮的预后。浸淫疮是由湿热火毒客于肌肤,先痒后痛,搔破流水,浸渍皮肤,淫于全身。若浸淫疮从四肢流向心口,这是皮肤热毒,经血脉内传于心的反映。病邪由外向内,由轻变重,故为难治。若浸淫疮从口流向四肢,为心经热毒,流散皮肤,病势向外,由重变轻,故为可治。

【选注】

《医宗金鉴》:"浸淫疮者,浸谓浸浸,淫谓不已,谓此疮浸淫留连不已也。从口流向四肢者轻,以从内走外也,故曰可治;从四肢流走入口者重,以从外走内也,故曰不可治。浸淫者,犹今之癞疠之类。"

8. 浸淫疮,黄连粉主之。方未见。

【诠解】

本条是论浸淫疮的治法。浸淫疮是热毒在心脉、皮肤之病,治以黄连粉,清热解毒。方中黄连苦寒入心,不论内服外敷,均有清解热毒,凉血燥湿之功。

据临床观察,用黄连、炉甘石等分研细末,麻油调敷,治黄水疮有良效。

【选注】

《金匮要略浅注》:"此为浸淫疮出其方治也。方未见,疑即黄连一味,为粉外敷之,甚者亦可内服之。诸疮痛痒,皆属心火。黄连苦寒泻心火,所以主之。"

结语

本篇论述了疮痈、肠痈、浸淫疮、金疮的病因、病机，以及治疗方法。薏苡附子败酱散排脓消肿，振阳消阴，可治肠痈之脓已成，而正气损伤者；大黄牡丹皮汤泄热逐瘀，可治肠痈之实热；排脓散可治痈肿兼有阴伤之象；排脓汤可治痈脓兼有气伤之征。王不留行散活血行气，止血定痛，故能治金疮。黄连粉方清热燥湿，凉血解毒，适用于浸淫疮。

趺蹶手指臂肿转筋阴狐疝蛔虫病脉证治第十九

概说

本篇论述趺蹶、手指臂肿、转筋、阴狐疝、蛔虫病等病证的辨证论治。篇中共有条文8条，载方5首。其中第1~4条论趺蹶、手指臂肿、转筋、阴狐疝的证候和方药；第5~8条论蛔虫病的脉证、发病机理及治疗方法。本篇以蛔虫病作为重点，其他各证较为简略，而这5种病证皆与足厥阴肝和筋的病变有联系，所以合为一篇讨论。

"趺蹶"，似指跌倒伤足使人只能向前行，而不能往后退。

"手指臂肿"，是指手指与手臂肿动之证。

"转筋"，是指臂、脚强直，不能屈伸。

"阴狐疝"，是指阴囊偏大偏小，时上时下，或有胀痛、重坠之感。

"蛔厥"，是由脏寒蛔动不安，上扰胸膈，引起的烦躁不安、呕吐蛔虫、心腹剧痛、呕吐涎沫、手足厥冷之证。

1. 师曰：病趺蹶①，其人但能前，不能却，刺腨②入二寸，此太阳经伤也。

【词解】

①趺蹶：趺，足背；蹶，颠仆或挫折。"趺蹶"可能是因跌倒、颠仆，而伤了足太阳经脉的病症。

②腨：指腓肠肌，即小腿肚。

【诠解】

本条论述"趺蹶"的病因、症状与治法。师曰：得病因趺蹶而使人但能前行，不能后却。人身经络，阳明行身之前，太阳行身之后，今因"蹶"而伤太阳经气，故出现能前不能后的病变。治法用针刺腨，深二寸，便能自愈。因太阳之经下贯腨内，腨又是阳明经络之所过，乃是太阳阳明交会之处，故刺之以和两经之气血。

【选注】

《金匮要略论注》："人身阳明脉络在前，太阳脉络在后，故阳明气旺无病，则能前步，太阳气旺无病，则能后移；今倾跌之后致蹶而不能如平人，能前步不能后却，必须刺腨肠入二寸者。盖腨肠者，太阳脉之所过，邪聚于太阳脉之合阳、承筋间，故必刺而泻之，谓伤止在太阳经也。然太阳经甚多，而必刺腨肠者，盖腨肠即小腿肚，本属阳明，太阳脉过此，故刺之使太阳与阳明之气相通，则前后如意耳。"

2. 病人常以手指臂肿动，此人身体瞤瞤者，藜芦甘草汤主之。

藜芦甘草汤方。未见。

【诠解】

本条论述风痰阻络，而成手指臂肿动之证。本病因痰湿凝滞关节则肿，风邪袭伤经络则手指臂肿动。风痰阻滞经络，阳气起而驱邪，风痰欲去不去，故身体瞤瞤而动。

治以藜芦甘草汤。方佚，想是涌吐风痰之剂，是因势利导、涌吐膈上风痰之法。藜芦涌吐风痰，升举阳气；甘草能解藜芦之毒，而和中养胃。此方使风痰消除，肺中气机畅通，则诸证可愈。

【选注】

《金匮要略心典》："湿痰凝滞关节则肿，风邪袭伤经络则动，手指臂肿动，身体瞤瞤者，风痰在膈，攻走肢体；陈无择所谓痰涎留在胸膈上下，变生诸病，手足项背，牵引钓痛，走易不定者是也。藜芦吐上膈风痰，甘草亦能取吐，方虽未见，然大略是涌剂耳。"

3. 转筋之为病，其人臂脚直，脉上下行，微弦，转筋入腹者，鸡屎白散主之。

鸡屎白散方

鸡屎白

上一味，为散，取方寸匕，以水六合，和温服。

【诠解】

本条论述转筋的证治。由于湿浊化热动风，热伤阴血，筋脉失养，拘急强直，故其人臂、脚强直，其脉则长直而上下行，微弦。若转筋甚则痛不能忍而入腹，从两足牵引少腹拘急而剧痛，此为肝邪直攻脾脏。

治以鸡屎白散，清热利湿祛风。方中鸡屎白咸寒泄热，通利小便，利湿祛风，使邪气从下而去，则经络气血通畅，筋脉得润，而转筋自愈。

【选注】

《金匮要略心典》："肝主筋，上应风气；肝病生风，则为转筋。其人臂、脚直，脉上下行，微弦。《经》云：诸暴强直，皆属于风也。转筋入腹者，脾土虚而肝木乘之也。鸡为木畜，其屎反利脾气，故取治是病；且以类相求，则尤易入也。”

4. 阴狐疝气者，偏有小大，时时上下，蜘蛛散主之。

蜘蛛散方

蜘蛛十四枚，熬焦　桂枝半两

上二味为散，取八分一匕，饮和服，日再服，蜜丸亦可。

【诠解】

本条论述阴狐疝气的证治。阴狐疝气之证，是因风寒侵袭厥阴肝经所致，故其睾丸或偏左，或偏右而有大小，病发时则坠而下，病息时则收而上，故发时、息时而有上下之变。此证重时则阴囊牵引少腹剧痛。

治以蜘蛛散，温散风寒，通利血气。方中蜘蛛捷于破结通利，去风下气，消散肝经之邪：桂枝辛温，以温散厥阴风寒之邪。风寒散则经脉畅利，诸证可解。方后注云“蜜丸亦可”，以急则用散、缓则用丸之意欤？

【选注】

《医宗金鉴》：“偏有大小，谓睾丸左右有大小也。时时上下，谓睾丸入腹，时出时入也。疝，厥阴之病也，以与狐情状相类，故名之也。主之蜘蛛散，入肝以治少腹拘急而痛也。”

【病案举例】

彭某，男，8岁。1955年上半年就诊。

主诉：患阴狐疝已有6年。阴囊肿大如小鸡蛋，其色不红，肿物时而偏左，时而偏右，患儿夜卧时肿物入于少腹，至白昼活动时肿物坠入阴囊，而且肿物时有疼痛感觉，几年来曾服一般疏肝解郁、利气止痛等治疝气之药，但肿物依然出没无定，未见效果。患儿平素健康，饮食二便如常，余无所苦，舌苔不黄，舌质不红，脉象弦缓。

诊断：寒气凝结肝经之阴狐疝。

治则：辛温通利，破结止痛。

方药：《金匮要略》蜘蛛散原方。

大黑蜘蛛（宜选用屋檐上牵大蜘蛛网之大黑蜘蛛，每枚约为拇指头大小，去其头足，若误用花蜘蛛则恐中毒）6枚（置磁瓦上焙黄干燥为末），桂枝三钱。

上2味共为散，每天用水酒一小杯一次冲服一钱，连服7天。

效果：服药3天后疼痛缓解，7天后阴囊肿大及疼痛消失，阴狐疝痊愈。观察1年未见复发，患者至今仍健在。

按：《金匮要略·趺蹶手指臂肿转筋阴狐疝蛔虫病脉证治第十九》中有云："阴狐疝气者，偏有小大，时时上下，蜘蛛散主之。"《千金翼方》亦有蜘蛛散疗"小儿大腹丁奚"之记载。《幼儿新书》以蜘蛛一个，烧灰作末，饮服治"少小偏㿗"。但后世医家畏蜘蛛有毒，恐误服致死，故历代方书少有蜘蛛散原方治阴狐疝验案的记载。曹颖甫氏曾用蜘蛛散治愈阴狐疝二人，乃改原方散剂为煎剂。彭老用蜘蛛散原方治愈阴狐疝虽仅此一例，但确能说明此理。蜘蛛有通利下焦结气、破瘀消肿之功，再佐以辛温的桂枝温散足厥阴肝经寒气，二药配合，治阴狐疝的疗效似胜过一般疏肝理气药。笔者鉴于《金匮要略》教学的需要，又曾闻及民间医生以此方治阴狐疝疗效甚佳，故录之以供医界同道研究参考。［彭履祥，张家理．蜘蛛散治阴狐疝验案一例［J］．成都中医学院学报，1981（2）：18.］

5. 问曰：病腹痛有虫，其脉何以别之？师曰：腹中痛，其脉当沉，若弦反洪大，故有蛔虫。

【诠解】

本条用宾主对比手法，论述蛔虫腹痛的脉证特点。问曰："病腹痛有虫，其脉何以别之？"答曰：腹中痛而因于寒邪侵袭脾气所引起，其脉则当沉或见弦；若腹痛因蛔虫扰动所引起，则脉必不沉不弦，而反见洪大之脉，乃是蛔虫骚动气血，热气外浮之象，同时伴有腹痛时作时止，恶心呕吐，吐涎沫，面生白色虫斑，睡中龂齿，欲食不化，大便失调，鼻孔奇痒等症。

【选注】

《金匮要略心典》："腹痛脉多伏，阳气内闭也；或弦者，邪气入中也。若反洪大，则非正气与外邪为病，乃蛔动而气厥也，然必兼有吐涎、心痛等证，如下条所云，乃无疑耳。"

6. 蛔虫之为病，令人吐涎，心痛发作有时，毒药不止[①]，甘草粉蜜汤主之。

甘草粉蜜汤方

甘草二两　粉一两重　蜜四两

上三味，以水三升，先煮甘草取二升，去滓，内粉蜜，搅令和，煎如薄粥，温服一升，差即止。

【词解】

①毒药不止：《本草经》将药物分成上、中、下三品，下品多毒。毒药不止，是指用过多种驱虫毒药，不能制止。

【诠解】

本条论述蛔虫病的证治。蛔虫寄生于肠，动扰不安，若上扰于胃，则廉泉开放，故令人吐涎；蛔动则痛，蛔下则止，所以心痛发作有时。此证若用毒药折之，则与虫相恶，而虫不受，故曰“毒药不止”。

治以甘草粉蜜汤，乃是用甘味药投虫所好于先，继之铅粉杀虫于后。况甘草、白蜜又有养胃和中，缓急止痛，以防铅粉之毒。铅粉毒性甚剧，不宜多服，故方后注云“差即止”。

本方中的粉，有的注家认为是“米粉，其味甘性平，有和胃、解毒、缓急的作用。因服杀虫药后，吐涎腹痛不止，胃中不和，胃气已伤，故用米粉养胃和中，安蛔止痛，待正气恢复，病情缓和，然后再用杀虫药，其说供参考。

【选注】

《金匮玉函经二注》：“夫饮食入胃，胃中有热则虫动，虫动则胃缓，胃缓则廉泉开，故吐涎。蛔上入膈故心痛，蛔闻食臭出，得食则安，故发作有时也。毒药不止者，蛔恶之不食也。蛔喜甘，故用甘草蜜之甘，随所欲而攻之，胡粉甘寒，主杀三虫，蛔得甘则头向上而喜食，食之即死，此反佐以取之也。”

【病案举例】

王氏妇，年20余，素有蛔虫病史，1943年仲夏，旧恙复发，脘腹耕痛，呕吐不纳，辗转反侧，坐卧不宁。自服山道年药片无效，嘱余诊视。以驱虫理气之剂，数服不应，患者固请别筹良法，因忆《金匮要略》有甘草粉蜜汤方，主治蛔虫病吐涎心痛，发作有时，毒药不止者，曷与试之。

遂用：生甘草15克，煎汤去滓，加入铅粉5克、白蜜30毫升拌匀，煎如薄粥状，分2次温服。

初服稍安，再服痛呕渐止，次日大便排出蛔虫20余条，从此痊愈。

按：尤在泾云："毒药者折之以其所恶也；甘草粉蜜汤者，诱之以其所喜也。白粉即铅白粉，能杀三虫，而杂于甘草、白蜜之中，诱使虫食，甘味既尽，毒性旋发而虫患乃除。"颇能说明本方之组成与药理作用。《金匮要略》此条与蛔厥乌梅丸证并列，从方证分析，盖前者只是蛔虫病，无其他合并证，而后者则因脏寒蛔上入其膈，有得食而呕、脉微肢厥、吐蛔等寒热错杂证可作鉴别。原文二者并列，自有深意。徐忠可云："此论蛔病之不因脏寒者也（指甘草粉蜜汤证），其证独心痛吐涎而不吐蛔，然其痛发作有时，谓不恒痛也，则与虚寒之绵绵而痛者异矣。"此说可供参考。[邵宝仁．医案二则[J]．浙江中医学院学报，1981（2）：14.]

7．蛔厥者，当吐蛔，令病者静而复时烦，此为脏寒①，蛔上入膈，故烦；须臾复止，得食而呕，又烦者，蛔闻食臭出，其人当自吐蛔。

【词解】

①脏寒：指肠有寒。

【诠解】

本条论述蛔厥的病机。本证是因肠寒胃热，蛔虫避寒就温，窜扰于胃，或钻入胆道，故曰"蛔上入膈"。蛔虫因寒而动，胃受蛔扰，故复时烦；若蛔得温则安，故病者安静。如得饮食，蛔闻食臭，出而扰动，故得食则呕，又烦，而呕吐蛔虫。由于脏寒蛔动，腹痛时作，寒热错杂，阴阳之气不相顺接，故手足厥冷。所以，此证亦名蛔厥。

【选注】

《金匮玉函经二注》："蛔厥者，病蛔而手足厥冷也。蛔厥者当吐蛔，病者静而复时烦，此因肝脏寒而蛔上入膈，故烦。盖言蛔生于肝，因脏寒而上入于膈也。须臾复止，得食而呕，又烦者，此蛔闻食臭而出于胃，故其人常自吐蛔。盖言蛔因风而生于肝，脏寒则上入膈，闻食臭则出于胃也。"

8. **蛔厥者，乌梅丸主之。**

乌梅丸方

乌梅三百个　细辛六两　干姜十两　黄连一斤　当归四两　附子六两，炮　川椒四两，去汗　桂枝六两　人参　黄柏各六两

上十味，异捣筛，合治之，以苦酒渍乌梅一宿，去核，蒸之五升米下，饭熟捣成泥，和药令相得，内臼中，与蜜杵二千下，丸如梧子大，先食饮服十丸，日三服，稍加至二十丸。禁生、冷、滑、臭等食。

【诠解】

本条是论蛔厥的治法。蛔厥是由脏寒蛔动，上入于膈所致的寒热错杂证。

治以乌梅丸，安蛔止厥，调和肝胃。方中乌梅酸温，养肝安胃，蛔得酸则止；附子、干姜、桂枝、川椒、细辛味辣性热，能通阳破阴，并有杀虫作用；黄连、黄柏苦寒清泻心胃之热，以止呕烦，且能驱蛔下行；人参、当归补养气血，以扶正气之虚。本方寒热并用，使脏寒得温，胃热得降，气血调和，脏安蛔下，诸证可解。

【选注】

《医宗金鉴》："李彣曰：乌梅味酸，黄连、黄柏味苦，桂枝、蜀椒、干姜、细辛味辛，以蛔得酸则止，得苦则安，得甘则动于上，得辛则伏于下也。然胃气虚寒，人参、附子以温补之，吐亡津液，当归以辛润之，则蛔厥可愈矣。"

【病案举例】

黄某，女，13岁。1979年5月10日早饭后突然右上腹部阵发性绞痛，如刀割样，坐卧不安，伴恶心呕吐，吐出物初为食物残渣，后为胆汁，吐出蛔虫2条，经大队卫生所治疗未愈。即日下午4时30分入院。诊见神志清楚，急性病容，弯腰捧腹，痛苦呻吟，坐卧不安，体温36.5℃，腹部平坦，右上腹部有深压痛，腹肌稍为紧张，肠鸣音正常。舌质淡红，舌苔薄白，脉弦。既往无胃痛史。诊断：胆道蛔虫症。治疗：入院后即给予乌梅丸加味1剂水煎频服。当夜8时左右患者疼痛停止，安静入睡，次日下午大便排出蛔虫10多条，留医2天痊愈出院。

乌梅丸加味：乌梅120克，川连10克，黄柏10克，附子6克，干姜6克，细辛3克，桂枝10克，党参10克，当归10克，川椒6克，槟榔30克，使君子15克，苦楝皮15克，榧子15克，木香10克。

体会：乌梅丸治疗胆道蛔虫症，临床上早有报道，但乌梅用量则少见有多达120克者，我们用之未发现有任何副作用，由于其用量大，在其他诸药协同作用下，可以提高安蛔驱虫之效。[李振贤．乌梅丸加味治疗胆道蛔虫症31例[J]．广西中医药，1981(3)：47.]

结语

本篇论述了趺蹶、手指臂肿、转筋、阴狐疝、蛔虫病等病证的病机，以及方药。

趺蹶用针刺腨部，使气血畅通而病解。手指臂肿因风痰致病，用藜芦甘草汤涌吐风痰而愈。转筋由风热挟湿为病，用鸡屎白散利湿清热祛风。阴狐疝，则是寒湿之邪侵袭肝经，故用蜘蛛散辛温通利，以解其邪。蛔虫病，为心痛吐涎，发作有时，毒药不止者，可用甘草粉蜜汤投其所好，诱杀蛔虫；至于蛔厥证者，则用乌梅丸调和阴阳，安胃驱虫。

妇人妊娠病脉证并治第二十

概说

本篇论述妇人妊娠期内一般疾病的辨证论治。内容有妊娠恶阻，妊娠宿有癥病、腹痛、下血、小便难、水气病以及安胎养胎的方法。篇中共有条文11条，载方9首。其中第1、2条论妊娠的脉证，妊娠有癥病的脉证和方药；第3~5条论妊娠腹痛，或腹痛下血并见的证候与治法；第6条则论妊娠呕吐的方证；第7、8条论妊娠小便难的辨证和方药；第9~11条论妊娠安胎养胎的方药，以及伤胎的治法。

本篇的重点是论妊娠期内的腹痛和下血。因为妊娠腹痛、下血均能导致流产，并能影响胎儿的发育，所以在这方面的论述比较具体。

1. 师曰：妇人得平脉，阴脉小弱，其人渴，不能食，无寒热，名妊娠，桂枝汤主之方见利中。于法六十日当有此证，设有医治逆者，却一月，加吐下者，则绝之①。

【词解】

①绝之：禁绝医药之意。

【诠解】

本条是论述妊娠恶阻的辨证论治。妊娠恶阻，大都在妊娠六十日左右出现。此时胎元初结，经血归胞养胎，胎气未盛，阴血不足，则尺脉小弱，其人口渴。阴血不足，胎热上逆，则不能饮食而恶心呕吐。寸关脉象平和，身无寒热，知无他病，是妊娠反应，为恶阻现象。

治以桂枝汤滋阴和阳，调和营卫。方中桂枝调阳气；芍药养阴血；生姜、大枣、甘草调和脾胃，滋生气血。

如妇女在断经初期，医生不知是怀孕，认为是经闭不行而误治，在断经一个月就可出现此证，如更加上吐下泻的，则应当停止服药，细心观察病情变化，以免发生问题。

【选注】

《金匮悬解》："妇人得平和之脉，而尺脉小弱，其人渴不能食，外无寒热表证，是名妊娠。《难经》：命门者，诸神精之所舍，元气之所系也。男子以藏精，女子以系胞。盖子宫者，少阴肾之位也，故脉见于尺。胎之初结，气血凝塞，不复流溢，故脉形小弱。胎妊方成，中气壅满，胃逆不降，故恶心呕吐，不能甘食；胃逆则金火皆升，是以发渴。桂枝汤，甘草、大枣补其脾精，桂枝、芍药调其肝血，生姜降逆止呕，妊娠初治之良法也。于妊娠之法，六十日间当有此证，设有医治之逆者，却一月之内而见此证，加以吐下之条者，日期浅近，而吐下大作，此中气之败，不关胎故，则调燮中气，绝其病本也。"

2. 妇人宿有癥病，经断未及三月，而得漏下不止，胎动在脐上者，为癥痼害。妊娠六月动者，前三月经水利时，胎也。下血者，后断三月衃[①]也。所以血不止者，其癥不去故也，当下其癥，桂枝茯苓丸主之。

桂枝茯苓丸方

桂枝　茯苓　牡丹去心　桃仁去皮尖，熬　芍药各等分

上五味，末之，炼蜜和丸如兔屎大，每日食前服一丸，不知，加至三丸。

【词解】

①衃：血凝不散。

【诠解】

本条是论述妊娠宿有癥病的辨证论治。妇人本有癥病，月经照常来潮，现在经停受孕成胎，经断未到三个月，由于癥病阻于血脉，血不循常道，则漏下不止。癥痼阻碍血脉运行，则脐上跳动不安。虽病在血分，亦属胎动。因瘀而漏下，故癥积不去，则漏下不会停止，只有下去癥积，血脉正常运行，方可安胎。

治以桂枝茯苓丸祛瘀化癥。方中桂枝温通血脉；芍药凉血活血；桃仁、丹皮活血化瘀；茯苓健脾以化湿浊，俾血利气畅则瘀消而癥行。然每日食前服一丸，亦慎之至也。

文中"妊娠六月动者，前三月经水利时，胎也"说明正常的妊娠胎动。经停六个月有胎动，停经前三个月，经水是正常通利的，此时胎动，则知是妊娠而非病也。

文中"下血者，后断三月衃也"说明了辨识癥积的依据。停经前三个月，月经就不正常，然后停经三个月，又漏下紫黑的瘀血，如兼见小腹跳动，则是癥积而非妊娠，是没有疑问的。

【选注】

《金匮要略心典》："癥，旧血所积，为宿病也。癥痼害者，宿病之气，

害其胎气也。于法妊娠六月，其胎当动，今未三月，胎不当动而急动者，特以癥痼害之之故。是六月动者胎之常，三月动者胎之变也。夫癥病之人，其经月当不利，经不利，则不能受胎；兹前三月经水适利，胞宫净而胎可结矣。胎结故经断不复下，乃未三月而衃血仍下，亦以癥痼害之之故，是血留养胎者其常，血下不止者其变也。要之，其癥不去，则血必不守，血不守则胎终不安，故曰当下其癥。桂枝茯苓丸下癥之力颇轻且缓，盖恐峻厉之药，将并伤其胎气也。”

【病案举例】

张某，女，38岁，社员，于1978年3月10日就诊。

月经已闭止3个月，午后发热，食欲减。诊见：形体枯槁，腹部按痛，曾经他医诊为血虚胃弱，血亏经闭，治以养血健胃舒肝之品，屡治罔效，病势渐重。且腹部膨隆显著，似妊娠五六月状，按之坚硬如石，推之不移，痛当少腹，诊其脉沉滑有力，右关更属明显，舌紫有瘀点。余曰：此胎兼癥瘕也，恐有半产之虞。遵仲景桂枝茯苓丸方意，处以：桂枝15克，丹皮15克，芍药20克，桃仁15克。2剂，水煎服。服后病情如故。再诊：于前方将桂枝增至25克，桃仁增至20克，再投2剂。服后腹内雷鸣，翌晨大便2次，便色紫黑且硬，腹痛稍减。

三诊：积块坚硬，固定不移，拒按，皮肤不润，舌边紫，苔厚而干，脉沉涩。又投原方2剂，丹皮增至35克。服后下血盈盆，家人大惊。自此腹部膨隆消失，按之柔软，不再疼痛，食欲渐佳。但细扪脐下，仍有似鹅卵大一枚悸动。余曰此胎气也。调理渐安，至足月顺产一女婴。

按：瘀血留滞作癥，故经闭3个月，腹已如釜。破其积聚，方可保胎元无虞，故用桂枝茯苓丸，以桂枝通脉，芍药调营，茯苓安正气，丹皮、桃仁活血化瘀。“有故无殒”。瘀血得下，胎元不伤，足见经方之妙也。[宋儒．治验简介[J]．吉林中医药，1981(1)：38.]

3. 妇人怀娠六七月，脉弦发热，其胎愈胀，腹痛恶寒者，少腹如扇[①]，所以然者，子脏开故也，当以附子汤温其脏。方未见。

【词解】

①少腹如扇：扇是动词，言少腹如扇风一样的寒凉感觉。

【诠解】

本条是论述妊娠阳虚寒盛腹痛的辨证论治。妇人怀孕六七个月，脉弦发热。有似表证，其胎愈胀而痛，腹部恶寒，甚至少腹阵阵作冷，状如被扇。所以然者，子脏开而不合，而风冷之气乘之，阳虚有寒，故脉见弦。阳虚气浮，故发热。

治以附子汤，温阳散寒，暖宫安胎。方中附子温阳气，散阴寒；人参补元气，振阳光；茯苓、白术健脾生新，补气养血；芍药和血又能敛阴，制附子之燥热，敛外浮之虚阳。

【选注】

《张氏医通》："妊娠脉弦为虚寒，虚阳散外，故发热，阴寒内逆故胎胀。腹痛恶寒者，其内无阳，子脏不能司闭藏之令，故阴中觉寒气习习如扇也。用附子汤以温其脏，则胎自安。"

【病案举例】

王某，女，35岁，经产妇。怀孕7个月，忽腹部疼痛，绵绵不休。经多方治疗，痛益甚。我诊时已月余，患者畏寒，腹部更甚，口中和，喜热饮，泛清涎，脉弦而无力。先以逍遥散加味以调气安胎，无效。不得已乃用《伤寒论》附子汤原方：

附子15克，茯苓15克，党参25克，白术25克，白芍15克。

连服3剂而愈。至期产一男甚壮。[刘长天．略谈妊娠用附子的体会并兼论妊娠禁忌药[J]．辽宁中医杂志，1980(4)：15.]

4. 师曰：妇人有漏下者；有半产后因续下血都不绝者；有妊娠下血者，假令妊娠腹中痛，为胞阻①，胶艾汤主之。

芎归胶艾汤方一方加干姜一两。胡洽治妇人胞动无干姜。

芎䓖　阿胶　甘草各二两　艾叶　当归各三两　芍药四两　干地黄四两

上七味，以水五升，清酒三升，合煮取三升，去滓，内胶令消尽，温服一升，日三服，不差更作。

【词解】

①胞阻：证候名，胞中之气血不和，而阻其生化之能。

【诠解】

本条是论述妇人三种漏下的辨证论治。妇人下血，其中有三种病证：

一为经水淋漓不断的漏下；一为半产后继续下血不止的漏下；一为妊娠胞阻下血的漏下。胞阻病，由于冲任脉虚寒，阴血不能内守，血液下漏，不能入胞以养胞胎，影响胞胎正常发育，故腹中作痛。妊娠下血腹中痛，称为胞阻之证。漏下和半产后下血不止的病机，也是因为冲任虚寒，阴血不能内守所致。

此三种漏下虽然不同，但是都可以用胶艾汤补血固经，调其冲任而愈。方中阿胶养血止血；艾叶温经暖胞；当归、川芎、地黄、白芍补血养肝，敛阴益荣，以养胞胎；甘草调和诸药，缓中解急，共奏温暖胞宫、调补冲任之效。

【选注】

《金匮要略心典》："妇人经水淋沥及胎产前后下血不止者，皆冲任脉虚而阴气不能守也。是惟胶艾汤为能补而固之，中有芎、归，能于血中行气；艾叶利阴气，止痛安胎，故亦治妊娠胞阻。胞阻者，胞脉阻滞，血少而气不行也。"

【病案举例 1】

朱某，女，25 岁，1973 年 10 月 19 日诊。足月异位（臀）分娩后 40 天，恶露不净，下腹部疼痛，纳差，舌质嫩尖红，苔薄黄，脉濡数。

此产后气血亏弱，胞宫瘀热未清，拟胶艾四物汤加减：

炒川芎、赤芍、白芍、炒党参、焦白术、淡黄芩、川断、失笑散（包）各 10 克，益母草、生地、熟地、黄鱼鳔胶各 12 克，艾绒炭 3 克。

服 5 剂，恶露已止，唯腹仍微痛，食欲未振；原方加谷芽，5 剂而愈。（摘自《浙江中医杂志》1980，11-12：536）

【病案举例 2】

粟某，女，32 岁，教员。1979 年 11 月 25 日诊。

月经 1 个月两潮已有年余，西医诊断为功能性子宫出血。曾服"归脾汤""补中益气汤"数十剂，效果不显著。此次月经来潮，量多，色淡，质稀，至今 10 天仍淋漓不尽，身倦无力，头昏眼花，面色萎黄，身腰畏寒，腹胀腰酸，胃纳不佳，偶有心悸、手足麻木、下肢浮肿等症，舌体稍胖，舌质浅淡，苔薄白，脉沉细无力。

辨证为肾虚冲任不固、血海不藏之患。方用胶艾四物汤(《金匮要略》)加味:

熟地20克,白芍12克,当归12克,杜仲12克,川断15克,山萸10克,川芎3克,茯苓10克,菟丝子12克,艾叶炭10克,阿胶15克(蒸兑)。

方中四物汤养营补血;阿胶配艾叶炭固经止血;加山茱萸、杜仲、川断、菟丝意在求本补肾,固护冲任,以塞其源;茯苓既可健脾以生血,又可祛湿以消肿。肾气盛,冲任固,血海藏,则经血可止。

服药5剂,药见初效;守原方15剂,身倦腰酸、头昏诸症显著减轻。12月月经正常来潮1次,但量仍较多。

三诊:嘱每次月经干净后开始服原方5剂,连续3个月。停药后观察半年,月经恢复正常。[瞿岳云.肾气不固证治体会[J].陕西中医,1981(1):9-11.]

5. 妇人怀娠腹中㽲痛①,当归芍药散主之。

当归芍药散方

当归三两　芍药一斤　茯苓四两　白术四两　泽泻半斤　芎䓖半斤,一作三两

上六味,杵为散,取方寸匕,酒和,日三服。

【词解】

①㽲痛:腹中绵绵而痛也。

【诠解】

本条是论述妊娠腹痛的辨证论治。妇人妊娠肝血虚而脾湿盛,则肝脾气血不和,故腹中拘急而绵绵作痛;湿邪不化则小便不利,下肢浮肿。

治以当归芍药散,养血疏肝,健脾利湿。方中重用芍药,平肝气以安脾胃,配合当归、川芎调肝养血,以和血气;白术健脾燥湿,配合茯苓、泽泻渗湿利水,泄浊退肿。如此,则腹痛止,胎自安。

【选注】

《金匮要略论注》:"㽲痛者,绵绵而痛,不若寒疝之绞痛,血气之刺痛也。乃正气不足,使阴得乘阳,而水气胜土,脾郁不伸,郁而求伸,土气不调,则痛绵绵矣。故以归、芍养血;苓、术扶脾,泽泻泻其有余之旧水,芎䓖畅其欲遂之血气。不用黄芩,㽲痛因虚,则稍挟寒也;然不用热药,原非大

寒，正气充则微寒自去耳。”

【病案举例】

付某，女，24岁，农民，1979年10月分娩一男婴，生产时出血较多，产后2个月仍有阴道不规则出血，淋漓不断，色淡。伴下腹疼痛，纳呆，精神萎靡不振，面黄肌瘦。妇科检查：子宫复位不良。

给当归芍药散2剂。

4天后复诊：阴道出血极少，腹痛消失，嘱服第3剂当归芍药散加党参、黄芪。药后诸证若失，半年后随访未见复发。[谢承香，蔡乾英，肖志玉．当归芍药散治疗阴道出血437例临床观察[J]．湖北中医杂志，1982(2)：22-23.]

6. 妊娠呕吐不止，干姜人参半夏丸主之。

干姜人参半夏丸方

干姜　人参各一两　半夏二两

上三味，末之，以生姜汁糊为丸如梧子大，饮服十丸，日三服。

【诠解】

本条是论述妊娠胃虚寒饮呕吐的辨证论治。由于脾胃虚寒，水液凝滞，蓄为痰饮，浊阴上逆，则呕吐涎沫稀水。饮停中焦，常见脘闷不食，脉弦苔滑等证。

治以干姜人参半夏丸。方中干姜温中散寒，振奋中阳；人参健脾补正；半夏降逆止呕；生姜汁蠲饮降逆。此方可使中阳得振，寒饮蠲化，胃气顺降，则呕吐自止。

【选注】

《金匮玉函经二注》：“此即后世所谓恶阻病也。先因脾胃虚弱，津液留滞，蓄为痰饮。至妊二月之后，胚化成胎，浊气上冲，中焦不胜其逆，痰饮遂涌，呕吐出不已，中寒乃起。故用干姜止寒，人参补虚，半夏、生姜治痰散逆也。”

7. 妊娠小便难，饮食如故，当归贝母苦参丸主之。

当归贝母苦参丸方男子加滑石半两。

当归　贝母　苦参各四两

上三味，末之，炼蜜丸如小豆大，饮服三丸，加至十丸。

【诠解】

本条是论述妊娠小便难的辨证论治。妊娠小便难,饮食如故,说明病不在中焦而在下焦。由于妊娠血虚,下焦复有湿热,以致小便困难而不爽利。

治以当归贝母苦参丸。用当归和血润燥;贝母开结解郁;苦参清热利湿。三药合用,则肝疏血利,气开湿行,而小便自利。此方用于临床有意想不到之疗效。

【选注】

《金匮要略方论本义》:"妊娠小便难,饮食如故者,血虚生热,津液伤而气化斯不利也。主之以当归贝母苦参丸,当归生血,贝母清气化之源,苦参降血热之火,又为虚热之妊娠家立一法也。"

8. **妊娠有水气,身重,小便不利,洒淅恶寒,起即头眩,葵子茯苓散主之。**

葵子茯苓散方

葵子一斤　茯苓三两

上二味,杵为散,饮服方寸匕,日三服,小便利则愈。

【诠解】

本条是论述妊娠水气的辨证论治。妊娠有水气,往往由于怀孕之后,经络血脉不能畅行,气化受阻,所以小便不利。水气内停,溢于肌表,则身体浮肿而重。经络血脉不能畅行,水湿凝滞,阳气不达肌表,则洒淅恶寒。清阳不升,则头眩。辨证关键在于小便不利,切须注意。

治以葵子茯苓散通络利水。方中茯苓健脾化气,渗湿通络,利水祛湿;葵子滑窍行水,使水利湿去。葵子茯苓散使脉络畅行,水湿下利,所以小便一利,则诸证可愈。

【选注】

《金匮要略阐义》:"妊娠有水气,水为阴湿之物,一身之阳悉为所遏,如肌肉之阳不运而身重,膀胱之阳不化而小便不利,卫阳不固护而洒淅恶寒,胃阳不升而头眩。葵子茯苓散主之者,葵子滑利通阳,茯苓淡渗通阳,阴湿之水邪下泄,诸阳皆得其通。"

9. **妇人妊娠,宜常服当归散主之。**

当归散方

当归　黄芩　芍药　芎䓖各一斤　白术半斤

上五味，杵为散，酒饮服方寸匕，日再服。妊娠常服，即易产，胎无苦疾，产后百病悉主之。

【诠解】

本条是论述妊娠血虚而内热的养胎方法。妊娠之后，胎夺气血，肝血虚而生内热，脾气虚而生内湿，血虚与湿热交病，则症见：身体瘦弱，内热心烦，头晕胸闷，食少恶心，腹痛，胎动不安，甚至流产等。

宜常服当归散，养血健脾，清化湿热。方中当归、芍药补肝养血，和血敛阴；川芎理血解郁，条达肝气；白术健脾化湿；黄芩清热坚阴，合奏安胎之效。

肝脾两虚之证，非几剂之功，故曰宜常服。

【选注】

《金匮要略阐义》："妊娠血以养胎，血为胎夺，虚而生热，是其常也。'宜常服'，谓不病亦宜常服也。当归、芍药，一动一静以养血，川芎调达肝阳，黄芩清热和阴，白术健脾胜湿，酒服方寸匕，从血分以和其肝脾也。"

【病案举例】

李某，女，27岁。婚后2年，孕三胎，均于孕后2个月左右流产，1976年7月来诊。经停40余月，微有恶心，头眩及轻微腹痛，无下血，脉濡滑而数，舌尖微红。为预防再次流产，给服当归散：

当归10克，黄芩10克，炒白芍10克，川芎5克，白术10克，紫苏梗10克，青竹茹10克。

服药20余剂，后足月妊娠。[武长春.白术在《伤寒杂病论》中的配伍及应用[J].陕西中医，1981(3)：42-44.]

10. **妊娠养胎，白术散主之。**

白术散方见《外台》

白术　芎䓖　蜀椒三分，去汗　牡蛎

上四味，杵为散，酒服一钱匕，日三服，夜一服。但苦痛加芍药；心下毒痛倍加芎䓖；心烦吐痛不能食饮，加细辛一两、半夏大者二十枚，服之后，更以醋浆水①服之；若呕，以醋浆水服之，复不解者，小麦汁服之；已后渴者，大麦粥服之。病虽愈，服之勿置。

【词解】

①醋浆水：一名酸浆水，古代饮料，有健胃清热的作用。

【诠解】

本条是论述脾虚寒湿的养胎方法。妊娠之后，胎夺气血，若肝经虚寒而血少，不能养胎，则胎动不安。脾经虚寒而生寒湿，寒湿中阻，则症见心腹时痛，呕吐清水痰涎等。

治以白术散，温暖肝脾，除湿安胎。方中蜀椒温脾暖肝，健胃养胎；川芎舒肝和血；白术健脾化湿；牡蛎敛阴潜阳，能协蜀椒促进胃肠消化。

上证若属肝血涩少，阴血不利，腹内抑屈而苦痛者，则加芍药和其阴血；瘀血阻滞，阴血不能下达胞胎，心下毒痛者，则加川芎破瘀通络，运化胎血下行；若中焦寒湿停留，痰湿郁滞，故胸满心烦，呕吐涎沫，腹痛不能饮食，则加细辛温化寒饮，散沉寒痼冷；如呕吐气逆则加半夏健脾化痰，和胃止呕；另用酸浆水和胃止呕。若服后呕不止，改用小麦汁之甘以和胃。若呕吐已止，胃中津液不足，口渴者，则服大麦粥补脾调中，生津止渴。

【选注】

《金匮要略阐义》："妊娠养胎，谓胎不长，当服药以养生长之机，非无故服药也。养胎之要，首重肝脾，肝为生血之源，土为万物之母，主以白术散者，川芎利肝，白术培土，蜀椒以助肝阳，牡蛎以和肝阴，肝脾阴阳调和，则生气勃然矣。"

11. 妇人伤胎怀身，腹满不得小便，从腰以下重，如有水气状，怀身七月，太阴当养不养，此心气实，当刺泻劳宫及关元，小便微利则愈。见《玉函》。

【诠解】

本条是论述怀孕伤胎的辨证论治。妊娠七个月，手太阴肺经应当养胎，但是心火气实，损伤肺阴肺气，肺不得降，既不能养胎，又不能通调水道，故胎动不安，腹满，小便不利，腰以下沉重而肿，如有水气。此证为心火气实，传于肺经，损伤胎气，故不可治肺，法当泻其心气，行其水气。心火降则肺气自行，小便通利则心气可降。用针刺劳宫以泻心气，刺关元以行水气。劳宫、关元二穴，孕妇慎用，深刺强泻可以落堕，故针法宜浅宜轻。

【选注】

《金匮要略直解》："七月手太阴肺经养胎，金为火乘，则肺金受伤而胎失所养，又不能通调水道，故有腹满不得小便，从腰以下有如水气状也。劳宫穴在手心，厥阴心主穴也，泻之则火不乘金矣。关元穴在脐下，为小肠之募，泻之则小便通利矣，此穴不可妄用，刺之能落胎。”

结语

本篇论述妊娠期间疾病的辨证论治。

妊娠呕吐，有阴血不足，胃虚有热者，可用桂枝汤调和脾胃，生长气血；有胃虚寒饮上逆者，可用干姜人参半夏丸振奋中阳，蠲化寒饮。妊娠腹痛，有阳虚寒盛者，可用附子汤温阳散寒，暖宫安胎。若肝脾不调者，可用当归芍药散养血疏肝，健脾利湿。妊娠下血，有癥积漏下者，可用桂枝茯苓丸祛瘀化癥，癥害去则其血自止。有冲任虚寒，不能摄血者，可用胶艾汤补血固经，调其冲任。

妊娠小便不利与小便难二证，小便难多属于气郁血虚，生热化燥，可用当归贝母苦参丸和血解郁，清热润燥。小便不利多为气化受阻，可用葵子茯苓散化气通络利水，使小便通利，水有去路，水气自消。

妊娠养胎，有肝血虚少，脾经湿热者，可用当归散养血健脾，清化湿热。有肝血涩少，脾经寒湿者，可用白术散温暖肝脾，除湿安胎。养胎大法，重在调理肝脾。因为肝主藏血，血充则可以养胎，脾主化生气血，脾健则气血来源充足，从而达到养胎安胎的目的。

妇人产后病脉证治第二十一

概说

本篇论述妇人产后疾病的辨证论治。产后由于耗津失血，而有三大证：痉病、郁冒、大便难。其次又围绕产后机体特点，论述了腹痛、中风、发热、下利等病的证治。

本篇共有条文11条，载方11首，包括附方2首。篇中第1~3条阐述了产后痉病、郁冒、大便难的发病机理、证候，以及辨证论治和方药；第4~7条论产后瘀血腹痛的脉证、辨证和方药；第8、9条则论产后中风的证候和治方；第10、11条为产后乳中虚、下利二证的辨证和方药。

1. 问曰：新产妇人有三病，一者病痉[①]，二者病郁冒，三者大便难，何谓也？师曰：新产血虚，多汗出，喜中风，故令病痉；亡血复汗，寒多，故令郁冒；亡津液胃燥，故大便难。

【词解】

①痉：即痉病。痉，恶也，风病也。

【诠解】

本条是论述产后痉病、郁冒、大便难的病因、病机。产后伤津亡血最易发生痉病、郁冒、大便难三种疾病。

痉病，是由于产后失血过多，营血虚少，营卫失调，腠理不固，汗出过多，容易感受风邪。阴血虚少，则不能濡养筋脉，复感风邪则最易化燥伤筋，因而痉挛抽搐等症随之而起，形成痉病。

郁冒，是由于产后失血过多，汗出也多，阴血两虚，容易感受寒邪。寒邪外束则阳气不能外达，阴血虚少则虚阳势必上冲，因而形成郁冒。

大便难，是由于产后失血过多，汗多伤阴，阴血不足，不能濡润大肠，则见大便难。

以上三证的病机皆为津血两虚所引起，故在治疗上都必须以照顾津液为主。

【选注】

《金匮要略心典》："痉，筋病也；血虚汗出，筋脉失养，风入而益其劲也。郁冒，神病也；亡阴血虚，阳气遂厥，而寒复郁之，则头眩而目瞀也。大便难者，液病也；胃藏津液而渗灌诸阳，亡津液，胃燥，则大肠失其润而便难也。三者不同，其为亡血伤津则一，故皆为产后所有之病。”

2. 产妇郁冒，其脉微弱，呕不能食，大便反坚，但头汗出，所以然者，血虚而厥，厥而必冒，冒家欲解，必大汗出，以血虚下厥，孤阳上出，故头汗出。所以产妇喜汗出者，亡阴血虚，阳气独盛，故当汗出，阴阳乃复。大便坚，呕不能食，小柴胡汤主之。方见呕吐中。

【诠解】

本条是论述产后郁冒与大便难同见的证治。产后失血过多，荣卫失调，腠理不固，既喜汗出，而又恐汗出过多损伤阴液，然最易感受外邪。因虚多而邪少，故其脉微弱。中虚故呕而不能食。胃肠津液干涸，故大便反坚。热不能外越，所以身无汗，而但头汗出。“所以然者”为自注句，指出血虚而阳厥，厥而必冒。冒家欲解，必大汗出，使郁阳得伸则愈，以是之故，产妇喜汗出，以其荣卫和也，故曰“阴阳乃复”。若大便坚，呕不能食，则涉及少阳之证喜呕，故可用小柴胡汤和解之。

“冒家欲解，必大汗出”，反映血虚亡阴，阳气偏盛，表寒闭郁，孤阳上出之郁冒，必须全身汗出，使其阳气外达而郁解，阳气外出而不上出，所以冒家可解。

治以小柴胡汤，扶正达邪，和利枢机。方中柴胡条达少阳，使清阳之气外达，发散少阳之郁邪；黄芩清泄里热，收敛阳气；半夏、生姜和胃降逆止呕；人参、甘草、大枣扶正达邪，调补脾胃，俾上焦得通，津液得下，胃气因和，则濈然汗出而解。选用小柴胡汤和调之法，“故当汗出，阴阳乃复”，自在其中。

【选注】

《医宗金鉴》：“产妇昏冒，脉微弱者，是气血俱虚应得之诊也。不能食者，是胃气未和应得之候也。大便反坚者，是肠胃枯干应得之病也。究之郁冒所以然者，由血虚则阴虚，阴虚则阳气上厥而必冒也。冒家欲解，必大汗出者，是阳气郁得以外泄而解也，故产妇喜汗出也。由此推之，血瘀致冒，解必当血下，是阴气郁得以内输而解也。最忌者，但头汗出，则为阴亡下厥，孤阳上出也。大便坚，呕不能食，用小柴胡汤，必其人舌有苔身无汗，形气不衰者始可，故病得解，自能食也。若有汗当减柴胡，无热当减黄芩，呕则当倍姜、半，虚则当倍人参，又在临证之变通也。”

3. 病解能食，七八日更发热者，此为胃实，大承气汤主之。见痉病中。

【诠解】

本条是承上文论述郁冒之病已解，胃和能食，至七八日而又发热，然发热而不恶寒，便知其不在表而在里，又因其能食而更发热，便知非为虚而为实，因食复发热，其大便必硬，腹亦必痛，故曰“此为胃实”，可用大承气汤攻下。

【选注】

《金匮要略编注》：“此即大便坚，呕不能食，用小柴胡汤而病解能食也。病解者，谓郁冒已解。能食者，乃余邪隐伏胃中，风热炽盛而消谷；但食入于胃，助起余邪复盛，所以七八日而更发热，故为胃实，是当荡涤胃邪为主，故用大承气峻攻胃中坚垒，俾无形之邪相随有形之滞一扫尽出，则病如失。仲景本意，发明产后气血虽虚，然有实证，即当治实，不可顾虑其虚，反致病剧也。”

4. 产后腹中疞痛，当归生姜羊肉汤主之。并治腹中寒疝，虚劳不足。

当归生姜羊肉汤方。见寒疝中。

【诠解】

本条是论述产后血虚而寒客于腹的证治。产后血虚，客寒阻滞气血，则腹中疞痛，而又喜温喜按为其特点。

治以当归生姜羊肉汤，温中和血，养血补虚，温寒止痛。方中当归补血，温通血脉；生姜温中散寒；羊肉温补肝血。此方除治血虚受寒，腹中疞痛外，又可治肝血虚寒，而两目𥆧𥆧、视物不清之证。

【选注】

《金匮要略心典》：“产后腹中疞痛，与妊娠腹中疞痛不同，彼为血虚而湿扰于内，此为血虚而寒动于中也。当归、生姜温血散寒。孙思邈云：羊肉止痛利产妇。”

5. 产后腹痛，烦满不得卧，枳实芍药散主之。

枳实芍药散方

枳实烧令黑，勿大过　芍药等分

上二味，杵为散，服方寸匕，日三服，并主痈脓，以麦粥下之。

【诠解】

本条是论述产后气血不畅，腹中作痛的证治。产后气滞血瘀，气血不畅，故而腹痛，腹满，心烦而不得卧。

治以枳实芍药散行气和血，以解除疼痛。方中枳实烧黑入血，行气去瘀，下行破结；芍药通利血脉而止疼痛。枳实、芍药两药相合，能理气调血，破积结止疼痛；用大麦粥送服，和胃气以调气血也。枳实、芍药，药少量小，破瘀力弱，故用于瘀血轻证为宜。本方能活血行气，故又有消散痈肿，排除脓毒的作用。

【选注】

《金匮要略编注》："此气滞腹痛也。产后中气必虚，虚则气滞而食亦滞，故腹痛，烦满不得卧，勿疑产后定属瘀血而痛也。故以枳实破气行滞，芍药收阴而和脾养血。因产后血虚，所以用之。此剂行气和血，故主痈脓，以麦粥下之，乃和肝气而养心脾也。"

6. 师曰：产妇腹痛，法当以枳实芍药散，假令不愈者，此为腹中有干血[①]着脐下，宜下瘀血汤主之。亦主经水不利。

下瘀血汤方

大黄三两　桃仁二十枚　䗪虫二十枚，熬，去足

上三味，末之，炼蜜和为四丸，以酒一升，煎一丸，取八合，顿服之，新血下如豚肝。

【词解】

①干血：血液不流，干着一处。

【诠解】

本条继上条论述枳实芍药散证，如服药而不愈，为病重药轻，内有干血，凝结于少腹，疼痛拒按。

治以下瘀血汤，攻坚破积，清热润燥。方中大黄清热破结以逐瘀血；桃仁破血除瘀，润燥解凝；䗪虫性寒，破瘀通络。炼蜜为丸，是缓下之法。用酒煎药，引药入血，而使瘀血排出体外。便色如猪肝，则为药已中病。

【选注】

《医宗金鉴》："产妇腹痛，属气结血凝者，枳实芍药散以调之；假令服后不愈，此为热灼血干，着于脐下而痛，非枳实、芍药之所能治也。宜下瘀血，主之下瘀血汤，攻热下瘀血也。并主经水不通，亦因热灼血干故也。"

【病案举例】

杨姓，女，32岁。产后4日，恶露行而不畅，有时夹有血块，少腹胀满、拒按，脘闷恶心，自觉有气上冲。舌质红，右边缘有紫斑，苔灰白。病乃恶露瘀阻难行，有瘀血上冲之势。治当急下其瘀血。方拟加味下瘀血汤：

大黄6克（后下），桃仁10克，䗪虫6克，当归10克，川芎6克，赤芍10克，牛膝10克，甘草5克。

连服2剂，恶露渐多，挟有紫血块，腹痛减轻。原方既效，将原方桃仁改为6克，大黄改为4克，加艾叶3克，再服2剂，腹痛解除，胀满消散，病即痊愈。[张谷才．从《金匮》方来谈淤血的证治（续完）[J].辽宁中医杂志，1980（8）：13-15.]

7. 产后七八日，无太阳证，少腹坚痛，此恶露不尽，不大便，烦躁发热，切脉微实，再倍发热，日晡时烦躁者，不食，食则谵语，至夜即愈，宜大承气汤主之。热在里，结在膀胱也。见痉病中。

【诠解】

本条是论述产后瘀血内阻，又兼阳明里实的辨证论治。产后七八天，无太阳表证。由于产后阴血虚少，里热炽盛，热结在下焦，热灼瘀血，干血凝着脐下，故少腹坚痛。热灼胃肠，更耗津液，肠胃实热结滞，故大便干燥不通而烦躁、发热。切脉微沉而实，证明胃肠实热已有积滞，到日晡阳明气旺时，病人则更加发热。食入于胃，长气于阳，若不食则已，而食入则助胃热。实热过盛，扰乱神明，故生谵语。至夜晚则阳明之气转衰，其病即稍愈，故热轻而谵语暂停。

治以大承气汤，荡胃肠实热积滞，泻血分之热结。方用大黄攻胃肠积滞，泻血分热结；枳实治痞破结，既能除胃肠胀满，又能通利血气；厚朴理气，消腹中胀满；芒硝咸寒，清热软坚。本证用大承气汤，则胃肠实热去，下焦瘀血行，可收一举两得的效果。

【选注】

《医宗金鉴》："李彣曰：此一节具两证在内，一是太阳蓄血证，一是阳明里实证。因古人文法错综，故难辨也。无太阳证，谓无表证也。少腹坚痛者，以肝藏血，少腹为肝经部分，故血必结于此，则坚痛亦在此。此恶露不尽，是为热在里，结在膀胱，此太阳蓄血证也，宜下去瘀血。若不大便，烦躁，脉实，谵语者，阳明里实也，再倍发热者，热在里，蒸蒸发于外也。阳明旺于申酉戌。日晡是阳明向旺时，故烦躁不能食。病在阳而不在阴，故至夜则愈。此阳明腑病也，宜大承气汤以下胃实。”

8. **产后风，续之数十日不解，头微痛恶寒，时时有热，心下闷，干呕汗出，虽久，阳旦证续在耳，可与阳旦汤。**即桂枝汤，方见下利中。

【诠解】

本条是论述产后中风的辨证施治。产后血虚，荣卫失调，腠理不固，风寒外袭，表证持续数十日不解。卫在外与邪相争，阳气浮动，故时时发热，荣被扰而不守，故汗出、恶寒。风寒阻于太阳之经，故头微痛，而时时有热。表邪将入里，故心下闷而干呕。

产后中风时间虽久，若阳旦汤证仍在，可予阳旦汤解散风寒，调和营卫。方中桂枝温散风寒，解肌祛风；芍药和营，敛阴止汗；桂枝配芍药，于发汗中而有敛汗之功，桂枝散、芍药收，一散一收，则营卫可调，表邪可解；生姜配桂枝发汗解肌；大枣配芍药滋阴敛荣；甘草性平调和阴阳，调和荣卫。

【选注】

《金匮要略论注》：“……谓中风之轻者，数十日不解，似乎不可责表；然头疼恶寒汗出，时有热，皆表证也。心下闷、干呕，太阳之邪欲内入而内不受。考《伤寒论》有阳旦汤，乃桂枝汤加黄芩，以治太阳中风而挟热者，今久风而热不已，则阳旦证仍在，阳旦汤何不可与，而因循以致误也。”

【病案举例】

王某，女，22岁，干部。1975年3月就诊。患者从产前10来天直至产后第7天，一直呕吐，进食甚少，本地中西医多方治疗无效。细问病人，知有汗出，微恶风等症，视其苔薄白，脉略浮。

遂用桂枝汤原方加法夏10克。因呕吐，嘱其少量多次服用。

2剂药后，进食已不呕吐，恶风等症亦除。《伤寒论》桂枝汤适应证条文中，如12条就有干呕一症，121条桂枝加桂汤又治疗奔豚“气从少腹上冲心”，可见桂枝汤具有良好的制冲降逆作用。患者产前呕吐，系妊娠致经脉之气不舒，营卫之气不调，胃气上逆而呕。产后体虚，易感风邪，更致营卫不和而呕吐不愈。桂枝汤调和营卫，再加法夏则平冲降逆止呕之功更著，故病可愈。[舒鸿飞．桂枝汤类方治疗杂病[J]．湖北中医杂志，1981(5)：26，22．]

9. **产后中风，发热，面正赤，喘而头痛，竹叶汤主之。**

竹叶汤方

竹叶一把　葛根三两　防风一两　桔梗　桂枝　人参　甘草各一两　附子一枚，炮　大枣十五枚　生姜五两

上十味，以水一斗，煮取二升半，分温三服，温复使汗出。颈项强，用大附子一枚，破之如豆大，煎药扬去沫；呕者，加半夏半升洗。

【诠解】

本条是论述产后中风的辨证论治。产后阴血大虚，虚阳上越，故面色正赤，气喘。正气大虚，复感风邪，故头痛，发热。治疗时，若因其外感风邪，单纯用发汗解表，则浮阳易脱；若因其虚阳上越，单纯用滋阴之药，则使表邪不解。

治以竹叶汤，扶正祛邪，表里兼顾。方中竹叶清热降火，折其阳浮之势；葛根生津，滋润筋脉之急；桔梗上浮清肃肺气；防风散风而不燥血；人参、甘草补中益气；生姜、大枣调和营卫；附子、桂枝扶阳驱邪。此为产后中风，正虚邪盛者，而立补正散邪之方。

【选注】

《金匮要略论注》："中风发热头痛，表邪也。然面正赤，此非小可淡红，所谓面若妆朱，乃真阳上浮也；加之以喘，气高不下也。明是产后大虚，无阳不能自固，而又杂以表邪，自宜攻补兼施，故以桂、甘、防、葛、桔梗、姜、枣清其在上之邪，竹叶清其胆腑之热，而以参、附培元气，返其欲脱之阳。然以竹叶名汤，要知本寒标热，胆居中道，清其交接之缘，则标本俱安，竹叶实为功之首耳。"

10. **妇人乳中虚，烦乱，呕逆，安中益气，竹皮大丸主之。**

竹皮大丸方

生竹茹二分　石膏二分　桂枝一分　甘草七分　白薇一分

上五味，末之，枣肉和丸弹子大，以饮服一丸，日三、夜二服。有热者，

倍白薇；烦喘者，加柏实一分。

【诠解】

本条是论述哺乳期虚热呕逆的证治。妇人在哺乳期中，乳汁去多，中气虚弱，阴血不足，心肝火旺。心虚火动，则烦乱；中气虚热，胃气上逆，则呕逆。

治以竹皮大丸，安中益气，清降缓中。方中竹茹、石膏清热除烦，降逆止呕；白薇凉血，清热除烦；桂枝、甘草辛甘化气，建中补虚；枣肉滋补阴血。若虚火犯肺而烦喘，则加柏实养血润肺。方中甘草用量独多，取其建中补血，益阴泻火，而桂枝用量很少，取其温中化气，通脉舒肝之功。二药之剂量安排，确有耐人寻味之处。

【选注】

《金匮要略心典》："妇人乳中虚，烦乱呕逆者，乳子之时，气虚火胜，内乱而上逆也。竹茹、石膏甘寒清胃；桂枝、甘草辛甘化气；白薇性寒入阳明，治狂惑邪气，故曰安中益气。"

11. 产后下利虚极，白头翁加甘草阿胶汤主之。

白头翁加甘草阿胶汤方

白头翁　甘草　阿胶各二两　秦皮　黄连　檗皮各三两

上六味，以水七升，煮取二升半，内胶令消尽，分温三服。

【诠解】

本条是论述产后下利的证治。产后气血两虚，常有面黄乏力，心烦不眠等症；又因湿热积滞胃肠，传导失职，郁遏不解，损伤肠道脉络，常见发热，腹痛，里急后重，下利脓血等证。

治以白头翁加甘草阿胶汤，清热燥湿，缓中养血。方中白头翁、黄柏、黄连、秦皮清热燥湿，凉血解毒，除胃肠湿热而治下利；阿胶滋阴，养血止血；甘草补气建中，缓解黄连、黄柏之苦。本方为产后下利常用之方。

【选注】

《金匮要略心典》："伤寒热利下重者，白头翁汤主之；寒以胜热，苦以燥湿也。此亦热利下重，而当产后虚极，则加阿胶救阴，甘草补中生阳，且以缓连、柏之苦也。"

【病案举例】

1965年7月，患者女，60余岁。痢下赤白，日数十遍，里急后重。曾服"呋喃西林"2日，效果不显。发热不高，口干，尚不作渴，舌质淡红，舌边呈细小赤点，干而无津，脉象细数。

认为老年津血不足，又患热痢，津血更易耗损。拟白头翁加甘草阿胶汤：

白头翁12克，黄连6克，川黄柏6克，秦皮9克，阿胶9克（烊），甘草6克。煎至200毫升，分2次服。

上午服第1剂，至晚大便已变粪，续进1剂病愈。

"白头翁加甘草阿胶汤"原出《金匮·妇人产后病脉证治第二十一》，主治"产后下利，虚极"（按"极"字应训"弱"）。本例虽非产后，但因系老年，津血不足证据显然，有是证则用是药，不必受"产后"字样约束，所以径予本方治愈。［汤万春．论白头翁汤证［J］．中医杂志，1980（2）：58-59.］

附方

《千金》三物黄芩汤　治妇人在草蓐[①]自发露得风。四肢苦烦热，头痛者，与小柴胡汤；头不痛但烦者，此汤主之。

黄芩一两　苦参二两　干地黄四两

上三味，以水六升，煮取二升，温服一升，多吐下虫。

【词解】

①草蓐：指草席，即临产之时。

【诠解】

本方是论述产后发热的证治。产后发热，以感受风寒，邪在少阳，又有湿热病毒结于下焦，两者临床为最多。

小柴胡汤方证分析：产后阴血两虚，阳气独盛，在未离产所之时，稍有不慎而感受风寒，致邪客少阳在于胁下，正邪分争，往来寒热，而发热尤甚，手足烦热；邪热上行而头痛。治宜小柴胡汤和解少阳之邪。方中柴胡疏散少阳经之邪；黄芩能清胆腑蕴热；生姜、半夏调胃止呕；人参、甘草、大枣益气和中，扶正祛邪。本方攻补兼施，补正退邪，一举两得。

三物黄芩汤方证分析：产后阴血两虚，阳气独盛，在未离产所时，下焦感受湿热病毒，湿热蒸熏，发热尤甚，手足烦热。湿热蕴结于下焦，故无头痛等证。治宜三物黄芩汤清热燥湿。方中黄芩清热燥湿，降火解毒，除烦热；苦参清热燥湿，利尿杀虫；干地黄补血养阴。本方既能清热燥湿，除湿热熏蒸之热，又能补血养阴，退血虚之热。

【选注】

《金匮要略论注》："此言产妇有暂感微风，或在半表里，或在下焦，风湿合或生虫，皆能见四肢烦热证，但以头之痛不痛为别耳。故谓在草蓐，是未离产所也。自发露得风，是揭盖衣被，稍有不慎而暂感也。产后阴虚，四肢在亡血之后，阳气独盛，又得微风，则苦烦热；然表多则上入而头痛，当以上焦为重，故主小柴胡和解；若从下受之而湿热结于下，则必生虫，而头不痛，故以黄芩清热为君，苦参去风杀虫为臣，而以地黄补其元阴为佐。曰多吐下虫，谓虫得苦参必不安，其上出下出，正未可知也。"

【病案举例】

患者傅某，女，26岁，已婚，社员。因两下肢阵发性灼热疼痛1个多月，于1971年12月20日来我院就诊。

病史：患者于1个多月前发现两下肢灼热疼痛，有时阵发性剧痛，每当发作时两小腿中段以下和两脚部均呈深红色，皮肤温度增高，脚掌面出冷汗。遇热容易引起发作，患者常喜欢将两足露于被外，寒凉时症状减轻。

检查：发育营养中等。两小腿中段以下和两足部均呈深红色，皮肤灼热，两下肢动脉搏动正常。两上肢无异常发现。舌苔白腻微黄，舌质淡红。脉象濡弱。

印象：红斑性肢痛症。

治疗经过：此例红斑性肢痛症主要为阴虚内热表现，以养阴、清热、凉血立法，给予三物黄芩汤：

生地60克，黄芩、苦参各30克。水煎服。

患者当夜服药3剂，两下肢灼热疼痛明显减轻。第2天起每日2剂，连服3天后，两下肢症状完全消失而痊愈。1977年4月随访，经治愈后未复发。［张百铭．三物黄芩汤治疗红斑性肢痛症2例报告［J］．山东中医学院学报，1979(3)：45-46.］

《千金》内补当归建中汤　治妇人产后虚羸[①]不足，腹中刺痛不止，吸吸[②]少气，或苦少腹中急摩[③]痛引腰背，不能食饮。产后一月日，得服四五剂为善，令人强壮宜。

当归四两　桂枝三两　芍药六两　生姜三两　甘草二两　大枣十二枚

上六味，以水一斗，煮取三升，分温三服，一日令尽。若大虚，加饴糖六两，汤成内之，于火上暖令饴消，若去血过多，崩伤内衄不止，加地黄六两，阿胶二两，合八味，汤成内阿胶，若无当归，以芎劳代之，若无生姜，以干姜代之。

【词解】

①羸：瘦弱之意。

②吸吸：形容呼吸时气少之貌。

③摩：吴迁本作“挛”。

【诠解】

本方是论述产后腹痛的证治。妇人产后，气血虚少，又有脾胃虚弱，不能生血，血海空虚，则见虚羸不足。脾胃虚弱，则见不能饮食，吸吸少气。气血虚少而不利，不能温润下焦，则见少腹中急摩痛引腰背。气血不利，进而发展为气滞血瘀，则见腹中刺痛不止。

治以内补当归建中汤。方中当归、芍药补血益阴，以行营气；桂枝温中，通行血气；甘草、饴糖补中扶虚；生姜、大枣以调营卫。此证产后虚羸不足，如单纯滋补阴血则寒凝，单纯温阳则恐劫阴，故用建中补血以和营卫之法。内补当归建中汤有气血兼顾之能，而无偏颇之弊。本方加减法：若产后失血过多，或崩伤内衄，阴血大亏，可在方中加地黄、阿胶补血敛阴。

沈澍农考证结论：“产后一月日，得服四五剂”指的是一个月共服四五剂。“一月日”就是一个月。

【选注】

《金匮要略编注》：“产后体虽无病，血海必虚。若中气充盛，气血虽虚易能恢复。或后天不能生血充于血海，则见虚羸不足。但血海虚而经络之虚，是不待言。因气血不利而瘀，则腹中刺痛不止。冲、任、督、带内虚，则少腹中急，摩痛引腰背。脾胃气虚，则吸吸少气，不能食饮。故用桂枝汤调和营卫。加当归欲补血之功居多；若大虚加胶饴，峻补脾胃而生气血；若去血过多，崩伤内衄，乃血海真阴大亏，故加地黄、阿胶以培之。方后云：无生姜以干姜代之，乃温补之中兼引血药入血分生血，其义更妙。”

结语

本篇论述妇人产后常见疾病的辨证论治。

产后郁冒与大便难兼见，病情较为复杂，内有血虚，外受寒邪，治以小柴胡汤扶正达邪，和利枢机。产后气血虽虚，然有胃家实证，可用大承气汤荡涤肠胃实热积滞。总之，妇人产后三大证：痉病、郁冒、大便难，在治疗时，既要养血益阴，又要掌握辨证论治而不拘一格，切勿因虑其虚，墨守成法而贻误病机，以使病情加剧。

产后腹痛有4种常见病情：一是血虚内寒，治宜当归生姜羊肉汤补血散寒；二是气血不畅，治宜枳实芍药散行气和血；三是瘀血内停，治宜下瘀血汤活血化瘀；四是瘀血内阻兼阳明里实证，治宜大承气汤攻下肠胃积滞，兼泻血分实热。

产后中风，若因风寒外袭，可用阳旦汤调和营卫。若因虚阳上越，复感风邪，可用竹叶汤扶正祛邪。

此外，本篇用竹皮大丸安中益气，清降缓中，治疗哺乳期虚热呕逆。用白头翁加甘草阿胶汤清热燥湿，补中养血，治疗产后热利。

总之，产后的辨证论治既要照顾到产后的特点，又不可拘泥于产后的禁忌。

妇人杂病脉证并治第二十二

概说

本篇论述妇人杂病的辨证论治，在内容上包括了热入血室、梅核气、脏躁、痞证、瘀血、漏下、腹痛、经水不利、转胞和前阴疾患等10余种疾病。

本篇共有条文22条，载方20首。篇中1~4条论热入血室的辨证论治和方药；第5~7条论妇人梅核气、脏躁、痞证的辨证论治和方药；第8条对妇人杂病的病因、病机、临床上的各种变化和证治方法作了纲领性的论述，可视为本篇的总论；第9、11、12条论漏下的证治和方药；第10、13~15条论经水不利的辨证和治法，其中第13条论水与血结的证治；第16~19条论妇人腹痛、转胞的辨证和治法；第20~22条论妇人阴寒、阴中生疮、阴吹等的证治。

本篇论述妇人杂病的病因，主要有正虚、积冷、结气3个方面的病变。在辨证上，当先分上、中、下三焦的病位；继辨阴阳、寒热、虚实的病性。在治疗上，针对病情或针或药，有的放矢，才能转危为安。

1. 妇人中风七八日，续来寒热，发作有时，经水适断，此为热入血室。其血必结，故使如疟状，发作有时，小柴胡汤主之。方见呕吐中。

【诠解】

本条是论述经水适断，热入血室的辨证论治。太阳中风，为时已七八日之久，若正气抗邪有力，则寒热之邪当解。如果在妇人行经之际，血弱气尽，风热邪气袭入血室，与血相搏，结而不行，故经水适断。热结血室，聚结不散，则正邪分争，进退于表里之间，故往来寒热，休作有时，而如疟状。热入血室，内系于肝胆，既不可发汗，又不能下夺。故以小柴胡汤和解内外表里，透达热邪，则血结可散。质之临床，此方可适当加丹皮、生地、红花之品，则疗效更佳。

【选注】

《注解伤寒论》："中风七八日，邪气传里之时，本无寒热，而续得寒热，经水适断者，此为表邪乘血室虚入于血室，与血相搏而血结不行，经水所以断也。血气与邪分争，致寒热如疟，而发作有时，与小柴胡汤以解传经之邪。”

【病案举例】

陈某，女，22岁，产后3日，昼则神识清晰，惟头痛、头晕、寒热交作、微汗，心烦欲呕，入夜则渐见神志恍惚，妄言乱语，呼之不能清楚对答，晨旦则谵妄消失，神清又如常人。家人甚为恐惶，曾在某卫生所用西药镇静剂治疗无效，谵妄不能控制。乃来我院妇产科治疗，仍用镇静剂，但至夜又发作如前状。第3日邀我会诊。家人代述：分娩下血过多，且延时过久（初产妇），产后第2日见头痛寒热，第3日晚上出现妄言乱语。症见：面色淡白，精神疲惫，头痛而晕，往来寒热，体温37.8~38.5℃，心烦心慌，厌食呕吐，少腹不觉胀痛，恶露尚有少量自下，二便通调，舌质淡，苔白中心黄微腻，脉轻取微浮，重按弦虚，稍有紧意。

综合四诊分析，此为热入血室。治当重在养血安神，收镇浮阳，佐以和解枢机之剂。

方用：党参12克，当归9克，茯神9克，酸枣仁9克，荆芥穗4.5克，北柴胡6克，法半夏6克，黄芩4.5克，焦山楂4.5克，龙齿12克，五味子3克，炙甘草3克，红枣5枚。

暂服1剂，昼服头煎，近夜服二煎。复诊时诉说药后当夜安睡无烦，未见妄言惊乱之象。头痛、寒热均减，胃纳稍进，舌苔渐化，脉缓和无力。前方再进2剂，观察两夜，均能安静，诸症亦悉解。嘱其出院，以饮食调养之。[谢维周．产后热入血室[J]．新中医，1981（8）：17，50.]

2. 妇人伤寒发热，经水适来，昼日明了，暮则谵语，如见鬼状者，此为热入血室。治之无犯胃气及上二焦，必自愈。

【诠解】

本条是论述经水适来，热入血室的辨证。妇人在患伤寒发热时，经水适时而来，致外邪乘虚袭入血室，而病在血分。其证昼日精神明了，而暮则谵语，所说皆非习见之事，故如见鬼状。因于经水适来而患病，故可定其证曰：热入血室。治之无以下药犯其胃气，以及不可吐、不可汗，恐伤其上、中二焦，如是则可望其愈。宋郭白云认为：此证仍与小柴胡汤治疗，以供参考。

【选注】

《金匮要略浅注补正》："解必自愈，以为不须治之，其邪必将自解。夫谵语重症，岂易自解，况此条明有治之二字，何得以为不须治之？夫《伤寒论》原有热入血室，暮则谵语者，与小柴胡汤，又承上小柴胡汤而言，则治之二字，即是按法当与小柴胡汤也。下文无犯胃气及上二焦，又因谵语常法，应用承气，攻其胃与上二焦。此谵语在下焦血室，与寻常谵语不同，恐人误治，故戒之曰：无犯胃气及上二焦。意谓但治其下焦血室，而谵语必自愈，不可误治其谵语也。玩其文法自见。"

3. 妇人中风，发热恶寒，经水适来，得七八日，热除，脉迟，身凉和，胸胁满，如结胸状，谵语者，此为热入血室也，当刺期门，随其实而取之。

【诠解】

本条继论肝经瘀热，热入血室的证治。妇人中风，发热恶寒，经水适来，得之七八日，表证已罢，内传入里，故热除身凉，脉不浮而迟。今热邪乘虚袭入血室，则热与血结，导致肝胆气机不利，故见胸胁满痛，状如结胸。邪热上扰于心，心主言，故见谵语。治疗方法当刺期门，用泻法以行瘀热则愈。

【选注】

《金匮要略心典》："热除、脉迟、身凉和而谵语者，病去表而入里也。血室者，冲任之脉，肝实主之，肝之脉布胁肋，上贯膈，其支者，复从肝别上膈，注于肺；血行室空，热邪独胜，则不特入于其宫，而亦得游其部，是以胸胁满如结胸状。

4. 阳明病，下血谵语者，此为热入血室，但头汗出，当刺期门，随其实而泻之。濈①然汗出者愈。

【词解】

①濈：汗出之貌。

【诠解】

本条是论述阳明病热入血室的证治。妇人得阳明热病，中焦热盛，虽不值经期，但热邪亦可陷入血室，邪热迫血妄行，故下血、谵语；热邪上熏头面而不能外越，故但头汗出，而身处无汗。治疗方法，当刺期门以泻热邪，则肝胆气机得调，周身濈然汗出而愈。

【选注】

《金匮要略浅注》："此言阳明病亦有热入血室者，不必拘于经水之来与断也，但其证下血，头汗出之独异也。盖阳明之热，从气而亡血，袭入胞宫，即下血而谵语，不必乘经水之来，而后热邪得以入之。彼为血去，而热乘其虚而后入，此为热入而血有所迫而自下也。然既入血室，则不以阳明为主，而以冲任厥阴之血海为主。冲任，奇脉也，又以厥阴为主，厥阴之气不通，故一身无汗，郁而求通，遂于其少阳之腑而达之，故头上汗出。治法亦当刺期门，以泻其实。刺已，周身濈然汗出，则阴之闭者亦通，故愈。"

5. 妇人咽中如有炙脔[①]，半夏厚朴汤主之。

半夏厚朴汤方 《千金》作胸满心下坚，咽中帖帖如有炙肉，吐之不出，吞之不下。

半夏一升　厚朴三两　茯苓四两　生姜五两　干苏叶二两

上五味，以水七升，煮取四升，分温四服，日三、夜一服。

【词解】

①炙脔：烤灼的肉块。

【诠解】

本条是论述妇人咽中痰凝气滞的证治，本病后人称为"梅核气"。由于情志郁结，气郁化火，炼液成痰，凝于咽喉，自觉咽中如一肉块梗阻其间，吐之不出，咽之不下，兼见精神忧郁，胸闷太息等证。本证不单见于妇人，男子往往也有。

治用半夏厚朴汤，解郁化痰，理气开结。方中紫苏气味芳香，有散郁理气作用；厚朴降气，开凝散结而通利痰气；茯苓行饮化饮，以澄痰本；半夏降气涤痰；生姜温中化饮，以去痰凝，则咽中炙脔之感可除。

【选注】

《金匮要略心典》："此凝痰结气，阻塞咽嗌之间，《千金》所谓咽中帖帖，如有炙肉，吞不下，吐不出者是也。半夏、厚朴、生姜辛以散结，苦以降逆；茯苓佐半夏利痰气，紫苏芳香，入肺以宣其气也。"

【病案举例】

石杨氏，女，71 岁。于 1980 年 10 月 28 日就诊。

患精神病已 4 年余，曾用氯丙嗪、安定、泰而登等药治疗，未见明显好转。近 1 个月来症状加重，精神时而紧张，时而抑郁，多言恐惧，言语不避亲疏，善悲欲哭，四出奔走，口中常喃喃自语，尤以夜间为甚。清晨及上午多神情呆滞，常蜷缩于阴暗处，口中流涎。伴咳嗽痰多，痰色清稀，饮食欠佳。察其面色萎黄，营养稍差，舌质淡、苔白腻，脉弦缓。

脉症互参，显系气机郁结，肺胃宣降失常，痰涎凝聚，加之气滞痰凝，脾虚不能化湿，痰湿交阻，袭扰神明。方用半夏厚朴汤加减：

半夏 10 克，厚朴 10 克，茯苓 12 克，生姜 6 克，苏叶 8 克，橘红 9 克，胆南星 12 克。水煎服，3 剂。

服后精神症状大为减轻，已能正常答话，流涎几无，咳嗽减轻，食欲亦增。唯夜间仍有乱语，少寐。嘱再服原方 3 剂，神志清楚，已能做轻活，随访半年未复发。[单元昉．老年性精神病验案[J]．陕西中医，1981(5)：12.]

6. 妇人脏躁，喜悲伤，欲哭，象如神灵所作，数欠伸，甘麦大枣汤主之。

甘草小麦大枣汤方

甘草三两　小麦一升　大枣十枚

上三味，以水六升，煮取三升，温分三服，亦补脾气。

【诠解】

本条是论述脏躁病的证治。夫六腑为阳，五脏为阴。阳为气，阴为血，若血虚不濡，则生脏躁。其病以心肝为首者，因心生血，而肝藏血，故病则悲伤欲哭，像如神灵所做，此为心病反映。至于数欠喜伸，则是肝肾病象。所以然者，血虚不濡，内必关心，阴脏既伤，而穷必及肾，故治疗用甘药，所以补心肝之血而濡其燥也。

治以甘草小麦大枣汤，滋润五脏之燥。方中甘草、大枣助脾益血，可以滋润五脏，缓和躁急；小麦补养心肝之血，除脏躁之热，敛心气而安神志。

【选注】

《医宗金鉴》："脏，心脏也。心静则神藏。若为七情所伤，则心不得静，而神躁扰不宁也。故喜悲伤欲哭，是神不能主情也；象如神灵所凭，是心不能神明也，即今之失志癫狂病也。数欠伸，喝欠也，喝欠顿闷，肝之病也。母能令子实，故证及也。"

【病案举例】

1936 年于山东菏泽县医院诊一男子，年约 30 余，中等身材，黄白面色，因患精神病，曾 2 次去济南精神病院治疗无效而来求诊。查其具有典型的悲伤欲哭，喜笑无常，不时欠伸，状似"巫婆拟神灵"的脏躁症。遂投以甘麦大枣汤：

甘草 9 克，整小麦 9 克，大枣 6 枚。

药尽 7 剂而愈，追踪 3 年未发。

1940 年于滦县诊治一女性，徐某，19 岁，欠伸不安，哭笑无常，得脏躁症，亦投上方，其父曰："方中之药，系经常之食品。"归后，取仓中之小麦约 500 克，大枣 500 克左右，购甘草一大把，用锅煎熬之，令其女恣饱饮之。

药后患者感头晕颇重，继之昏睡一昼夜始醒，翌日其父来述服药经过，嘱按原方服之。进数剂，经久未发。（摘自《岳美中医案集》第 96 页）

7. 妇人吐涎沫，医反下之，心下即痞，当先治其吐涎沫，小青龙汤主之。涎沫止，乃治痞，泻心汤主之。

小青龙汤方。见肺痈中。

泻心汤方。见惊悸中。

【诠解】

本条是论述寒饮误下成痞的先后治法。妇人上焦停有寒饮，又感寒邪，内饮外寒，上迫于肺，故咳吐涎沫。治用小青龙汤以温散寒饮。若医误用苦寒之品攻下，损伤胃气，寒饮凝结，心下气阻而作痞。上寒犹在，故吐涎沫不止。此证若先以泻心汤治痞，则寒邪内传，而寒饮更甚；若先以小青龙汤解散外寒，消除内饮，则痞气无外援其证易除。故当先治其吐涎沫，小青龙汤主之。涎沫止，转治其痞，而泻心汤为不易之法。

【选注】

《金匮要略心典》："吐涎沫，上焦有寒也。不与温散而反下之，则寒内入而成痞，如伤寒下早例也。然虽痞而犹吐涎沫，则上寒未已，不可治痞，当先治其上寒，而后治其中痞，亦如伤寒例，表解乃可攻痞也。"

8. 妇人之病，因虚积冷结气，为诸经水断绝，至有历年，血寒积结胞门①。

寒伤经络，凝坚在上，呕吐涎唾，久成肺痈，形体损分②；在中盘结，绕脐寒疝，或两胁疼痛，与脏相连，或结热中，痛在关元③，脉数无疮，肌若鱼鳞，时著男子，非止女身；在下未多，经候不匀④，令阴掣痛，少腹恶寒；或引腰脊，下根气街⑤，气冲急痛，膝胫疼烦。

奄忽眩冒⑥，状如厥癫⑦，或有忧惨，悲伤多嗔⑧，此皆带下⑨，非有鬼神。久则羸瘦，脉虚多寒。

三十六病，千变万端，审脉阴阳，虚实紧弦，行其针药，治危得安，其虽同病，脉各异源，子当辨记，勿谓不然。

【词解】

①胞门：即子宫。

②形体损分：损伤阴分而形体消瘦。

③关元：穴名。脐下三寸，为任脉所属，此处泛指下焦。

④在下未多，经候不匀：指月经量少，经期不准。

⑤气街：鼠蹊上一寸，又名气冲。

⑥奄忽眩冒：忽然发生头目眩晕。

⑦厥癫：指昏厥、癫狂一类疾病。

⑧多嗔：时常发怒。

⑨带下：泛指妇女经带之病。

【诠解】

本条是论述妇人杂病的病因、病机和辨证论治原则。第一段说明妇人杂病的病因，主要有虚、积冷、结气三个证候。"虚"，为体质虚弱，气虚血少，或阴阳不足，抗病能力薄弱，易感邪气。"积冷"，为感受寒邪，凝结不散，积久则坚。"结气"，为肝郁气滞，气机不畅，久而气结不通。如果联系一起来讲，就是气虚血少，风冷凝聚，气结不通，而引起月经不调，甚至月经断绝，经过几年，血寒积结在子宫，形成难愈的病根。

第二段说明虚冷结气在上、中、下三焦的病变情况。虚冷结气伤于经络，经络凝滞，结而不通，若结在上焦，使肺不能敷布津液，所以咳吐涎沫，常咳不止，就会形成肺痿证；寒郁日久则可化热，热毒腐肉化脓，则成为肺痈。肺痿、肺痈皆能损伤阴分，阴有形，阴伤则形体消瘦。

虚冷结气盘结在中焦，也有寒凝和化热两种可能。寒冷凝聚，气结不通，伤于肝脾经络，盘结肝脾，则绕脐寒疝疼痛；结于肝经，则两胁疼痛，痛连内脏。寒冷结气郁于内，正邪相争，化热于中，热灼血干，形成瘀血，停在少腹，则痛在关元。郁热耗损营血，血枯不荣于外，故脉数发热，尚无疮疡，而见皮肤枯燥，状如鳞甲。这种病变，男子与妇人均可发生。疮疡为湿热火毒聚于一处，腐肉化脓而成；本证为热灼血干，血枯不荣，故尚无疮疡可言。

虚冷结气若在下焦的冲任，由于气虚血少而正气不足，寒冷凝聚，气结不通而邪伤经脉，故症见月经量少、不能畅行，经期不调，前阴掣痛，少腹恶寒等候。寒冷凝聚，牵引腰脊；或下连气街，则可发生冲气急痛，或者牵引两腿膝胫疼痛烦闷的现象。

第三段说明“虚冷结气”引起情志方面的各种疾患。虚冷结气，伤于带脉以下的“胞门”，则有在上血虚不养和血热上亢的两种不同：血虚不养，阴血不能上濡于头目，故可忽然发生眩冒；血热上亢，是气血郁阻化热而血热上亢，状如昏厥癫狂等一类疾病；血虚生热进而化燥，则不能润于内脏，故使人烦躁发怒。此皆妇人带下疾患而虚寒积结胞门所致，故其精神有上述之改变，如有鬼神所附。本证经久不愈，则气血不生，故形体消瘦，脉来虚弱。

第四段说明妇人杂病的辨证论治原则。妇人杂病有三十六种，变化多端，极为复杂。在辨证时要应用切脉等诊断方法，辨别证候的阴阳寒热虚实。在施治时，要根据辨证结果，给予针灸、药物等恰当的治疗，使病人转危为安。“其虽同病”，说明很多疾病的病形相近似。由于脉和脉象出现的部位不同，因而疾病的性质和部位也就不同，当医生的应当认真详加审辨。要掌握这些辨证论治的原则，不要产生无所谓的思想而认为不然。

【选注】

《金匮要略心典》：“此言妇人之病，其因约有三端：曰虚、曰冷、曰结气。盖血脉贵充悦，而地道喜温和，生气欲条达也。否则，血寒经绝，胞门闭而经络阻矣；而其变证，则有在上、在中、在下之异。在上者，肺胃受之，为呕吐涎唾，为肺痈，为形体消损，病自下而至上，从炎上之化也。在中者，肝脾受之，或寒疝绕脐，或胁痛连脏，此病为阴。或结热中，痛在关元，或脉数肌干，甚则并着男子，此病为热中，为阴阳之交，故或从寒化，或从热化也。在下者，肾脏受之，为经候不匀，为阴中掣痛，少腹恶寒；或上引腰脊，下根气街，及膝胫疼痛。肾脏为阴之部，而冲脉与少阴之大络，并起于肾故也，甚则奄忽眩冒，状如厥癫；所谓阴病者，下行极而上也。或有忧惨悲嗔，状如鬼神者，病在阴则多怒及悲愁不乐也。而统之曰：此皆带下；带下者，带脉之下，古人列经脉为病；凡三十六种，皆谓之带下病，非今人所谓赤白带下也。至其阴阳虚实之机，针药安危之故，苟非医者辨之有素，乌能施之而无误耶？三十六病者，十二瘕、九痛、七害、五伤、三痼也。”

9. 问曰：妇人年五十所，病下利①数十日不止，暮即发热，少腹里急，腹满，手掌烦热，唇口干燥，何也？师曰：此病属带下。何以故？曾经半产，瘀血在少腹不去。何以知之？其证唇口干燥，故知之。当以温经汤主之。

温经汤方

吴茱萸三两　当归　芎䓖　芍药各二两　人参　桂枝　阿胶　牡丹皮去心　生姜　甘草各二两　半夏半升　麦门冬一升，去心

上十二味，以水一斗，煮取三升，分温三服。亦主妇人少腹寒，久不受胎，兼取崩中去血，或月水来过多，及至期不来。

【词解】

①下利：指前阴下血。

【诠解】

本条是论述瘀血引起崩漏的辨证论治。妇人年已五十岁左右，此时冲任皆虚，既往又曾经半产，则正气虽虚而少腹瘀血未尽。血寒积结胞门，寒伤经络，血不归经，则腹满里急，崩漏下血数十日不止。夫崩漏则伤血耗阴，阴虚则生内热，故暮即发热，手掌发热而心烦；阴津不能上润，则唇口干燥。

本病为冲任虚寒，少腹瘀血，引起崩漏不止等证。治以温经汤温气濡血，调和冲任。方中吴茱萸、桂枝、生姜温和肝胃，以暖胞门；当归、川芎、芍药、阿胶补血益阴，以补肝胃；丹皮配芍药则凉血退热；麦冬有润燥续绝，补养心肺之功；人参、甘草则补气扶虚，以开化源；半夏降逆止咳而和胃气。诸药合用，可以暖宫温经，补血去瘀，故亦治妇人少腹积寒，瘀血内

停之崩漏下血，月经过多，至期不来，久不受胎等证。

【选注】

《医宗金鉴》："妇人年已五十，冲任皆虚，天癸当竭，地道不通矣。今下血数十日不止，宿瘀下也。五心烦热，阴血虚也。唇口干燥，冲任血伤，不上荣也；少腹急满，胞中有寒，瘀不行也。此皆曾经半产崩中，新血难生，瘀血未尽，风寒客于胞中，为带下，为崩中，为经水愆期，为胞寒不孕。均用温经汤主之者，以此方生新去瘀，暖子宫，补冲任也。"

【病案举例】

张姓，女，30岁。患者于21岁时生一女孩，产后因经期发热过饮生冷，导致月经不调。经来少腹剧痛，形寒怕冷，喜热熨，喜按，经期每次过期，有时40多天方行。脉象沉迟，舌淡苔白，边缘有瘀斑。

病因寒凝气滞血瘀，故宫寒而不孕，月经不调。治以温经汤化裁，暖宫而调经。

处方：吴茱萸5克，川芎6克，当归、白芍各10克，桂枝8克，丹皮6克，生姜3片，甘草3克，半夏6克。

嘱于每月经行前服5~7剂，经行即停服药。连服半年，月经渐调正常。后怀孕，生一男孩。原方后云："亦主妇人少腹寒，久不受胎。"用之竟获良效。[张谷才.从《金匮》方来谈淤血的证治（续完）[J].辽宁中医杂志，1980（8）：13-15.]

10. **带下经水不利，少腹满痛，经一月再见者，土瓜根散主之。**

土瓜根散方　阴癞肿亦主之。

土瓜根　芍药　桂枝　䗪虫各三分

上四味，杵为散，酒服方寸匕，日三服。

【诠解】

本条是论述瘀血经水不利的辨证论治。瘀血停滞，阻碍行经，月经似通不通，欲止不止，故月经虽行而不利，不利则少腹满痛，按之有硬块，月经不准，而一月再见。

治以土瓜根散，活血通瘀。方中土瓜根通经消瘀血；䗪虫破血开闭；桂枝、芍药温阳益阴，通行营卫而调经。

【选注】

《金匮要略论注》:“带下,即前所谓此皆带下,非专指赤白带也。盖古人列妇人因经致病,凡三十六种,皆谓之带下病,故此节冠以带下二字,后不复重出耳。不利者,不能如期也。因寒而瘀,故少腹满痛;然既有瘀而不利,则前经行未畅者,不及待后月正期,乃一月而再见也。药主土瓜根散者,土瓜即草部王瓜也,性苦寒,善驱热行瘀;䗪虫兼活血;芍药敛阴中正气;桂枝行经络之滞,而积冷自散。因有瘀滞,故以土瓜为主,必合桂枝,所谓寒因热用也。”

11. **寸口脉弦而大,弦则为减,大则为芤,减则为寒,芤则为虚,寒虚相搏,此名曰革。妇人则半产漏下,旋覆花汤主之。**

旋覆花汤方

旋覆花三两　葱十四茎　新绛少许

上三味,以水三升,煮取一升,顿服之。

【诠解】

本条是论半产漏下精血亏损的辨证论治。妇人阴血亏损,引起阳气衰微和虚阳外浮两种病情。阴血亏损,阳气衰微,则阴寒凝固,故脉弦。阴血亏损,虚阳外浮,则阳热外动,故脉芤大。阴寒凝固与虚阳外浮同时存在,脉象弦紧,芤大中空,如按鼓皮,故名曰革。阳气衰微,阳不固阴,阴血不宁,见此脉者,则为妇人半产漏下,崩中伤血。

治以旋覆花汤,助气血之生化,行气血之瘀滞,以待生机自复。方中旋覆花理结气,通血脉,调寒热,疏肝助开发之气;葱白温通阳气,而有阳生阴长之义;新绛理血散寒,乃去瘀而生新之旨。

本证大虚难补,因半产漏下之后,而内多挟瘀,故治从肝经入手,助其生化之气,行其气血之滞,而后则补养阴血,温散阴寒。

【选注】

《金匮要略心典》:“本文已见虚劳篇中,此去男子亡血失精句,而益之曰旋覆花汤主之,盖专为妇人立法也。详《本草》旋覆花治结气,去五脏间寒热,通血脉;葱主寒热,除肝邪;绛帛入肝理血,殊与虚寒之旨不合。然而肝以阴脏而舍少阳之气,以生化为事,以流行为用,是以虚不可补;解其郁聚,即所以补;寒不可温,行其血气,即所以温;固不可专补其血,以伤其气;亦非必先散结聚,而后温补,如赵氏、魏氏之说也。”

【病案举例】

戴某，女，社员，1975年来我处就诊。自诉于去年小产后，阴道出血至今未净。诊脉细数，舌红润苔白，小腹部时有隐痛，下血量虽不多，但终日淋漓不清。其症显属半产后瘀血结聚，用旋覆花汤治之。

处方：旋覆花10克（布包），新绛（茜草）12克，青葱10根，生地15克，当归10克，白芍6克，川芎6克。3剂。

二诊：服药后下血块数枚，血渐止，腹亦不痛。继以十全大补汤调理而愈。[李继路．半产漏下[J]．江苏中医杂志，1981（3）：19.]

12. 妇人陷经漏下，黑不解[①]，胶姜汤主之。臣亿等校诸本无胶姜汤方，想是妊娠中胶艾汤。

【词解】

①黑不解：指陷下之经色黑而不解除。

【诠解】

本条是论述虚寒漏下的证治。冲任虚寒，新血不生，旧血因寒而凝，败血涩滞而下，故漏下不止，血色黑暗。

治宜胶艾汤，温补冲任，养血止血。方中阿胶养血以止血，去瘀生新；川芎、地黄、芍药、当归和血养肝，去瘀生新；生姜散寒达气，郁者散之，陷者举之；艾叶温经暖胞；甘草则补中益气。

【选注】

《医宗金鉴》："李彣曰：陷经漏下，谓经脉下陷，而血漏下不止，乃气不摄血也。黑不解者，瘀血不去，则新血不生，荣气腐败也。然气血喜温恶寒，用胶姜汤温养气血，则气盛血充，推陈致新，而经自调矣。"

13. 妇人少腹满，如敦[①]状，小便微难而不渴，生后者，此为水与血，俱结在血室也，大黄甘遂汤主之。

大黄甘遂汤方

大黄四两　甘遂二两　阿胶二两

上三味，以水三升，煮取一升，顿服之，其血当下。

【词解】

①敦：音对。古代盛粮食的器具，口底皆锐，腰部硕大突出。

【诠解】

本条是论述产后水血俱结于血室的辨证论治。产后血室恶露未尽，气血不畅，津液不能入经化血流转上下，而反渗入血室，水与血俱结在血室，故少腹满，形如敦状。血室气血不畅，若影响膀胱气化不利，故小便微难。上焦气化如常，故口中不渴。

治用大黄甘遂汤，破血逐水。方中大黄攻瘀血，甘遂逐积水，阿胶补血。瘀浊去后，阴血亦复，正所谓且攻且守之法。

膀胱蓄水，为膀胱气化不行，津液不能上承，亦不能下达，故口渴，小便不利。血室内瘀血停留，气化如常，故小便自利。

【选注】

《金匮要略方论本义》："妇人少腹满如敦状者，腹皮加厚也；小便微难者，有形之邪格阻于下也。如此宜为水气之病，格阻正津上冲胸喉作渴，如水气病所云矣。乃不渴，知非但水邪，且合瘀血也。惟水邪与瘀血俱结在血室，同为有形之物，斯可以为实邪而驱逐攻下也。主以大黄甘遂汤，大黄下血，甘遂逐水，二邪同治矣。入阿胶者，就阴分下水血二邪，而不至于伤阴也。顿服之，血当下，血下而水自必随下矣。此瘀血积于产后，虽在血室，又不同于抵当汤、丸下之，下之于大便，此即《产后篇》中所言热在里，结在膀胱者也。彼单为血，故用大承气汤，此兼水邪，故用大黄甘遂汤。邪有专兼，治亦分专兼矣。"

14. 妇人经水不利下，抵当汤主之。亦治男子膀胱满急有瘀血者。

抵当汤方

水蛭三十个，熬　虻虫三十枚，熬，去翅足　桃仁二十个，去皮尖　大黄三两，酒浸

上四味，为末，以水五升，煮取三升，去滓，温服一升。

【诠解】

本条是论述经水不利属于瘀血结实的证治。经水不利下，即经闭不行之意。由于瘀血内结，日益增大，阻碍经血，所以经闭不行。瘀血经闭不行，常见少腹硬满，结痛拒按，小便自利，脉沉涩迟等脉证。

治以抵当汤，破血逐瘀。方中水蛭、虻虫攻其瘀，大黄、桃仁下其血。

【选注】

《金匮要略论注》："不利下者，明知有血欲行，而不肯利下，既非若久闭不止，亦非若行而不畅。如一月再见者，是有形之物碍之，故以大黄、桃

仁、水蛭、虻虫峻逐之。”

【病案举例】

宋某，女，18岁。于1970年8月患癫狂。目光异常，时而若有所思，时而若有所见，时而模仿戏剧人物，独自动作吟唱。入夜尤剧，妄言躁狂欲走。中西医多方治疗未效。病至半月，势渐重笃，卧床不起，饮食不进有数日。衣老诊视，脉之，六部数疾，尺滑有力；按之，少腹上及脐旁坚硬急结。询其经事，家人回答初得病时正值经期。大便周余未解，小溲尚通。舌黯红干燥。乃曰：王氏《脉经》说“尺脉滑，血气实，妇人经水不利……宜……下去经血。”脉证合参，属瘀热发狂，急宜泄热破瘀。

疏抵当汤：桃仁25克，大黄10克，水蛭10克，虻虫10克。

适缺虻虫，嘱先服下看。翌日诊视，药后大便得通，证无进退。曰：证属瘀热发狂无疑，抵当何以不效？殆缺虻虫之故，仍用前方，亟令觅得虻虫。时值夏月，家人乃自捕虻虫30余枚合药。服后三时许，果从前阴下瘀血紫黑，夹有血丝血块，大便亦下胶黑之屎。令以冰糖水饮之，沉沉睡去；嘱勿扰唤。翌晨，神清索食，惟觉困乏，疏方生地、白薇、丹参、莲心、荷叶、琥珀调之，竟愈。

愈后询之，自言先因郁怒，经期复受惊恐，遂血阻不行，继乃发病。现已婚生子，未再复发。[黄晓晔，王淑卿，衣正安.久泻、急痧及瘀血发狂等症治验[J].上海中医药杂志，1980(3)：17-19.]

15. 妇人经水闭不利，脏坚癖不止①，中有干血，下白物②，矾石丸主之。

矾石丸方

矾石三分，烧　杏仁一分

上二味，末之，炼蜜和丸枣核大，内脏中③，剧者再内之。

【词解】

①脏坚癖不止：是指子宫内干血坚结不散。

②白物：即白带。

③内脏中：内，读纳，即以坐药纳入阴道中。

【诠解】

本条是论述湿热白带的证治。由于胞宫内有干血不去，经行不畅，甚至经水闭塞，瘀血内阻，积湿化热，腐败而下，所以淋下白物。

治以矾石丸清热燥湿而止白带。方中矾石清热燥湿，解毒杀虫，化腐收敛，可止白带；杏仁通利肺气，化湿利水，润燥行血。矾石丸为坐药，纳入阴中，既能清热燥湿而止白带，又能内润干血去坚癖。用此方，白带止，瘀血下，一举两得。如瘀血不下，干血不润，再用活血通经之品，则易于收效。

【选注】

《医宗金鉴》："脏，阴内也。不止，不去也，经水闭而不通。瘀，宿血也。阴中坚块不去，血干凝也。下白物，化血成带也。用矾石丸坐药治之。此方治下白物，若从湿化者可也，恐未能攻坚癖干血也。"

16. 妇人六十二种风，及腹中血气刺痛，红蓝花酒主之。

红蓝花酒方　疑非仲景方。

红蓝花一两

上一味，以酒一大升，煎减半，顿服一半，未止再服。

【诠解】

本条是论述风寒气滞血瘀腹痛的辨证论治。多种风寒邪气袭入腹中，风邪与血气凝搏，气血不得流转，脏腑失和，月事闭塞，故腹中血气刺痛。

治宜红蓝花酒温通气血，气行血开，则风自散，而刺痛自止。

【选注】

《金匮要略方论本义》："风邪入腹，扰乱气血，腹中必刺痛，主之以红蓝花酒。酒以温和气血，红蓝花以行散其瘀，而痛可止。此六十二种之风名，不过言风之致证多端，为百病之长耳，不必拘泥其文而凿求之。"

17. 妇人腹中诸疾痛，当归芍药散主之。

当归芍药散方。见前妊娠中。

【诠解】

本条是论述肝脾不调腹痛的证治。妇人腹中疼痛，多因肝脾不和所致。如脾虚不化而生湿，湿盛则气阻，肝血不濡，故可引发腹中疼痛。

治宜当归芍药散补脾渗湿，养血平肝。方中当归养血柔肝；川芎调血疏肝；芍药养血平肝，使肝和而血脉不急，血脉不急则疼止；茯苓、白术健脾化湿；泽泻则利水滋阴，以使脾气健运，湿邪自去，气血畅达，则腹痛等证自愈。

【选注】

《金匮要略阐义》："妇人之病，由肝郁者居多。郁则气凝血滞，或痛或胀，或呕或利。云腹中诸疾痛，诸者，盖一切之辞。当归芍药散，舒郁利湿，和血平肝，即有兼证，不妨加味治之，诚妇人要方也。"

18. 妇人腹中痛，小建中汤主之。

小建中汤方。见前虚劳中。

【诠解】

本条是论述虚寒腹痛的证治。由于脾胃虚寒，气血来源不足，不能煦濡筋脉，所以腹中绵绵作痛，喜温喜按。临床常见虚烦心悸，面色无华，舌质淡嫩，脉弦而涩。用小建中汤调和脾胃，建中阳生化气血，气血流畅，温养筋脉，则腹痛等证自止。

【选注】

《金匮要略心典》："营不足则脉急，卫不足则里寒；虚寒里急，腹中则痛；是必以甘药补中缓急为主，而合辛以生阳，合酸以生阴，阴阳和而营卫行，何腹痛之有哉。"

19. 问曰：妇人病，饮食如故，烦热不得卧，而反倚息①者，何也？师曰：此名转胞②，不得溺也。以胞系了戾③，故致此病，但利小便则愈，宜肾气丸主之。

肾气丸方

干地黄八两　薯蓣四两　山茱萸四两　泽泻三两　茯苓三两　牡丹皮三两　桂枝　附子炮，各一两

上八味，末之，炼蜜和丸梧子大，酒下十五丸，加至二十五丸，日再服。

【词解】

①倚息：以背依物而呼吸，叫"倚息"。

②转胞：胞是指膀胱；转是转动，指功能异常。

③了戾：扭转乖戾不和。

【诠解】

本条是论述妇人转胞的辨证论治。因为病不在脾胃，所以饮食如常。由于肾气虚弱，不能温暖膀胱，膀胱虚寒，气化不行，所以不得溺。尿液聚

在膀胱不出，常见脐下急痛等证。水气为病而使肾阳不得下潜，所以烦热；肾不纳气，而反倚息不得卧。

【选注】

《金匮要略心典》："饮食如故，病不由中焦也。了戾与缭戾同，胞系缭戾而不顺，则胞为之转，胞转则不得溺也。由是下气上逆而倚息，上气不能下通而烦热不得卧。治以肾气者，下焦之气，肾主之；肾气得理，庶缭者顺，戾者平，而闭乃通耳。"

20. 蛇床子散方　温阴中坐药。

蛇床子仁

上一味，末之，以白粉少许，和合相得，如枣大，绵裹内之，自然温。

【诠解】

本条是论述寒湿带下的辨证论治。由于胞门受寒，阴冷寒湿内停，所以有少腹恶寒，阴中作冷，或阴内瘙痒，白带淋漓，阴内疮肿等证。

治宜蛇床子散，温散阴中寒湿。蛇床子仁为细末，以铅粉少许，和合相得，如枣大，绵裹内入阴中。方中蛇床子苦温，暖宫除湿，杀虫止痒；白粉，即铅粉，有燥湿杀虫之功。

【选注】

《金匮要略心典》："阴寒，阴中寒也。寒则生湿，蛇床子温以去寒，合白粉燥以除湿也。此病在阴中而不关脏腑，故但纳药阴中自愈。"

21. 少阴脉滑而数者，阴中即生疮，阴中蚀疮烂者，狼牙汤洗之。

狼牙汤方

狼牙三两

上一味，以水四升，煮取半升，以绵缠箸如茧，浸汤沥阴中，日四遍。

【诠解】

本条是论述湿热阴中生疮的证治。湿热蕴于下焦，故少阴脉滑而数，主阴中有伏热。湿热下注，腐蚀糜烂，故阴中生疮而痛痒不止。

治宜狼牙汤洗涤阴中。方中的狼牙草味苦性寒，清热燥湿杀虫。

【选注】

《金匮要略心典》："脉滑者，湿也；脉数者，热也；湿热相合，而系在少阴，故阴中即生疮，甚则蚀烂不已。狼牙味酸苦，除邪热气，疥瘙恶疮，去白虫，故取治是病。"

22. 胃气下泄，阴吹而正喧，此谷气之实也，膏发煎导之。

膏发煎方。见黄疸中。

【诠解】

本条是论述阴吹的证治。热滞于肠，腹胀而大便干燥，大便不下，压迫阴道变窄，浊气奔泄于下发出声音，故叫“阴吹而正喧”。

治以膏发煎，润肠通便，补血和阴。方中猪膏补阴滋燥而滑润大肠；乱发通利关格以行阴气，升降得宜，则阴吹可止。

【选注】

《金匮要略心典》：“阴吹，阴中出声，如大便失气之状。连续不绝，故曰正喧。谷气实者，大便结而不通，是以阳明下行之气，不得从其故道，而乃别走旁窍也，猪膏发煎润导大便，便通，气自归矣。”

【病案举例】

林某，女，40 岁，营业员。自述有肺结核病史。近 1 年来，经常喘咳，大便秘结及阴道排气，每因感冒诸证加剧。服中药 1 年，喘咳鲜有发作，但阴吹不减，反有加重，多随大便秘结程度而起伏，甚则频发不已，傍人亦可闻及。自认为“怪病”，不愿就医，常服大黄一类泻下药物，偶尔大便得通，“阴吹”缓解，一旦停药，证复如故，以致行走坐卧，阴吹不已，方来就诊。所述除便秘及阴吹之外，余无所苦。察其舌质、舌苔均属正常，脉细而数。宗仲景阴吹论治，予以膏发煎：

生猪板油 250 克，净人发 15 克。

制法：将人发用肥皂水洗去油污，再以清水漂洗待净，干后备用。生猪板油切碎，如日常炼油之法，待出油后捞去油渣，将人发浸没油中，微火慢炼，至发溶解为度。若火候掌握不恰当，或发未完全浸没油中，不能尽溶而油已见黄时，即终止再炼。将残发捞出，冷后杵细，再拌入油中，即可服用。

服法：1 日 3 次，每次约 20 毫升，服后可用开水净口。

患者如法服 3 日，便秘缓解，阴吹次数减少。服至 1 周，大便畅快，阴吹停止。随访 3 年，病未复发。[何国坚．彭履祥验案解惑记要（四）阴吹 4 例[J]．成都中医学院学报，1980（1）：26-28.]

小儿疳虫蚀齿方疑非仲景方

雄黄　葶苈

上二味，末之，取腊日猪脂，熔，以槐枝绵裹头四五枚，点药烙之。

【诠解】

本方说明小儿疳虫蚀齿的治法。小儿胃肠湿热停留，疳热生虫，虫蚀于齿，名牙疳。虫寄生肠内，耗伤气血，则腹胀消瘦，烦热多汗，名曰疳积。虫下蚀于前后两阴，名蚀疮。

治以小儿疳积虫蚀齿方，清热利湿，杀虫。方中雄黄苦辛寒有毒，解毒疗疮，杀百虫；葶苈子辛苦寒，通利水湿；猪脂炼净而不腐，为解毒杀虫调炼而成膏。

【选注】

《金匮要略直解》："小儿胃中有疳热则虫生，而牙齿蚀烂。雄黄味辛，葶苈味苦，辛苦能杀虫故也。"

结语

本篇论述妇人杂病的病因，主要有虚、积冷、结气3个方面。气虚血少，寒冷凝聚，气结不通，引起月经断绝，日久则血寒积结在子宫，形成难愈的病根，而且由此引起上、中、下三焦的很多疾病。关于妇人杂病的病因、病机、三焦辨证、寒化热化、辨证论治原则等内容，要结合全篇内容去进行研究。

关于热入血室的证治。有经水适断之际，风热与血结于血室，可用小柴胡汤清解邪热，透出阴分之邪。有经水适来热入血室，致血分有热，治用小柴胡汤加生地黄、丹皮等药，清透与凉血兼用，必自愈。也有热入血室，胸胁满如结胸状的，可以针刺期门，以泻肝胆瘀热。有阳明热盛，热入血室，下血谵语，但头汗出，也可用刺期门疏泄肝经之热。

梅核气，是由于咽中痰凝气结所致，可用半夏厚朴汤解郁化痰。脏躁病，是内脏虚热，燥而不润，精神失养，可用甘草小麦大枣汤，补血以滋脏阴。心下作痞，是由于外寒内饮，误用苦寒攻下，寒饮内结而成。先以小青龙汤散寒消饮，再用甘草泻心汤和中消痞。

若是冲任虚寒，少腹瘀血引起的崩漏，可用温经汤温养血脉，去瘀生新。若瘀血内结而使经水不利，可用土瓜根散活血通瘀。至于半产漏下，精血亏损已极，可用旋覆花汤助其生化之气，以理未尽之瘀。虚寒漏下不解，可用胶艾汤温补冲任，以摄经血。若水血同时结于血室，少腹胀满而如敦状者，可用大黄甘遂汤破血逐水则愈。若瘀血之经闭，可用抵当汤破血逐瘀通经。

风寒气滞血瘀腹痛，可用红蓝花酒温通气血；肝脾不调之腹痛，可用当归芍药散调和气血，健脾化湿；虚寒腹痛，可用小建中汤健脾缓急。

湿热白带，可用矾石丸。寒湿白带，可用蛇床子散。妇人转胞，治宜肾气丸。阴中生疮，治宜狼牙汤。阴吹病，可用膏发煎。此篇精神是观其脉证，随证治疗，举一反三，以概其余而已矣。

杂疗方第二十三

概说

本篇主要论述杂病危急证的辨证论治，其内容较为广泛，涉及的病证达 10 多种。本篇共有条文 16 条，载方 22 首，除第 1、2、4 条论五脏虚热的治法、伤寒愈后的调治等病外，其他 13 条均论述了各种危急重症、卒死、自缢死、溺死的辨证论治。

本篇中有的条文虽有脱简，其言简难懂，但本篇中有些方剂至今仍在临床中广泛运用，且其疗效颇佳。某些治疗方法对于指导中医临床急救方面，有很大的实践价值，尤其对卒死、自缢死、溺死等危急证的治疗方法，是祖国医学中治疗急症的宝贵遗产，值得学习和研究。

1. 退五脏虚热，四时加减柴胡饮子方

冬三月加：柴胡八分　白术八分　大腹槟榔四枚，并皮子用　陈皮五分　生姜五分　桔梗七分

春三月加：枳实　减：白术　共六味

夏三月加：生姜三分　枳实五分　甘草三分　共八味

秋三月加：陈皮三分　共六味

上各㕮咀，分为三贴[①]，一贴以水三升，煮取二升，分温三服，如人行四五里进一服[②]。如四体壅[③]，添甘草少许，每贴分作三小贴，每小贴以水一升，煮取七合，温服，再合滓为一服，重煮都成四服。疑非仲景方。

【词解】

①分为三帖：帖，量词。分为三帖，即将上述药物组合后，分为三份。

②如人行四五里进一服：指服药间隔时间，约每隔二十至三十分钟服药一次。

③四体壅：即四肢壅肿之意。

【选注】

《金匮要略方论集注》："案《素问·阴阳应象大论》云：冬伤于寒，春必病温；春伤于风，夏生飧泄；夏伤于暑，秋必痎疟；秋伤于湿，冬生咳嗽。此皆四时不正之气，乘人五脏之虚而伤之，致邪伏于皮肤之里，脏腑之外，

三焦之募原，久则血凝气滞，郁而为热，变证百出矣。仲景立此方，欲人为未雨之绸缪，以思患而预防之，乘邪之初集而攻之。夫四时风寒暑湿之邪虽不同，而伤之不即发，则郁于少阳一也。故用柴胡为君，引诸药直达三焦之膜原，一解散其五脏之寒热；寒热久者必有积滞，故用大腹槟榔、枳实以为臣；邪之所中其气必虚，故用白术以培中气。生姜以散胃寒；桔梗清上焦之郁热；腹皮消中焦之积湿。冬加柴胡以预解其温；春加枳实以早弭其泄；夏暑发于秋则为痎疟，故加甘草以清血解毒；秋湿作于冬则成咳嗽，故加陈皮以利气宽胸。何一非杜渐防微之意乎？滓再合煮者，仍不离和解少阳之成法也。吴又可氏《瘟疫论》中之达原饮，盖即从本方化出耶。"

2. **长服诃梨勒丸方**疑非仲景方

诃梨勒　陈皮　厚朴各三两

上三味，末之，炼蜜丸如梧子大，酒饮服二十丸，加至三十丸。

【选注】

《金匮要略方论集注》："案人之疾病由饮食不节，至肠胃积滞而成者，常十之八九。故古人养生方，长服多消导之药，所以使腠理无壅滞，九窍不闭塞而气血自调畅也。后人每喜用滋腻之品以为补益之方，至气壅邪滞，盖由未达此理也。本方三味皆利气行滞之物，蜜丸酒服，使血分之气，亦无滞也。"

3. **三物备急丸方**　见《千金》司空裴秀为散用亦可。先和成汁，乃倾口中，令从齿间得入，至良验。

大黄一两　干姜一两　巴豆一两，去皮心，熬，外研如脂

上药各须精新，先捣大黄、干姜为末，研巴豆内中，合治一千杵，用为散，蜜和丸亦佳，密器中贮之，莫令歇。主心腹诸卒暴百病。若中恶客忤①，心腹胀满，卒痛如锥刺，气急口噤，停尸②卒死者，以暖水若酒服大豆许三四丸，或不下，捧头起，灌令下咽，须臾当差，如未差，更与三丸，当腹中鸣，即吐下便差。若口噤，亦须折齿灌之。

【词解】

①中恶客忤：中恶，指感受恶寒气，又谓中邪恶鬼祟致病者。客忤，是指突然感受邪恶毒气，病势凶急，使人欲死。

②停尸：丹波元简曰："停尸无考，盖是即遁尸。《巢源》云：遁尸者，言其停遁在人肌肉血脉之间，瘥后复发，停遁不消，故谓之遁尸也。"

【选注】

《医宗金鉴》："方名备急者，以备暴然诸腹满，腹急痛及中恶客忤、噤闭卒死者也。若口噤亦须折齿灌之，是恐人不急救则死之义，然不如后人管吹入鼻中之法为良。李彣曰：人卒得病欲死者，皆感毒厉邪阴不正之气而然。三物相须，能荡邪安正，或吐或下，使秽气上下分消，诚足备一时急需也。"

《金匮要略论注》："此方妙在干姜巴黄峻利，寒热俱行，有干姜以守中，则命蒂常存，且以通神明而复正性，故能治一切中恶卒死耳。"

4. 治伤寒令愈不复[①]，紫石寒食散方见《千金翼》

紫石英　白石英　赤石脂　钟乳碓炼　栝楼根　防风　桔梗　文蛤　鬼臼各十分　太一余粮十分，烧　干姜　附子炮去皮　桂枝去皮，各四分

上十三味，杵为散，酒服方寸匕。

【词解】

①令愈不复：指病愈后防止复发之意。

【选注】

《金匮要略方论集注》："案伤寒大病后，余热遗毒蕴于骨髓血脉之中，每致精神昏愦，或为百合狐惑等证，或发为疮疡疹丹。此方取姜附桂防引诸五石等药，以搜其深藏之伏寒遗热，名寒食者盖即风引汤之变方也。"

5. 救卒死方

薤捣汁，灌鼻中。

【选注】

《金匮要略方论集注》："李珥臣曰：阴邪客气闭塞关窍，则猝然而死。薤味辛而属阳，可辟阴邪通阳气。然必捣汁灌鼻中者，以天气通于肺，肺主气，鼻为肺窍，司呼吸，使外邪自鼻而进者，仍令从鼻而出也。"

又方：

雄鸡冠割取血，管吹内鼻中。

【选注】

《医宗金鉴》："雄鸡冠血及肝、卵白、猪脂、大豆、酒、醋等物，无非用阳物以胜阴祟也。管吹内鼻中，谓将鸡冠血或合热酒，含在不病人口内，以苇管或笔管插入病人鼻孔中，使气连药吹之，其药自能下咽，气通噤自开也。"

猪脂如鸡子大，苦酒一升煮沸灌喉中。

【选注】

《金匮要略方论集注》:“李珥臣曰:猪脂滑窍而助胃气;苦酒，醋也。煮沸则香气扑鼻，灌之可敛正祛邪。”

鸡肝及血涂面上，以灰围四旁，立起。

【选注】

《金匮要略论注》:“凡人阳气一分不尽则不死，故救卒死唯以复其阳气为主。若鼻气通于天，天阳之所通也。口气通于地，地阳之所通也。面为诸阳之聚，属阳明中土，人阳之所通也……鸡属巽，肝为魂之主，涂面则内通于胃，以灰围四旁则气更束而内入，相引入肝，故肝气通而愈。”

大豆二七粒，以鸡子白并酒和，尽以吞之。

【选注】

《金匮要略论注》:“……苦酒为引，鸡子白能通肾中之阳，大豆为引，故以之灌喉。”

6. 救卒死而壮热者方

矾石半斤，以水一斗半煮消，以渍脚令没踝。

【选注】

《医宗金鉴》:“【注】厥而身壮热者，阳厥腑病也，外以矾水浸脚，盖以厥起于下，而收摄阳气也。【集注】程林曰:厥阳独行，故卒死而壮热。岐伯曰:血之与气，并走于上则为大厥，厥则暴死。矾石，收摄药也，以之浸足，而收敛其厥逆之气。”

7. 救卒死而目闭者方

骑牛临面，捣薤汁灌耳中，吹皂荚末鼻中，立效。

【选注】

《金匮要略直解》:“葛洪《肘后方》治卒魇不寤，以青牛蹄或马蹄临人头上即活，则骑牛临面，系厌恶驱邪法也。目闭者，邪气内着也，灌薤汁以辟邪安魂，吹皂荚以取嚏开窍。”

8. 救卒死而张口反折者方

灸手足两爪后十四壮了，饮以五毒诸膏散。有巴豆者。

【选注】

《金匮要略直解》:“灸手足两爪后，当是灸两手足爪后，其文则顺。以十爪甲为十二经之终始，灸之以接引阳气而回卒死，此恶气中于太阳，令卒死而开口反张也。五毒诸膏散方未见。”

9. **救卒死而四肢不收失便者方**

马屎一升，水三斗，煮取二斗以洗之；又取牛洞稀粪也一升，温酒灌口中，灸心下一寸、脐上三寸、脐下四寸各一百壮，差。

【选注】

《金匮要略直解》：“卒死而四肢不收者，无阳以行四末也。失便者，正气衰微不能约束便溺也。物之臭者皆能解毒杀邪，故以牛马粪及后条狗粪治之。心下一寸当是上脘穴；脐上三寸当是中脘穴；脐下四寸当是关元穴，灸之以复三焦之阳，而回其垂绝之气。”

10. **救小儿卒死而吐利不知是何病方**

狗屎一丸，绞取汁以灌之。无湿者，水煮干者取汁。

【选注】

《金匮要略论注》：“吐利非即死病，吐利而卒死又无他病可据，则知上吐下利病在中矣。狗性热善消物，粪乃已消之滓，病邪得之如其消化，类相感也。近有用狗粪以治膈噎，有用狗屎中骨末以治腹痛，百药不效而骨立欲死者，无不神验，可悟此理哉。”

11. **尸蹷①脉动而无气，气闭不通，故静而死也，治方**脉证见上卷

菖蒲屑，内鼻两孔中吹之，令人以桂屑着舌下。

【词解】

①尸蹷：指昏不知人而脉搏仍跳动，乃气息闭塞如尸之静而不动，故名之。

【选注】

《金匮要略直解》：“《甲乙经》曰：尸蹷者死不知人，脉动如故。《伤寒论》曰：尸蹷者令人不仁，即气闭不通，静而死之谓也。菖蒲内鼻中以通其肺气；桂内舌下以开其心窍。心肺开则上焦之阳自能开发，尸厥之疾可愈也。”

又方：

剔取左角发方寸烧末，酒和，灌令入喉，立起。

【选注】

《金匮要略直解》：“《内经》曰：‘邪客于手足少阴、太阴、足阳明之络，此五络皆会于耳中，上络左角。五络皆竭，令人身脉皆动而形无知也，其状若尸厥。’刺法详《灵枢》。其治法以竹管吹其两耳，剔其左角之发方一寸，燔治，饮以药酒一杯，不能饮者，灌之立已。今仲景亦剔左角之发治

者，以左角为阳气之所在，五络之所绕之。和以酒灌者，助药力而行气血也。”

12. **救卒死客忤死还魂汤主之方**《千金方》云：主卒忤鬼击飞尸，诸奄忽气绝，无复觉，或已无脉，口禁拗不开，去齿下汤。汤下口不下者，分病人发左右，捉搶肩引之。药下复增取一升，须臾立苏。

麻黄三两，去节　一方四两　杏仁去皮尖，七十个　甘草一两，炙《千金》用桂心二两

上三味，以水八升，煮取三升，去滓，分令咽之。通治诸感忤。

【选注】

《金匮要略论注》：“凡卒死及客忤死，总是正不胜邪，故阳气骤闭而死。肺朝百脉为一身之宗，麻黄、杏仁利肺通阳之君药，合炙草以调中，故为救卒死主方，名曰还魂汤，著其功也。”

《医宗金鉴》：“中恶客忤，便闭里实者，仲景用备急丸，可知无汗表实者，不当用备急丸通里，当用还魂汤以通表也。通里者，抑诸阴气也；通表者，扶诸阳气也。昧者不知，以麻黄为入太阳发汗之药，抑知不温覆取汗，则为入太阴通阳之药也，阳气通动，魂可还矣。”

又方：

韭根一把　乌梅二七个　吴茱萸半升，炒

上三味，以水一斗煮之，以病人栉①内中，三沸，栉浮者生，沉者死。煮取三升，去滓，分饮之。

【词解】

①栉：梳篦的总名，亦指旧时妇女的发饰。

【选注】

《金匮要略论注》：“韭根有薤白之功；乌梅有开关之力；吴茱能降浊阴。阴降而关开，则魂自还，故亦取之。然栉浮则生、沉则死，盖栉为本人日用之物，气之所及也，浮则其人阳气未绝，沉则久已有阴无阳，故主死。然仍分饮之，信栉无宁信药耳。”

13. **救自缢死，旦至暮虽已冷，必可治；暮至旦，小难也，恐此当言忿气盛故也。然夏时夜短于昼，又热犹应可治。又云：心下若微温者，一日以上，犹可治之方**

徐徐抱解，不得截绳，上下安被卧之。一人以脚踏其两肩，手少挽其发，常弦弦勿纵之；一人以手按据胸上，数动之；一人摩捋臂胫屈伸

之，若已僵，但渐渐强屈之，并按其腹。如此一炊顷，气从口出，呼吸眼开，而犹引按莫置，亦勿若劳之，须臾，可少桂汤及粥清含与之，令濡喉，渐渐能咽，及稍止。若向令两人以管吹其两耳，罙好。此法最善，无不活也。

【选注】

《医宗金鉴》："旦至暮，阳气有余，阳主生，故虽已冷必可治也。暮至旦，阴气有余，阴主死，故稍难也。自缢之人，必可治者，恐此当有言语忿争，气盛不散，故可治也。暮至旦，固难治；然遇夏时夜短于昼又热，皆阳气有余，犹应可治。又云：心下若微温者，虽一日以上，犹可治之。观此谆谆告切，仲景仁心，惟恐人畏其繁琐而不治也。此法尝试之，十全八九，始知言果不谬。弦弦，犹言紧紧也。揉胸按腹，摩臂胫屈伸之，皆引导其气之法也。"

14. 凡中暍死，不可使得冷，得冷便死，疗之方

屈草带，绕暍人脐，使三两人溺其中，令温。亦可用热泥和屈草，亦可扣瓦椀底按及车缸①以着暍人，取令溺，须得流去，此谓道路穷，卒无汤，当令溺其中，欲使多人溺，取令温若汤，便可与之，不可泥及车缸，恐此物冷，暍既在夏月，得热泥土、暖车缸，亦可用也。

【词解】

①车缸：是指车轴铁辖头。

【选注】

《金匮要略译释》："夏月中暑昏仆而死，名叫中暍，多因身体虚弱或饮食劳役失节及为暑热灼熏，客邪郁闭，关窍窒塞而然，不可以冷水冷物，由体外以作冷敷冷浴，致使客邪不得宣发，蕴积于内，寒热相激，反致下利。屈指溺脐，热泥车缸着脐，皆为温熨之法，因气海、关元等穴均在脐下，得热则阳通窍开而愈。"

15. 救溺死方

取灶中灰两石余，以埋人，从头至足，水出七孔，即活。

上疗自缢溺暍之法，并出自张仲景为之，其意殊绝，殆非常情所及，本草所能关，实救人之大术矣。伤寒家数有暍病，非此遇热之暍。见《外台》《肘后》目。

【选注】

《医宗金鉴》："李彣曰：灶灰得火土相生之气，以埋人则外温卫气，而

内渗水湿，故能使水出七孔而活。”

16. **治马坠及一切筋骨损方**见《肘后》方

大黄一两，切浸，汤成下　绯帛如手大，烧灰　乱发如鸡子大，烧灰用　久用炊单布一尺，烧灰　败蒲一握三寸　桃仁四十九个，去皮尖熬　甘草如中指节，炙剉

上七味，以童子小便量多少煎汤成，内酒一大盏，次下大黄，去滓，分温三服。先剉败蒲席半领，煎汤浴，衣被盖复，斯须通利数行，痛楚立差。利及浴水赤，勿怪，即瘀血也。

【选注】

《金匮要略论注》：“从高坠下，虽当救损伤筋骨为主，然顿跌之势，内外之血必无不瘀，瘀不去则气不行，气不行则伤不愈，故以桃仁、大黄逐瘀为主；绯帛红花之余，乱发血之余，合童便以消瘀血；败蒲亦能破血行气，故入煎能疗腹中损伤瘀血，汤浴能活周身血气；然筋骨瘀血必有热气滞郁，故以炊单布受气最多而易消者以散滞通气，从其类也；加少炙甘草，补中以和诸药也。”

结语

本篇论述了10多种病证治方，其中救卒死证治方12首，救尸蹶证治方2首，以及救溺死证、中暍死证、自缢死证治方各1首。上述危急重证治方的特点是给药的途径各有不同，如有内服、口含、灌鼻、管吹内鼻中、管吹两耳、涂面、外熨、外浸等，其目的是根据不同的发病机理，而捷取药效，速奏转危为安之功。在本篇中，还论述了加减柴胡饮子方以治五脏虚热；诃梨勒丸方治气壅邪滞于中之证；紫石寒食散方为伤寒令愈不复之治剂；三物备急丸治心腹诸卒暴百病、中恶客忤、气急口噤、停尸卒死等证，若属阳热证者，则忌用三物备急丸。

禽兽鱼虫禁忌并治第二十四

概说

本篇论述禽兽鱼虫等动物类食品的饮食卫生、预防食物中毒和各种食物中毒治方。本篇共有条文101条，载方21首。其中第1条论禁忌不洁食物的原因和治疗方法；第2条论五脏之病，有五味之禁忌，以及四时有宜食不宜食的规律；第3~18、24~32、35~40、43~57、59~72、74~92、97、99~101条论各种不洁禽兽鱼虫类食物的辨别方法、食物中毒引起的各种疾病，以及某些食物相混饮用不利于健康的原理、妊娠饮食禁忌等。

其他16条则论各种食物中毒的治法和方药。

本篇条文甚多，内容较为丰富，对于我们研究古人在饮食卫生方面的预防方法以及饮食中毒的解毒治方功效，是很有帮助的。

1. 凡饮食滋味，以养于生，食之有妨，反能为害，自非服药炼液，焉能不饮食乎？切见时人，不闲调摄，疾疢竞起，若不因食而生，苟全其生，须知切忌者矣。所食之味，有与病相宜，有与身为害，若得宜则益体，害则成疾，以此致危，例皆难疗。凡煮药饮汁，以解毒者，虽云救急，不可热饮，诸毒病得热更甚，宜冷饮之。

【选注】

《金匮要略论注》："凡气遇热则增，遇冷则减，毒气亦然，故曰诸毒病得热更甚。凡解毒药必甘寒之品，亦此故也。若干霍乱饮热汤则死，盖由邪热炽盛，故得热更甚，每见猪屎及盐水性寒，皆能愈之，亦所谓饮冷，不独汤之凉也，不宜辛热药亦可知也。"

2. 肝病禁辛，心病禁咸，脾病禁酸，肺病禁苦，肾病禁甘；春不食肝，夏不食心，秋不食肺，冬不食肾，四季不食脾。辩曰：春不食肝者，为肝气王，脾气败，若食肝，则又补肝，脾气败尤甚，不可救。又肝王之时，不可以死气入肝，恐伤魂也。若非王时即虚，以肝补之佳，余脏准此。

【选注】

《医宗金鉴》："此言五脏有病，而禁之以五味何也？肝木病若与之以辛，辛助肺气，恐克肝也，故肝病则禁辛。心火病若与之以咸，咸能益水，恐水克火也，故心病则禁咸。脾土病若与之以酸，酸味属肝，恐木克土也，故脾病则禁酸。肺金病若与之以苦，苦味属火，恐克金也，故肺病则禁苦。肾水病若与之以甘，甘能补脾，脾主克水，故肾病则禁甘。”“此言四时有宜食，有不宜食者。如春为肝王，则脾弱，故宜食脾，而不宜食肝，若食肝，则肝益王，而脾更弱，故曰：不可救。又云：肝王之时，不可以死气入肝，即《内经》毋伐天和之意。若伐天和则伤肝，肝主魂，恐复伤魂也。若非王时，即虚，虚则以肝补肝，故谓之佳，余脏准此。”

3. 凡肝脏自不可轻啖，自死者弥甚。

【选注】

《医宗金鉴》：“谓诸畜兽临杀之时，心有所惊，肝有所忿，食之俱不利，故曰：不可轻啖，如兽自死者，必中毒而死，更不可食也。”

4. 凡心皆为神识所舍，勿食之，使人来生复其报对矣。

【选注】

《金匮要略直解》：“畜兽虽异于人，其心亦神识所舍，勿食之，生杀果报谅不诬也。”

5. 凡肉及肝，落地不着尘土者，不可食之。猪肉落水浮者，不可食。

【选注】

《金匮要略直解》：“皆涉怪异，食之必有非常之害。”

6. 诸肉及鱼，若狗不食，鸟不啄者，不可食。

【选注】

《医宗金鉴》：“凡禽兽不食之肉，必有毒，不可食之。”

7. 诸肉不干，火炙不动，见水自动者，不可食之。

【选注】

《金匮要略译释》：“此因异于寻常，恐其有害，故不可食之。”

8. 肉中有如朱点者，不可食之。

【选注】

《医宗金鉴》：“朱点恶血所聚，此色恶不食也。”

9. 六畜肉热血不断者，不可食之。父母及身本命肉，食之令人神魂不安。

【选注】

《金匮要略直解》：“仁人孝子当自识之。”

10. 食肥肉及热羹，不得饮冷水。

【选注】

《医宗金鉴》："食肥肉热羹后，继饮冷水，冷热相搏，腻膈不行，不腹痛吐利，必成痞变积，慎之慎之。"

11. 诸五脏及鱼，投地尘土不污者，不可食之。

【选注】

《千金翼方》："凡六畜五脏著草自动摇，及得咸酢不变，自又坠地不污，又与犬犬不食者，皆有毒杀人。"

12. 秽饭、馁肉、臭鱼，食之皆伤人。

【选注】

《金匮要略直解》："物已败腐，必不宜于脏腑，食之则能伤人，臭恶不食也。"

13. 自死肉，口闭者，不可食之。

【选注】

《医宗金鉴》："凡自死之物，其肉皆有毒，口闭则毒不得外泄，切不可食。"

14. 六畜自死，皆疫死，则有毒，不可食之。

【选注】

《医宗金鉴》："疫毒能死六畜，其肉必有疫毒，故不可食。"

15. 兽自死，北首及伏地者，食之杀人。

【选注】

《金匮要略直解》："首头向也，凡兽向杀方以自死及死不僵直，斜倒而伏地者，皆兽之有灵知，故食之杀人。《檀弓》曰：'狐死正丘首。'乐其生不忘本也，兽岂无灵知者耶？豹死首山。"

16. 食生肉，饱饮乳，变成白虫。一作血蛊。

【选注】

《医宗金鉴》："食生肉饱，即饮乳酪，则成湿热，必变生白虫。"

17. 疫死牛肉，食之令病洞下，亦致坚积，宜利药下之。

【选注】

《医宗金鉴》："疫死牛肉，有毒不可食，食之若洞泻，为其毒自下，或致坚积，宜下药利之。"

18. 脯藏米瓮中，有毒，及经夏食之，发肾病。

【选注】

《医宗金鉴》："脯肉藏米瓮中，受湿热郁蒸之气，及经夏已腐者，食之腐气入肾，故发肾疾。"

19. 治自死六畜肉中毒方

黄柏屑，捣服方寸匕。

【选注】

《金匮要略直解》："六畜自死必因毒疫，苦能解毒，黄柏味之苦者。"

20. 治食郁肉漏脯中毒方郁肉，密器盖之隔宿者是也。漏脯，茅屋漏下沾着者是也。

烧犬屎，酒服方寸匕，每服人乳汁亦良。饮生韭汁三升，亦得。

【选注】

《医宗金鉴》："郁肉，密藏经宿之肉也。漏脯，经漏水之脯也。食之中毒，以烧犬屎、人乳汁、生韭汁，量其轻重而解之。"

21. 治黍米中藏干脯食之中毒方

大豆，浓煮汁饮数升即解。亦治狸肉漏脯等毒。

【选注】

《金匮要略直解》："《肘后方》云：此亦郁肉也，大豆能解诸毒，故用以治。"

22. 治食生肉中毒方

掘地深三尺，取其下土三升，以水五升煮数沸，澄清汁，饮一升，即愈。

【选注】

《医宗金鉴》："地浆能解诸毒，掘得黄土有泉渗出，谓之地浆。三尺，大概言也，未见黄土，皆秽土，得黄土乃可取用。"

23. 治六畜鸟兽肝中毒方

水浸豆豉，绞取汁，服数升愈。

【选注】

《医宗金鉴》："食禽肉兽肝，中毒在胃，故用豆豉涌吐其毒。"

24. 马脚无夜眼者，不可食之。

【选注】

《医宗金鉴》："凡马皆有夜眼，若无者其形异，故勿食之。"

25. 食酸马肉，不饮酒，则杀人。

【选注】

《医宗金鉴》："马肉味酸有毒，故饮酒以解之。"

26. 马肉不可热食，伤人心。

【选注】

《医宗金鉴》："马属火，肉热火甚，恐伤心，当冷食之。"

27. 马鞍下肉，食之杀人。

【选注】

《金匮要略直解》："马鞍下肉多臭烂有毒，食之必杀人。"

《医宗金鉴》："鞍下肉，久经汗渍有毒，食之杀人。"

28. 白马黑头者，不可食之。

【选注】

《医宗金鉴》："《食疗》云：食之令人癫。"

29. 白马青蹄者，不可食之。

【选注】

《金匮要略直解》："《虎钤经》曰：白马青蹄皆马毛之利害者，骑之不利人，若食之必能取害也。"

30. 马肉、㹠肉共食，饱醉卧，大忌。

【选注】

《医宗金鉴》："马肉属火，㹠肉属水，共食已属不和，若醉饱即卧，则伤脾气，故曰：大忌。"

31. 驴、马肉合猪肉食之，成霍乱。

【选注】

《医宗金鉴》："诸肉杂食，恐难消化，乱于肠胃，故成霍乱。"

32. 马肝及毛，不可妄食，中毒害人。

【选注】

《金匮要略直解》："马肝及毛皆有大毒，不可妄食。马肝一名悬燧。"

33. 治马肝毒中人未死方

雄鼠屎二七粒，末之，水和服，日再服。屎尖者是。

【选注】

《金匮要略直解》："屎尖者，是雄马禀火气而生，火不能生水，故有肝无胆而木脏不足，故食其肝者死。汉武帝云：食肉无食马肝。又云：文成食马肝而死。韦庄云：食马留肝，则其毒可和矣。马食鼠屎则腹胀，故川鼠屎而治马肝毒，以鼠子兽，而马午兽，物性相制也。”

又方：

人垢，取方寸匕，服之佳。

【选注】

《金匮要略直解》：“人垢汗所结也，味咸有毒，亦以毒解毒之意。”

《金匮要略译释》：“人垢即头发灰垢，服之引吐以解毒。”

34. 治食马肉中毒欲死方

香豉二两　杏仁三两

上二味，蒸一食顷熟，杵之服，日再服。

【选注】

《医宗金鉴》：“日华子云：黑豆调中下气，治牛马瘟毒，杏仁下气，气下则毒亦解矣。”

又方：

煮芦根汁饮之良。

【选注】

《医宗金鉴》：“芦根味甘性寒，解诸肉毒。”

35. 疫死牛，或目赤，或黄，食之大忌。

【选注】

《金匮要略直解》：“牛疫死而目赤目黄者，疫疠之毒不去也，食之大忌。”

36. 牛肉共猪肉食之，必作寸白虫。

【选注】

《金匮要略直解》：“牛肉性滞，猪肉动风，入胃不消，酿成湿热则虫生也，亦有共食而不生虫者，视人之胃气何如耳。”

37. 青牛肠，不可合犬肉食之。

【选注】

《金匮要略直解》：“青牛，水牛也，其肠性温，犬肉性热，温热之物，不可合食。”

38. 牛肺从三月至五月，其中有虫如马尾，割去勿食，食则损人。

【选注】

《金匮要略直解》：“春夏之交，湿热蒸郁，牛感草之湿热则虫生于胃，而缘入肺窍，故勿食之。”

39. 牛、羊、猪肉，皆不得以楮木、桑木蒸炙，食之令人腹内生虫。

【选注】

《医宗金鉴》：“古人炼药多用桑柴火，楮实子能健脾消水，楮木亦可烧用，何以蒸炙诸肉食之即生虫乎？其或物性相反也。”

40. 啖蛇牛肉杀人。何以知之？啖蛇者，毛发向后顺者是也。

【选注】

《诸病源候论》：“凡食牛肉有毒者，由毒蛇在草，牛食因误啖蛇则死，亦有蛇吐毒着草，牛食其草亦死，此牛肉有大毒。”

41. 治啖蛇牛肉食之欲死方

饮人乳汁一升，立愈。

【选注】

《金匮要略直解》：“藏器曰：北人牛瘦多以蛇从鼻灌之，其肝则独，乳汁能解独肝牛肉毒。啖蛇牛，当是独肝牛也。”

又方：

以泔洗头，饮一升愈。

牛肚细切，以水一斗，煮取一升，暖饮之，大汗出者愈。

【选注】

《金匮要略直解》：“以泔洗头饮者，取头垢能吐所毒也。以牛肚煮服者，取其同类相亲，同气相求，大发其汗以出其毒也。”

42. 治食牛肉中毒方

甘草煮汁饮之，即解。

【选注】

《医宗金鉴》：“甘草味甘，能解百毒。”

43. 羊肉其有宿热者，不可食之。

【选注】

《金匮要略论注》：“宿热者，谓旧有热病人也。羊肉补气，得补而热增，故不可食。”

44. 羊肉不可共生鱼、酪食之，害人。

【选注】

《金匮要略直解》：“生鱼，鲊之属；酪，乳之属。生鱼与酪食，尚成内瘕，加以羊肉食之，必不益人也。”

45. 羊蹄甲中有珠子白者，名羊悬筋，食之令人癫。

【选注】

《医宗金鉴》："此义未详。"

46. 白羊黑头，食其脑，作肠痈。

【选注】

《金匮要略直解》："羊脑有毒，食之发风疾，损精气，不唯作肠痈也。方书只用为外敷药。"

47. 羊肝共生椒食之，破人五脏。

【选注】

《医宗金鉴》："羊肝、生椒皆属于火，共食恐损伤人五脏也。"

48. 猪肉共羊肝和食之，令人心闷。

【选注】

《医宗金鉴》："猪肉滞，羊肝腻，共食则气滞而心闷矣。"

49. 猪肉以生胡荽同食，烂人脐。

【选注】

《金匮要略直解》："胡荽损精神，发痼疾；猪肉令人乏气少精，发痼疾，宜其不可共食。若烂脐，则不可解。"

50. 猪脂不可合梅子食之。

【选注】

《医宗金鉴》："猪脂滑利，梅子酸涩，性相反也，故不可合食。"

51. 猪肉和葵食之，少气。

【选注】

《金匮要略直解》："葵性冷利，生痰动风，猪肉令人乏气，合食之非止于少气也。"

52. 鹿人不可和蒲白作羹，食之发恶疮。

【选注】

《金匮要略直解》："鹿肉九月已后至正月已前能食，他月食之则发冷痛。蒲白想是蒲笋之类，当详之。"

53. 麋脂及梅李子，若妊妇食之，令子青盲，男子伤精。

【选注】

《医宗金鉴》："李彣曰：人目以阴为体，以阳为用。麋，阴兽也，梅及李味酸苦，亦属阴类，孕妇三物合食，则阴气太盛，阳气绝少，故令子青盲也。男子精气宜温暖，阴盛则精寒。《本草》云：麋脂令阴痿。”

54. **獐肉不可合虾及生菜、梅、李果食之，皆病人。**

【选注】

《金匮要略直解》：“獐肉十二月至七月食之动气，虾能动风热，生菜梅李动痰，合食之皆令人病。”

《医宗金鉴》：“獐肉性温，八月至十一月食之胜羊肉，余月食之动气。”

55. **痼疾人不可食熊肉，令终身不愈。**

【选注】

《医宗金鉴》：“人有痼疾，不可食熊肉，因熊性猛悍，食之痼疾永不除。”

56. **白犬自死，不出舌者，食之害人。**

【选注】

《医宗金鉴》：“凡犬死必吐舌，惟中毒而死，其舌不吐，毒在内也，故食之害人。”

57. **食狗鼠余，令人发瘘疮。**

【选注】

《金匮要略直解》：“余，狗鼠之剩食也。其涎毒在食中，人食之则毒散于筋络，令发瘘疮。”

58. **治食犬肉不消，心下坚，或腹胀，口干大渴，心急发热，妄语如狂，或洞下方**

杏仁一升，合皮熟研用

以沸汤三升，和取汁，分三服，利下肉片，大验。

【选注】

《金匮要略直解》：“犬肉畏杏仁，故能治犬肉不消，近人以之治狂犬咬，皆此意。”

59. **妇人妊娠，不可食兔肉、山羊肉，及鳖、鸡、鸭，令子无声音。**

【选注】

《金匮要略直解》：“妊娠食兔肉，则令子缺唇；食羊肉，则令子多热；食鳖肉，则令子项短，又令无声音也；若食犬肉，则令子无声音，鸡鸭肉胎产需以补益，二者不必忌之。”

60. **兔肉不可合白鸡肉食之，令人面发黄。**

【选注】

《医宗金鉴》：“兔肉酸寒，多食损元气，绝血脉，令人萎黄。白鸡虽得庚金太白之象，实属风木，能助肝火。二物合食，动脾气而发黄，故不可合食。”

61. 兔肉着干姜食之，成霍乱。

【选注】

《医宗金鉴》：“兔肉酸寒，阴性也，干姜辛热，阳性也，性味相反，同食者必成霍乱。”

62. 凡鸟自死，口不闭，翅不合者，不可食之。

【选注】

《金匮要略直解》：“鸟自死必敛翅闭口，若张翅开口，其死也异，其肉也必毒，不可食之。”

63. 诸禽肉，肝青者，食之杀人。

【选注】

《金匮要略直解》：“青者必毒物所伤，故食之能杀人。”

64. 鸡有六翮四距者，不可食之。

【选注】

《医宗金鉴》：“距，鸡脚爪也。形有怪异者，有毒，故不可食。”

65. 乌鸡白首者，不可食之。

【选注】

《医宗金鉴》：“色有不相合者，有毒，不可食。”

66. 鸡不可共葫蒜食之，滞气。一云：鸡子。

【选注】

《金匮要略直解》：“鸡能动风，蒜能动痰，风痰发动则气壅滞。”

67. 山鸡不可合鸟兽肉食之。

【选注】

《金匮要略直解》：“山鸡，鸡也，小于雉而尾长，人多畜之樊中。性食虫蚁而有毒，非唯不可共鸟兽肉司食，即单食亦在所忌也。”

68. 雉肉久食之，令人瘦。

【选注】

《金匮要略直解》：“雉肉有小毒，发疮疥，生诸虫，以此则令人瘦。”

69. 鸭卵不可合鳖肉食之。

【选注】

《金匮要略直解》：“鸭卵性寒发冷气，鳖肉性冷亦发冷气，不可合食。”

70. 妇人妊娠，食雀肉，令子淫乱无耻。

【选注】

《金匮要略直解》："雀性最淫，周书云：季秋雀入大水为蛤，雀不入水，国多淫泆，物类相感，理所必然。妊娠者不可不识也。"

71. 雀肉不可合李子食之。

【选注】

《医宗金鉴》："雀肉性暖大温，李子性寒味酸，温得寒酸而滞气，故不可合食。"

72. 燕肉勿食，入水为蛟龙所啖。

【选注】

《医宗金鉴》："蛟龙嗜燕，人食燕者，不可入水。雷公曰：海竭江枯，投游波而立泛，以蛟龙嗜燕故也。凡渡江海者，切不可食燕肉。"

73. 鸟兽有中毒箭死者，其肉有毒，解之方

大豆煮汁及盐汁，服之解。

【选注】

《金匮要略直解》："箭药多是射罔毒，射罔乃乌头所熬，大豆汁能解乌头毒故也；咸能胜热，故盐亦解其毒。"

74. 鱼头正白如连珠至脊上，食之杀人。

75. 鱼头中无腮者，不可食之，杀人。

76. 鱼无肠胆者，不可食之，三年阴不起，女子绝生。

77. 鱼头似有角者，不可食之。

鱼目合者，不可食之。

【选注】

《医宗金鉴》："以上皆怪异之形色，必有毒也。"

78. 六甲日，勿食鳞甲之物。

【选注】

《医宗金鉴》："六甲值日，食鳞甲物犯其所忌，故曰勿食。"

79. 鱼不可合鸡肉食之。

【选注】

《医宗金鉴》："鱼属火，善动；鸡属木，生风，风火相煽，故勿合食。"

80. 鱼不得合鸬鹚肉食之。

【选注】

《金匮要略直解》："鸬鹚食鱼，物相制而相犯也，不可合食。"

81. 鲤鱼鲊，不可合小豆藿食之；其子不可合猪肝食之，害人。

【选注】

《金匮要略直解》："鲤鱼鲊、小豆藿味皆咸，咸能胜血，故陶弘景云：合食成消渴，其子合猪肝食伤人神。"

《医宗金鉴》："小豆藿即小豆叶也。"

82. 鲤鱼不可合犬肉食之。

【选注】

《金匮要略直解》："鲤鱼犬肉俱令热中，不可合食。"

83. 鲫鱼不可合猴雉肉食之。一云不可合猪肝食。

【选注】

《金匮要略直解》："鲫鱼同猴雉肉猪肝食，生痈疽。"

84. 鳀鱼合鹿肉生食，令人筋甲缩。

【选注】

《金匮要略直解》："鳀鱼，鲇鱼也。鳀鱼、鹿肉皆能治风，生食反伤其筋脉，致令筋甲缩。"

85. 青鱼鲊，不可合生葫荽及生葵并麦中食之。

【选注】

《金匮要略直解》："青鱼鲊不益人，葫荽、生葵能动风发痼疾，必与青鱼酢不相宜，酢味咸、麦酱亦咸，合食必作消渴。"

86. 鳅鳝不可合白犬血食之。

【选注】

《金匮要略直解》："鳅鳝为无鳞鱼，白犬血为地厌，非唯不可合食，抑卫生家所当忌也。又鳅鳝善窜能动风，白犬血性热能动火，是不可合食。"

87. 龟肉不可合酒果子食之。

【选注】

《金匮要略直解》："仲景以龟肉忌酒果子，而苏恭以龟肉酿酒治大风。陶弘景曰：龟多神灵，人不可轻杀，更不可轻啖也。果子亦不知何果。"

88. 鳖目凹陷者，及厌下有王字形者，不可食之。

【选注】

《医宗金鉴》："鳖无耳，以目为听，目凹陷，及腹中有王字形者，皆有毒，慎之。性与鸡鸭相反，故不可合食。"

89. 其肉不得合鸡、鸭子食之。

【选注】

《金匮要略直解》:“鳖肉令人患水,鸡子令人动风,鸭子令人气短,不可合食。”

90. 龟、鳖肉不可合苋菜食之。

【选注】

《医宗金鉴》:“龟鳖皆与苋菜相反,若合食之,必成鳖瘕。”

91. 虾无须及腹下通黑,煮之反白者,不可食之。

【选注】

《金匮要略直解》:“无须失虾之形,腹黑必虾之毒,色白反虾之色,物既反常,必不可食。”

92. 食脍,饮乳酪,令人腹中生虫为瘕。

【选注】

《医宗金鉴》:“脍乃牛、羊、鱼之腥,聂而切之为脍,乳酪酸寒,与脍同食则生虫为瘕,故戒合食。”

93. 鲙食之,在心胸间不化,吐复不出,速下除之,久成癥病,治之方

橘皮一两　大黄一两　朴硝二两

上三味,以水一大升,煮至小升,顿服即消。

【选注】

《金匮要略直解》:“橘皮能解鱼毒;硝黄能下癥瘕。”

94. 食鲙多不消,结为癥病,治之方

马鞭草

上一味,捣汁饮之。或以姜叶汁饮之一升,亦消。又可服吐药吐之。

【选注】

《医宗金鉴》:“马鞭草主治癥癖血瘕,破血杀虫,姜叶解毒,皆可用之。”

95. 食鱼后食毒,两种烦乱,治之方

橘皮

浓煎汁服之,即解。

【选注】

《金匮要略直解》:“神农经曰:橘皮主胸中瘕热逆气,通神明,鱼毒食

毒俱可解。”

96. 食鯸鮧鱼中毒方

芦根

煮汁服之，即解。

【选注】

《医宗金鉴》：“鯸鮧即河豚鱼，味美其腹腴，呼为西施乳。头无腮，身无鳞，其肝毒，血杀人，脂令舌麻，子令腹胀，眼令目花，惟芦根汁能解之。”

97. 蟹目相向，足斑目赤者，不可食之。

【选注】

《金匮要略直解》：“蟹骨眼而相背，相向者其蟹异，足斑目赤者其蟹毒，故不可食。”

98. 食蟹中毒治之方

紫苏

煮汁饮之三升。紫苏子捣汁饮之，亦良。

又方：

冬瓜汁饮二升，食冬瓜亦可。

【选注】

《医宗金鉴》：“紫苏、冬瓜，俱能解蟹毒，故用之。”

99. 凡蟹未遇霜，多毒，其熟者乃可食之。

【选注】

《金匮要略直解》：“未遇霜者，霜降节前也。节前食水莨菪，故有毒；霜降节后食稻将蛰，则熟而味美，乃可食也。莨菪在水滨，有大毒。”

100. 蜘蛛落食中，有毒，勿食之。

【选注】

《金匮要略直解》：“蜘蛛有毒，落食中或有尿，有丝粘食上，故不可食。”

101. 凡蜂、蝇、虫、蚁等多集食上，食之致瘘。

【选注】

《金匮要略直解》：“蜂蝇虫蚁禀湿热而有毒，集食上而人食之。湿热之毒传于肌肉，致生瘘疮。”

结语

本篇论述了饮食卫生方面的知识，说明：马、牛、羊、鸡、犬、猪、鱼等禽兽类食品虽是美味之品而且补养人体，但是，这些动物如果因误食毒品，感受疫毒等原因死亡的，又有某些动物本身内含毒素，或其形状畸形，或腐败变质的，若误食之，均可导致人体中毒。本篇强调了饮食卫生对人体健康的重要性，阐述了饮食对于疾病的影响，以及妊娠、病者的饮食禁忌。同时亦指出食品有寒热属性的不同，在烹调和饮食时要调配得当，否则食之对人体也有影响。

本篇重点论述了肉类食品有毒无毒的辨别方法，以及误食各种有毒的肉类食品后引起中毒的治疗方药，并指出：服解毒方时不可乘热而饮，这是因为中毒之邪多属热性，热饮必助其势，故宜冷后服用。

本篇治疗食物中毒诸方药是中医抢救食物中毒的宝贵遗产，可供研究和临床应用。

果实菜谷禁忌并治第二十五

概说

本篇论述果实菜谷等植物类食品的饮食卫生，以及预防和治疗果实菜谷等食品中毒的方法和方药。本篇共有条文 88 条，载方 14 首。其中第 1~14、16、21~56、62~80 条论上述食品的饮食卫生，阐述了这些不洁食品的辨别方法，指出某些食品混合饮用不利于健康的原理，以及春夏秋冬四季饮食和病者妊娠饮食的禁忌等；第 83~87 条论矾石、商陆、葶苈、水银、苦楝等药物，用之不当引起的中毒症状；第 15、17~20、57~61、81、82、88 条则论误食各种不洁植物类食品而引起中毒的治疗方法和方药。

本篇条文亦多，内容也较丰富，结合上篇内容，对于探讨古人在饮食卫生方面的思想和预防治疗食物中毒的方法和药物，指导临床实践是有益处的。

1. 果子生食生疮。

【选注】

《金匮要略直解》："诸果之实，皆成于夏秋，禀湿热之性，食之故令生疮。"

《医宗金鉴》："果生之性，多湿多热而有毒，或生食之，故令生疮，腹胀作泄。"

2. 果子落地经宿，虫蚁食之者，人大忌食之。

【选注】

《医宗金鉴》："凡果落地，隔夜尚不可食，而况虫蚁食者乎？见之者切不可食。"

3. 生米停留多日有损处，食之伤人。

【选注】

《医宗金鉴》："凡食之物停留多日，或隔夜者，若有损处，即虫鼠所啮之余，皆有毒伤人。"

4. 桃子多食，令人热，仍不得入水浴，令人病淋沥寒热病。

【选注】

《金匮要略直解》："桃实酸甘辛，生于春则味酸，成于夏则酸甘，成于秋则酸辛，其性热，故多食令人热也。若多食而入水浴，则酸味不得内泄，多令人癃，水寒之气因而外客，故令人寒热也。"

5. 杏酪不熟伤人。

【选注】

《金匮要略直解》："古人杏酪以酒蜜酿成，亦有甘草生姜汁熬成者，以杏仁有毒，半生半熟皆能害人也，今人另有制法。"

6. 梅多食坏人齿。

【选注】

《金匮要略直解》："梅实能致津液，津液出则骨伤，以肾主五液，齿为肾之标故也。"

7. 李不可多食，令人胪胀[①]。

【词解】

①胪胀：胪，指腹前肉，胪胀则指腹部胀满而言。

【选注】

《医宗金鉴》："李味酸涩，若多食，则中气不舒，故令人腹胀。"

8. 林檎不可多食，令人百脉弱。

【选注】

《金匮要略直解》："林檎酸涩而闭百脉，故多食令人百脉弱。"

9. 橘柚多食，令人口爽，不知五味。

【选注】

《金匮要略直解》："橘柚味酸，能恋膈生痰、聚饮，饮聚膈上则令人口淡不知味。"

《金匮玉函要略辑义》："按时珍云：橘皮下气消痰，其肉生痰聚饮，表里之异如此。程注本之，但爽字未妥，按：《尔雅·释言》：爽，差也，忒也。《老子》五味令人口爽，乃为口失味之义。"

10. 梨不可多食，令人寒中，金疮、产妇，亦不宜食。

【选注】

《金匮要略直解》："梨性大寒，故令人寒中，寒能凝血脉，故金疮产妇不宜食之。"

11. 樱桃、杏，多食伤筋骨。

【选注】

《医宗金鉴》:“樱桃、杏味酸性寒，若过食则伤筋骨。《内经》云：酸则伤筋。寒主伤肾，故伤筋骨。”

12. 安石榴不可多食，损人肺。

【选注】

《医宗金鉴》:“安石榴味酸涩，酸涩则气滞，肺主气，宜利而不宜滞，滞则伤损矣，故不可过食也。”

13. 胡桃不可多食，令人动痰饮。

【选注】

《金匮要略直解》:“胡桃能润肺消痰，今令人动痰饮，何也？以胡桃性热，多食则煎熬津液而为痰饮矣。”

14. 生枣多食，令人热渴气胀，寒热羸瘦者，弥不可食，伤人。

【选注】

《金匮要略直解》:“生枣味甘辛气热，以辛热则令人渴；甘则令人气胀也。羸弱者内热必盛，而脾胃必虚，故弥不可食。”

15. 食诸果中毒治之方

猪骨烧过

上一味，末之，水服方寸匕。亦治马肝、漏脯等毒。

【选注】

《医宗金鉴》:“以猪骨治果子毒，物性相制使然。治马肝毒者，以猪畜属水，马畜属火，此水克火之义也。治漏脯毒者亦骨肉相感之义耳。”

16. 木耳赤色及仰生者，勿食。菌仰卷及赤色者，不可食。

【选注】

《金匮要略直解》:“木耳诸菌皆覆卷，仰卷则变异，色赤则有毒，故不可食。”

17. 食诸菌中毒，闷乱欲死，治之方

人粪汁饮一升，土浆饮一二升，大豆浓煮汁饮之，服诸吐利药，并解。

【选注】

《医宗金鉴》:“李彣曰：闷乱欲死，毒在胃也，服吐、利药并解，使毒气上下分消也。”

18. 食枫柱菌而哭不止，治之以前方。

【选注】

《医宗金鉴》："李彣曰：心主笑，笑不止，是毒气入心也。以前方治之则解耳。"

19. 误食野芋，烦毒欲死，治之以前方。其野芋根，山东人名魁芋，人种芋三年不收，亦成野芋，并杀人。

【选注】

《医宗金鉴》："李彣曰：烦出于肺，烦乱欲死，故知毒气入肺也，亦用前方。"

20. 蜀椒闭口者有毒，误食之，戟人咽喉，气病欲绝，或吐下白沫，身体痹冷，急治之方

肉桂煎汁饮之，多饮冷水一二升，或食蒜，或饮地浆，或浓煮豉汁饮之，并解。

【选注】

《金匮要略直解》："蜀椒气大热有毒，味辛麻，闭口者毒更甚。辛则戟人咽喉，麻则令人吐下白沫，身体痹冷也。冷水、地浆、豉汁，寒凉能解热毒。其桂蒜大热，而肘后诸方亦云能解椒毒，不知其义，岂因其气欲绝，身体冷痹而用耶。"

《医宗金鉴》："……如桂与蒜，皆大辛大热之物，通血脉辟邪秽，以热治热，是从治之法也。冷水清凉解热，地浆得土气，以万物本乎土，亦莫不复归于土，见土则毒已化矣。饮豉汁者，吐以去其毒也。"

21. 正月勿食生葱，令人面生游风。

【选注】

《金匮要略直解》："正月甲木始生，人气始发，葱能走头面而通阳气，反引风邪而病头面，故令生游风。"

22. 二月勿食蓼，伤人肾。

【选注】

《医宗金鉴》："蓼味辛散，辛能走肾，二月卯木主令，肾主闭藏，若食之则伤肾，故曰：勿食。"

23. 三月勿食小蒜，伤人志性。

【选注】

《金匮要略直解》："小蒜辛热有毒，三月为阳气长养之时，不可食此

夺气伤神之物。”

24. **四月、八月勿食胡荽，伤人神。**

【选注】

《金匮要略直解》：“胡荽，荤菜也，辛芳之气损人精神，四月心火正王，八月肺金将敛，以心藏神而肺藏魄，食此走散之物必能伤神也。”

25. **五月勿食韭，令人乏气力。**

【选注】

《金匮要略直解》：“韭菜春食则香，夏食则臭。脾恶臭而主四肢，是以令人乏气力。”

26. **五月五日勿食一切生菜，发百病。**

【选注】

《金匮要略直解》：“五月五日为天中节，为纯阳日，人当养阳以顺令节，若食生莱则伐天和，故生百病。”

27. **六月、七月勿食茱萸，伤神气。**

【选注】

《金匮要略直解》：“六七月阳气尽发，吴茱萸辛热，辛能走气，故伤神气。”

28. **八月、九月勿食姜，伤人神。**

【选注】

《医宗金鉴》：“姜性热，味辛辣，八九两月，秋主收敛，过于辛散，故伤人之神。朱子晦庵云：秋食姜，夭人天年，谓其辛走气泻肺也。”

29. **十月勿食椒，损人心，伤心脉。**

【选注】

《金匮要略直解》：“《内经》曰：九月十月人气在心，椒能走气伤心，故伤心脉。”

30. **十一月、十二月勿食薤，令人多涕唾。**

【选注】

《金匮要略直解》：“薤白气味冷滑，能引涕唾，非独十一月、十二月然也。”

31. 四季勿食生葵，令人饮食不化，发百病，非但食中，药中皆不可用，深宜慎之。

【选注】

《金匮要略直解》："脾王四季，生葵冷滑非脾所宜，发病之物，药饵中皆不宜也。"

32. 时病差未健，食生菜，手足必肿。

【选注】

《金匮要略直解》："时病，热病也。热病新差而脾胃尚弱，食生菜则伤脾，故令手足浮肿。"

33. 夜食生菜，不利人。

【选注】

《金匮要略直解》："夜食生菜，则易停留而难转化，不利于人也。"

34. 十月勿食被霜生菜，令人面无光，目涩心痛，腰疼，或发心疟，疟发时，手足十指爪皆青，困委。

【选注】

《金匮要略直解》："《道藏》云：六阴之月万物至此归根复命，以待来复，不可食寒冷以伐天和。生菜性冷，经霜则寒，寒冷之物能损阳气，食之能发上证。"

35. 葱、韭初生芽者，食之伤人心气。

【选注】

《金匮要略直解》："萌芽含抑郁之气未伸，食之能伤心气。"

《金匮要略译释》："本草宗奭曰：葱主发散，多食昏人神。"

36. 饮白酒食生韭，令人病增。

【选注】

《医宗金鉴》："酒多湿，韭性热，湿热相合，令人病增。"

37. 生葱不可共蜜食之，杀人。独颗蒜，弥忌。

【选注】

《金匮要略直解》："孙真人曰：葱同蜜食令人利下，独蒜气味辛臭，与蜜更不宜也。"

38. 枣合生葱食之，令人病。

【选注】

《金匮要略直解》："枣与葱食，令五脏不和。"

39. 生葱和雄鸡、雉、白犬肉食之，令人七窍经年流血。

【选注】

《医宗金鉴》："李彣曰：此皆生风发火之物，若合食则血气更淖溢不和，故七窍流血。"

40. 食糖、蜜后四日内食生葱、韭，令人心痛。

【选注】

《金匮要略直解》："蜜与葱、韭、蒜皆相反，虽食蜜后四日内尤忌之，相犯乃令人心痛。"

41. 夜食诸姜、蒜、葱等，伤人心。

【选注】

《金匮要略直解》："人之气昼行于阳，而夜行于阴，夜食辛物以扰乎阳，则伤上焦心隔之阳气也。"

42. 芜菁根，多食令人气胀。

【选注】

《金匮要略直解》："芜菁即蔓菁也，多食动气。"

《医宗金鉴》："此言不可过食，若过食则动气而胀也。"

43. 薤不可共牛肉作羹，食之成瘕病，韭亦然。

【选注】

《金匮要略直解》："薤、韭、牛肉皆难克化之物，积而不消，则为癥瘕。"

44. 莼多病，动痔疾。

【选注】

《医宗金鉴》："莼性滑有毒，滑而易下，故发痔病。"

《金匮要略译释》："莼音纯，蔬类植物，江浙湖泽中，产生最多，菜椭圆形，有长柄，浮于水面，嫩者可食，《别录》列为下品。"

45. 野苣不可同蜜食之，作内痔。

【选注】

《金匮要略直解》："野苣，苦荬也。性苦寒能治痔，与蜜同食，复生内痔，物性相忌，则易其性也。"

46. 白苣不可共酪同食，作䘌虫。

【选注】

《金匮要略直解》："白苣苦寒，乳酪甘寒，合食停于胃中则生蚀䘌。"

47. 黄瓜食之，发热病。

【选注】

《金匮要略直解》："黄瓜动寒热，虚热天行热病后，皆不可食。"

48. 葵心不可食，伤人；叶尤冷，黄背赤茎者，勿食之。

【选注】

《医宗金鉴》："葵心有毒，背叶反常亦有毒，不可食。"

49. 胡荽久食之，令人多忘。

【选注】

《医宗金鉴》："胡荽辛温开窍，久食耗心血，故令人多忘。"

50. 病人不可食胡荽及黄花菜。

【选注】

《医宗金鉴》："胡荽耗气，黄花菜破气耗血，皆病人忌食。"

51. 芋不可多食，动病。

【选注】

《医宗金鉴》："芋滞有毒，多食则脾困而胀生，故戒多食。"

52. 妊妇食姜，令子余指。

【选注】

《医宗金鉴》："余指，手多一指也。姜形类指，物性相感如此。"

53. 蓼多食，发心痛。

【选注】

《金匮要略直解》："孙真人曰：黄帝云，食蓼过多有毒发心痛，以气味辛温故也。"

54. 蓼和生鱼食之，令人夺气，阴咳疼痛。

【选注】

《医宗金鉴》："生鱼鲊属合食，则相犯夺气也。阴核痛，亦湿热致病耳。"

55. 芥菜不可共兔肉食之，成恶邪病。

【选注】

《金匮要略直解》："芥菜昏人眼目，兔肉伤人神气，合食必为恶邪之病。"

56. 小蒜多食，伤人心力。

【选注】

《金匮要略直解》："小蒜辛温有小毒发痼疾，多食气散则伤心力。"

57. **食躁或躁方**

豉

浓煮汁饮之。

【选注】

《医宗金鉴》:“食躁或躁者,即今之食后时或恶心,欲吐不吐之病也,故以豉汤吐之。”

58. **钩吻与芹菜相似,误食之杀人,解之方**。《肘后》云:与茱萸食芹相似。

荠苨八两

上一味,水六升,煮取二升,分温二服。钩吻生地傍无他草,其茎有毛,以此别之。

【选注】

《医宗金鉴》:“太阴之精,名曰钩吻,入口则死。葛洪云:钩吻生处,无他草,茎上有毛。”

《金匮要略译释》:“按:钩吻即水莽草,与芹菜相似,有大毒。荠苨即甜桔梗,能解钩吻之毒。”

59. **菜中有水莨菪,叶圆而光,有毒,误食之,令人狂乱,状如中风,或吐血,治之方**

甘草

煮汁服之,即解。

【选注】

《金匮要略直解》:“荠苨、甘草解百药毒。”

60. **春秋二时,龙带精入芹菜中,人偶食之为病。发时手背腹满,痛不可忍,各蛟龙病治之方**

硬糖二三升

上一味,日两度服之,吐出如蜥蜴三五枚,差。

【选注】

《金匮要略直解》:“芹菜生江湖陂泽之涯,蛟龙虽云变化莫测,其精那能入此,大抵是蜥蜴虺蛇之类,春夏之交遗精于此故耳。且蛇嗜芹,尤为可证。案《外台秘要》云:蛟龙子生在芹菜上,食之入腹变成龙子,须慎之。饴粳末、杏仁、乳饼煮粥食之,吐出蛟子大验。仲景用硬糖治之。余考之《本草》并无硬糖,当是粳米饴糖,无疑。二物味甘,甘能解毒故也。”

《金匮玉函要略辑义》:“刘熙《释名》云:糖之清者曰饴,形怡怡然也;

稠者曰饧，强硬如锡也。时珍云：古人寒食多食饧，故医方亦收用之。明硬糖即是饧，程注殆妄矣。”

61. 食苦瓠中毒治之方

黎穰

煮汁，数服之，解。

【选注】

《医宗金鉴》：“《风俗通》云：烧穰可以杀瓠。又云：种瓜之家不烧漆，物性相畏有如是也。人过食苦瓠，吐利不止者，以黍穰汁解之，本诸此。”

《金匮要略译释》：“苦瓠即苦莱，黎穰即黍茎。”

62. 扁豆，寒热者不可食之。

【选注】

《医宗金鉴》：“扁豆性滞而补，如患寒热者忌之。”

63. 久食小豆，令人枯燥。

【选注】

《金匮要略直解》：“小豆逐津液，利小便，津液消减，故令肌肤枯燥。”

64. 食大豆屑，忌啖猪肉。

【选注】

《金匮要略直解》：“大豆壅气，猪肉滞膈，故忌之，小儿十岁以下尤忌。”

65. 大麦久食，令人作癣。

【选注】

《医宗金鉴》：“李彣曰：癣疥同，盖麦入心，久食则心气盛而内热。《内经》曰：诸疮疡皆属心火，故作癣。”

66. 白黍米不可同饴蜜食，亦不可合葵食之。

【选注】

《金匮要略直解》：“黍米令人烦热，饴蜜令人中满，故不可同食。黍米合葵食成痼疾，亦不可合食。”

67. 荞麦面多食之，令人发落。

【选注】

《金匮玉函要略辑义》：“按：本纲荞麦，一名莜（音翘）麦。《千金》《黄帝》云：荞麦作面和猪羊肉热食之，不过八九，顿作热风，令人眉须落，又还生仍希少，泾邠已北，多患此疾。今荞麦面，人多食之，未有发落者，此必脱和猪羊肉等字，程、《金鉴》并云：莜字有误，当详之，盖失考耳。”

68. 盐多食，伤人肺。

【选注】

《金匮要略直解》：“盐味咸能伤肾，又伤肺，多食发哮喘，为终身痼疾也。”

69. 食冷物，冰人齿。食热食，勿饮冷水。

【选注】

《医宗金鉴》：“寒热相抟，脾胃乃伤。”

70. 饮酒，食生苍耳，令人心痛。

【选注】

《医宗金鉴》：“酒性纯阳，苍耳味苦有毒，苦先入心，饮酒以行其毒，故心痛。”

71. 夏月大醉汗流，不得冷水洗着身，及使扇，即成病。

【选注】

《金匮要略直解》：“夏月大醉，汗流，浴冷水即成黄汗。扇取凉，即成漏风。”

72. 饮酒大忌灸腹背，令人肠结。

【选注】

《金匮要略直解》：“勿灸大醉人，此灸家所必避忌也。”

73. 醉后勿饱食，发寒热。

【选注】

《医宗金鉴》：“醉则肝、胆之气肆行，木来侮土，故曰：勿食饱，发寒热。”

74. 饮酒食猪肉，卧秫稻穰中，则发黄。

【选注】

《金匮要略直解》：“饮酒而食肉则腠理开，卧稻穰中则湿热入，是以发黄也。”

75. 食饴，多饮酒大忌。

【选注】

《医宗金鉴》：“谚云：酒家忌甘，此义未详。”

76. 凡水及酒，照见人影动者，不可饮之。

【选注】

《金匮要略直解》：“此涉怪异，宜不可饮。”

77. 醋合酪食之，令人血瘕。

【选注】

《金匮要略直解》："醋酸敛而酪粘滞，令作血瘕。"

78. 食白米粥，勿食生苍耳，成走疰。

【选注】

《金匮要略直解》："白米粥能利小便，苍耳子能搜风，小便利而食搜风之物虚其经络，反致走注疼痛。"

《诸病源候论》："走注候：注者，住也。言其病连滞停住死，又注易傍人也。人体虚受邪气，邪气随血而行，或淫奕皮肤，去来击痛，游走无有常所，故名走注。"

79. 食甜粥已，食盐即吐。

【选注】

《金匮要略直解》："甘者令人中满，食甜物必泥于膈上，随食以盐，得咸则涌泄也。"

80. 犀角筋搅饮食，沫出，及浇地坟起者，食之杀人。

【选注】

《医宗金鉴》："《抱朴子》云：犀食百草及众木之棘。故知饮食之毒，若搅饮食沫出者，必有毒也。浇地坟起者，此怪异也，故食之杀人。"

81. 饮食中毒，烦满，治之方

苦参三两　苦酒一升半

上二味，煮三沸，三上、三下服之，吐食出即差。或以水煮亦得。

【选注】

《医宗金鉴》："苦参味苦，苦酒味酸，酸苦涌泄而去其毒，烦满自除。"

又方：

犀角汤亦佳。

【选注】

《医宗金鉴》："中毒烦满，毒在胃中，犀角解胃中毒。"

82. 贪食，食多不消，心腹坚满痛，治之方

盐一升　水三升

上二味，煮令盐消，分三服，当吐出食，便差。

【选注】

《医宗金鉴》："盐咸能软坚，又能涌泄，坚满自除。"

83. 矾石生入腹，破人心肝，亦禁水。

【选注】

《金匮要略直解》："矾石伤骨蚀肉，内用必伤心肝也。矾石得水则化，故亦禁水。"

84. 商陆以水服，杀人。

【选注】

《金匮要略直解》："商陆有大毒，能行水而忌水服，物性相恶而然也。"

85. 葶苈子傅头疮，药成入脑，杀人。

【选注】

《医宗金鉴》："葶苈大寒，虽能傅疮杀虫，然药气善能下行，则疮毒亦内攻入脑矣，故杀人。"

86. 水银入人耳，及六畜等，皆死，以金银着耳边，水银则吐。

【选注】

《医宗金鉴》："水银大毒，入耳则沉经坠络，皆能死人，以金银着耳门，引之则吐出，此物性感召之理，犹磁石之引针也。"

87. 苦练无子者，杀人。

【选注】

《金匮要略直解》："苦练有雌雄两种，雄者无子，根赤有毒，服之使人吐不能止，时有至死者，雌者有子，根白微毒，可入药用。"

88. 凡诸毒，多是假毒以投，无知时宜煮甘草荠苨汁饮之。通除诸毒药。

【选注】

《金匮要略直解》："凡诸毒多是借饮食以投毒，而服毒之人原自不知，时时煮甘草荠苨汤饮之，以二物能解草石百毒也。"

《金匮要略论注》："此总结前诸毒之伤人，谓一线之毒何能伤人，乃假些微毒气渗入元气，元气反为毒气作使，至不可疗。所谓星星之火势极燎原，亦惟以甘寒如甘草荠苨，培其本气为主，而兼与消解毒气，自无不愈，故为通治诸毒之药。见诸解毒药不若此二味之精当，然亦可悟解毒之药概取甘凉矣。"

结语

本篇重点论述了果实菜谷等食品的饮食卫生，以及预防和治疗上述食品中毒的方法和方药，指出：瓜果、蔬菜、米谷等食物，如有不成熟的、被虫蚀过的、或日久而变质、或过饱食之，都能伤人正气而引起各种疾病。因此，健康者要注意饮食卫生，病者和孕妇更须注意，以防疾病因饮食影响而恶化，这样才能有利于健康长寿。本篇还指出春夏少食辛辣发散的食品，秋冬则少食生冷滑腻食品，若过饮之，均不利于身体健康。

本篇治疗食物中毒的方药，除涌吐毒邪外出，用豉、盐、苦参配苦酒外，主要是用甘草、荠苨、硬糖等甘寒之品以解毒邪，尤其是甘草配荠苨具有培扶正气，清解毒邪之功，故为通除诸毒之方药。

本篇与上篇是论述饮食卫生、预防和治疗各种食物中毒的专著。其中内容非常广泛，较完整地反映了古人在饮食卫生方面的思想和方法。特别是治疗食物中毒方法，如甘凉解毒之法、涌吐毒邪之法、冷服解毒药等治则和服药方法，是中医抢救食品中毒的精华部分，值得研究和探讨，以便更好地运用于临床实践之中，造福于广大人民群众。

附:《金匮要略方论》原文校勘

【《金匮要略方论》原文校勘说明】

《金匮要略诠解》是以《古今医统正脉全书》(简称“医统本”)为蓝本。该书参考了明万历赵开美校刊《仲景全书》本(简称“赵刊本”)及涵芬楼藏明刊本(简称“明刊本”)校对,并作校勘后记。对于有疑问的条文、处方及方后注,则参考以下书籍进行对校。《金匮要略方论》医统正脉本、《脉经》、《肘后备急方》(简称《肘后方》)、《诸病源候论》(简称《巢源》)、《备急千金要方》(简称《千金方》)、《千金翼方》(简称《千金翼》)、《外台秘要》(简称《外台》)、《注解伤寒论》、《三因极一病证方论》(简称《三因方》)、《金匮玉函经二注》(简称《二注》)、《金匮要略心典》(简称《心典》)、《医宗金鉴》(简称《金鉴》)、《金匮玉函要略辑义》(简称《辑义》)、《金匮要略方论集注》(简称《集注》)、《金匮要略译释》(简称《译释》)。

【蓝本及对校书目版本、出版年代】

《金匮要略方论》,人民卫生出版社,1972年。

《脉经》,人民卫生出版社,1962年。

《肘后备急方》,人民卫生出版社影印本。

《诸病源候论》,人民卫生出版社影印本。

《备急千金要方》,人民卫生出版社影印本。

《千金翼方》,人民卫生出版社影印本。

《外台秘要》,人民卫生出版社影印本。

《注解伤寒论》,人民卫生出版社,1978年。

《三因极一病证方论》,人民卫生出版社,1957年。

《金匮玉函经二注》,上海卫生出版社,1958年。

《金匮要略心典》,上海人民出版社,1975年。

《医宗金鉴》,人民卫生出版社,1979年。

《金匮玉函要略辑义》,人民卫生出版社,1956年。

《金匮要略方论集注》,人民卫生出版社,1957年。

《金匮要略译释》,江苏人民出版社,1958年。

【脏腑经络先后病脉证第一】

1.《二注》"心火气盛"下,又有"心火气盛"四个字。

《心典》认为"酸入肝以下十五句,疑非仲景原文,类后人谬添注脚,编书者误收之也"。

2."禀",《金鉴》作"秉"字。"贞",《二注》作"真"。"才"作"纔"。"凡",《金鉴》作"此"字。《二注》"复"作"覆"。

3."腹中痛,苦冷者死"《千金翼》作"腹中冷,苦痛者死"。"痉"字在《二注》《心典》《金鉴》中皆作"痉",赵刊本作"痓",明刊本作"痉"。

4.《千金翼》卷二十五"色脉",后两个"语"字作"言"字。《心典》"语声寂然"作"语声寂寂然",无自注"一作痛"三字。

《金鉴》按曰:"头中病之'头'字,当是'腹'字。经中从无头中病之文,且文义不属,必是传写之讹。"

5.《集注》"咳"作"欬"。咳与欬同用。《心典》"唾沫"作"吐沫"。

6.《金鉴》按曰:"吸促之促字,当是远字;吸远之远字,当是促字,方合病义,必传写之讹。

7."王时"和"王色"之"王"字,《心典》作"旺"。

9.《辑义》案曰:"扬雄《方言》:极,疲也。沈训急,未知何据。"

10.《辑义》案曰:"经云,今《内经》《难经》无所考。"

《金鉴》李彣曰:"厥阳即阳厥也。《内经》云:阳气衰于下则为寒厥,阴气衰于下则为热厥。"

11.《脉经》"平卒尸厥脉证第一"作:"寸口沉大而滑,沉则为实,滑则为气,实气相搏,血气入于脏即死,入于腑即愈,此为卒厥不知人。唇青身冷,为入脏即死,如身温和,汗自出,为入腑而复,自愈。"

《脉经》按此文有脱误。《千金方》云:"沉即为血实,滑即为气实,血气相搏,入脏即死"。接于"血气入于脏即死"句后。

《金鉴》按曰:"寸脉沉大而滑,沉则为实,滑则为气,实气相搏"之十八字,文理不顺,衍文也。血气入脏之"血"字,当是"厥"字,始与卒厥相合,必传写之讹也。

13."檠饪"二字,《二注》《金匮要略编注》作"檠饪"。《辑义》曰:"作'檠饪'是。"徐作"檠饨"。《集注》曰:"徐镕本作'檠饪'。"全书徐、陈本作"檠饪"。今依尤本。《心典》作"穀饪"。

《金鉴》按曰:"字典无檠字,当是檠字。檠音倾,侧水也。后之积聚门，槃气之槃字，亦误。”

16.《译释》曰：“暴思之。”娄全善作“暴食之”。《心典》得上有“所”字。

17.《金鉴》按曰：“如渴者之下，当有小便不利四字，必传写之遗也。”

【痉湿暍病脉证第二】

1.《脉经》作“而反恶寒者”，反上有“而”字。《译释》曰：《玉函》《千金翼》“反”上有“而”字。《甲乙经》无“反”字。古本“反”作“及”。

《金鉴》按曰：“反恶寒之‘反’字，衍文也。玩痉病之条自知当恶寒也。”

2.《诸病源候论》“而不恶寒”作“而恶寒”，无“不”字。《脉经》曰：“一云恶寒。”

3.《伤寒论》《玉函》《脉经》并无“为难治”三字。

4.《脉经》作“太阳病，发其汗因致痓。论云发其汗太多，因致痓。”

5.《脉经》作“复发其汗”，多“其”字。

6.《脉经》作“不可发其汗”，多“其”字。

7.《脉经》作“病者，身热足寒，颈项强急，恶寒，时头热，面赤，目脉赤，独头动摇者，为痉。痉病发其汗已，其脉浛浛如蛇，暴腹胀大者，为欲解。脉如故，反伏弦者，必痉。”

《金鉴》按曰：“痉病也之下，若发其汗……六句，与上文义不属，与后之……为欲解，脉如故，反伏弦者痉句，文义相属，宜分于彼。”又按曰：“此条暴腹胀大者句，衍文也，当删之。”

《辑义》曰：“一云，其脉浛浛。”《伤寒论》作“目脉赤，独头面摇。”无“若发其汗”以下二十五字。“痓病也”，作为“痓也”。《玉函》《脉经》无若发其汗以下十七字。《脉经》作痓病发其汗已，其脉浛浛如蛇。“相得”，程、徐作“相搏”。“浛浛”，赵本作“沧沧”。沈本，“脉”上有“其”字。“伏”，《玉函》《脉经》作“复”。

8.《脉经》“者痓”二字之间有“必”字。自注曰“一云痓脉出欲已”。《金鉴》按曰：“本门首条痉病也之下‘若发其汗’六句，当移于此条之首，文义始属。此条“暴腹胀大者”句，衍文也，当删之。”

编者按：七、八两条的条文，从医统本。分段方法，从《脉经》，文义可通。

9. 原注:"一作筑筑而弦。"《脉经》作"痓家其脉伏坚直上下"。《脉经》《甲乙》作"痉脉来按之筑筑而弦,直上下行"。

10.《脉经》"难治"作"难疗"。

11.《脉经》《玉函》无"反"字。

《三因方》痓叙例治法,"沉迟"下有"自汗"二字,"桂枝"作"桂心","芍药"作"白芍药","甘草二两"后有"炙"字,生姜作"五片",大枣"十二枚"作"二枚"。《心典》"微汗"上无"取"字。

12. 赵刊本、明刊本、《伤寒论》作"㕮咀"。"以水一斗",《医统》本为"一斗",赵刊本作"七升",明刊本作"一升"。

《三因方》之葛根汤名"葛根麻黄汤"。

《伤寒论》作"桂枝",当补"枝"字。《二注》芍药作"三两"。"生姜",《伤寒论》中有"切"字。"大枣",《伤寒论》中有"擘"字。

13. 病字下[原注]一本"痓"字上有"刚"字。

《脉经》作"刚痓为病",有"刚"字,"必"上有"其人"二字。《注解伤寒论》芒硝"二合"作"三合","火微一二沸"作"微火一两沸","止服"作"余勿服"。

14. [原注]脉沉而细一作缓。"湿痹",《玉函》云"中湿"。

《脉经》作:"太阳病关节疼烦,脉沉而缓者,为中湿。"后有论云:"中湿为湿痹,湿痹之候,其人小便不利,大便反快,但当利其小便。"

《伤寒论》作"其人小便不利",有"其人"二字。

15.《脉经》作"而身色似熏黄也",多"而"字,改"如"字。《玉函》作"一身疼烦"。《伤寒论》作"身色如似熏黄"。

16. [原注]"小便不利"下有"一云利"三字。《脉经》"湿家"二字作"湿家之为病","背"上有"而"字,"早"作"蚤","不利"作"利"字,"胎"下无"者"字,"以丹田"作"此为丹田","渴欲"下无"得"字,"燥"下无"烦"字。《注解伤寒论》"哕"后无"或"字,"胸上"作"胸中","得饮"作"得水"。

17.《脉经》《注解伤寒论》"小便利"下均有注云:"一云不利"。

18.《脉经》"风"上有"问曰"二字,"一身尽"作"身体","医云"作"师云","汗之"作"而其","盖"作"答曰","气在"二字间有"续"字,"微微"上无"但"字,"则风湿俱去也"上多"则"字。《注解伤寒论》上有"问曰"二字,"何也"下有"答曰"二字,无"盖"字。

19.《脉经》无“湿家病”以下十个字，作“病人喘……”。《注解伤寒论》“身疼”作“身上疼痛”。《千金翼》卷九条文与《脉经》同，“塞”作“窒”，“中和”二字间有“独”字。

20.《脉经》“加术汤”作“汤加术四两”。《辑义》按曰：“术分苍白，始出于《名医别录》，此白字后人所加，宜删。”《三因方》寒湿证治，方名为“麻黄白术汤”，条文作“治寒湿，身体烦疼，无汗，恶寒，发热者。”杏仁作“二十粒去皮尖”。

21.“所剧者”《脉经》作“即剧”。“名”作“此为”。无“可与麻黄杏仁薏苡甘草汤”十一字。《外台》麻黄作“四两”，甘草作“一两”，薏苡仁作“半升”，杏仁作“二两”。《辑义》按曰：“此方剂小，而煎法与诸方异，盖后人所改定。”《外台·脚气门》曰：“此本仲景方，分量小异。”

22.《脉经》“防己黄芪汤”作“防己汤”。《三因方》条文曰：“治伤风湿寒，脉浮紧细，身重，汗出，恶风。并治风水，脉浮身重不渴。”防己作“四两”，黄芪作“五两”，甘草作“二两”，白术作“三两”，“服后”二字之间有“药”字，“如冰”作“如水”。《心典》“钱七”作“钱匕”。

23.《脉经》“若大便坚”作“若其人大便鞕”，“去桂加白术汤”作“术附子汤”。《注解伤寒论》“去桂”二字下有“枝”字。

24.《注解伤寒论》“疼烦”作“烦疼”，附子“一枚”作“二枚”。

25.《脉经》“逆冷”作“厥冷”，“则其恶寒甚”作“恶寒则甚”，“热甚”二字之间有“益”字，“则淋甚”作“淋复甚”。《注解伤寒论》“发”下无“其”字，“则”下无“其”字。《辑义》“口开前”作“口前开”。

26.《脉经》“热”下无“者”字，“汗”上无“其人”二字，“渴”下有“也”字，无“加人参”三字。《注解伤寒论》“汗”上有“其人”二字，“渴”下有“也”字，无“白虎加人参汤主之”八字。

27.《脉经》“皮”下有“肤”字，无“一物”二字。《注解伤寒论》“暍”下有“者”字，“此以”作“此亦”，无“一物瓜蒂汤主之”七字。赵刊本，瓜蒂作“二十个”，明刊本，瓜蒂作“二七个”。

【百合狐惑阴阳毒病证治第三】

1.《脉经》原文作：“百合之为病，其状常默默，欲卧复不能卧，或如强健人，欲得出行而复不能行，意欲得食复不能食，或有美时，或有不用闻饮食臭时。如寒无寒，如热无热。朝至口苦，小便赤黄。身形如和，其脉微数。百脉一宗悉病，各随证治之”。《心典》“身形”上有“而”字，“淅”

作“淅淅”,“或病二十日”作“或二十日”,“微见”作“后见”。

2.《千金》条文作:“治百合病已经发汗之后更发者,百合知母汤方。”“知母”后无“切”字。《二注》知母作“三钱切”。

3.《千金》作“治百合病已经下之后,更发者,百合滑石代赭汤方。”代赭用“一两”,无“如弹丸大一枚,碎,绵裹”九字。《心典》方名亦作“百合滑石代赭汤”。

4.《千金》作“治百合病已经吐之后,更发者,百合鸡子汤方”。

5.《千金》“百合病”下有“始”字,“吐、下、发汗,病形”作“发汗、吐、下其病”。《外台》条文无“百合病”三字,“不经吐下发汗”作“不吐不下不发汗”,“初”下无“者”字,“地黄”上有“生”字,“大便常如漆”作“大便当出恶沫”。

6.《千金》“一”作“经”,“者”后有“方”字,无方名,“百合”下有“根”字,“宿”后文作“以汁先洗病人身也。洗身后食白汤饼,勿与盐豉也”。第七条在本条方后注中。

7.《千金》作“渴不差,可用栝楼根并牡蛎等分为散”,无“百合病”“者”,无方名。

8.《千金》《外台》“变”下有“而”字,“百合”下有“根”字。《千金》“百合根”下有“干之”二字。方后注中“除”字下有“一本云,治百合病,小便赤涩,脐下坚急”。

9.《脉经》两个“逆”字下,皆有“其病难治”四字。《千金》条文作“论曰,百合病见在于阴而攻其阳,则阴不得解也。复发其汗,为逆也。见在于阳而攻其阴,则阳不得解也。复下之,其病不愈”。

10.《脉经》“惑”下无“之”字,“状”作“其气”,“狐不”二字之间多“狐惑之病,并”五字,“闻”上无“恶”字,“乍黑、乍白”作“乍白、乍黑”,“白”字下作“其毒蚀于上者则声喝,其毒蚀于下部者则咽干。蚀于上部,泻心汤主之”。明刊本,半夏“半斤”。《千金》卷十“之为病”作“之病”,“状”作“其气”,“默默”作“嘿嘿”,“卧起”作“起卧”,“乍”字作“翕”,“安”字后条文作“其毒在喉咽为惑病,在阴肛者为狐病。狐惑之病,并恶食饮,不欲食,闻食臭其面目翕赤、翕白、翕黑。毒食于上者,则声喝也。毒食下部者,则干咽也。此由温毒气所为。食于上者,泻心汤主之。”《外台》作“嘿嘿但欲卧,目瞑不得眠,起卧不安”,“喝”作“嗄”,作“泻心汤主之”,无“甘草”二字。

11.《脉经》作“蚀于下部，苦参汤淹洗之”。《千金》“蚀”作“食”。《心典》“日三”后无“服”字。

12.《脉经》“蚀”作“食”。《千金》条文作“食于肛外者熏之，并用雄黄三片，稍置瓦鉼中，炭火烧，向肛熏之，并服汤也”。

13.《脉经》“病者”作“其人”，“默”下无“但”字，“得”下无“之”字，“七八”上有“得之”二字，“黑”上有“黄”字。《千金》“目赤”作“眼赤”，“黑”上有“黄”字，“能”上无“若”字。《千金》“以赤小豆三升渍之，令生芽足，乃复干之，加当归三两为末。浆水服方寸匕，日三即愈”。原本当归缺两数，可补之。《心典》当归作“十两”。

14、15.《脉经》条文作“阳毒为病，身重腰背痛，烦闷不安，狂言，或走或见鬼，或吐血下痢，其脉浮大数。面赤斑斑如绵文，咽喉痛，唾脓血。五日可治，至七日不可治也。有伤寒一二日，便成阳毒，或服药，吐下后变成阳毒，升麻汤主之”。“阴毒为病，身重背强，腹中绞痛，咽喉不利。毒气攻心，心下坚强，短气不得息，呕逆，唇青面黑，四肢厥冷，其脉沉细紧数。身如被打，五六日可治，至七日不可治也。或伤寒初病一二日，便结成阴毒。或服药六七日以上至十日，变成阴毒，甘草汤主之。”

【疟病脉证并治第四】

1.《脉经》“师曰”作“夫”，“下之差”作“可下之”，“可温之”作“可温药”，“弦紧者，可发汗针灸也”作“若脉紧数者，可发汗针灸之”，“弦数”上有“脉”字。《金鉴》按曰：“弦小紧者之‘小’字，当是‘沉’字，则有可下之理。弦紧者，当是‘弦浮紧’，则有可发汗之理。弦浮大者，当是‘弦滑大’，则有可吐之理。且不遗本文疟脉自弦之意。”

2.《脉经》条文作“疟病结为癥瘕，名曰疟母，鳖甲煎丸主之”。《千金》“如其不差”作“今不愈”，“急治”二字之间有“当”字，“鳖甲”作“成死鳖”，“桂枝”作“桂心”，无赤硝，有大戟、虻虫。“虻虫各三十铢，《要略》作鼠妇。”“海藻，《要略》作赤硝”。方后注曰“右二十四味，末之”。《千金》分两颇异，不繁引于此。干姜，明刊本作“二分”。

3.《千金》“师曰”作“有瘅疟者”，“发”下有“而脉微”三字，“则热而”作“其候必”，“冤”作“满”。《金鉴》按曰：“此言瘅疟，其文脱简，《内经》已详，不复释。”《辑义》按曰：“《素问·疟论》曰：但热而不寒，气内藏于心，而外舍于分肉之间，令人消烁脱肉。”“则”赵本为“是”。“肌”赵本作“脱”。

4.《脉经》条文冠以“疟，但见热者”五字，“者”作“也”，无“如”字，“呕”字下有“朝发暮解，暮发朝解，名曰温疟”十二字。《注解伤寒论》粳米二合应作“六合”。桂，《二注》作“桂枝”。《千金》方后注曰：“右四味㕮咀，以水一斗二升煮米烂，去滓，加桂心三两，煎取三升，分三服，覆令汗，先寒，发热汗出者愈。”《心典》方后注曰：“右五味，以水一斗，煮米熟汤成，去滓，温服一升，日三。”

5.《金鉴》“牡”作“牝”。《脉经》“名曰牡疟”作“牡疟也”。《千金》“疟多”无“疟”字，“杵为散”作“等分治下筛”，“发”下有“一炊顷”三字，“浆”上有“酢”字，“钱”下又有“临发服一钱”。

牡蛎汤 《金鉴》、宋本、程本都不载附方，以下各篇同。蜀漆，《千金》云：“无以恒山代之。”《外台》云：“若无，用常山代之。”又《千金》《外台》“右四味下”有“先洗蜀漆三遍去腥”八字。

柴胡去半夏加栝蒌汤 《集注》曰：“《外台》引张仲景《伤寒论》疟发渴者，与小柴胡去半夏加栝蒌汤。”《经心录》疗劳疟，出第十五卷中。

柴胡桂姜汤 《译释》按曰：“《伤寒论》作柴胡桂枝干姜汤，方在太阳下篇。”《三因方》作“治牝疟”。

《辑义》按曰：“此方《外台》疟门无所考，本出于《伤寒》太阳中篇。”

【中风历节病脉证并治第五】

1.《辑义》按曰：“脉微而数可疑，今验风病，多脉浮大而滑，而或数或不数。”

2.《脉经》作“口吐瘀涎”。《二注》作“口吐涎沫”。

《金鉴》按曰：“寸口脉浮而紧，紧则为寒，浮则为虚，寒虚相搏，邪在皮肤。”此五句与本条文义不属，当在后条之首。后条“寸口脉迟而缓，迟则为寒，缓则为虚；荣缓则为亡血，卫缓则为中风；邪气中经。”此六句亦与本条文义不属，当在此条之首，文气相属。必是错简。其中有“浮者血虚”一句，必是衍文。浮则为虚，寒虚相搏，二“虚”字当是“风”字，是传写之讹。

侯氏黑散 [原注]《外台》治风癫。

《辑义》曰：“‘六十日止，即药积’七字，赵本作‘自能助药力’五字，非。”

《辑义》：“食”下“自”字，《辑义》作“曰”字。

《二注》：冷食能助药力，无“自”或“曰”字。

《译释》按曰：侯氏黑散，很多注家均疑为宋人所附，据丹波元简云：“此方主疗文法，与前后诸条异，先揭方名而后治云云者，全似后世经方之例，故程氏、尤氏、《金鉴》并云宋人所附。然《巢源》寒食散发候云，仲景经有侯氏黑散，《外台·风癫门》载本方引《古今录验》，无桔梗有钟乳、矾石……乃知此方隋唐之人以为仲景方，则非宋人所附较然矣。”

3.《脉经》作“身痒而瘾疹”。

《辑义》曰：“‘中经’，沈本作‘入经’。”

《金鉴》按曰：“寸口脉迟而缓，迟则为寒，二‘迟’字当是‘浮’字，‘寒’字当是‘风’字，始得文义了然。且迟缓二脉不能并见，必是传写之讹。”

风引汤　“日数十发”，赵刊本、明刊本作“日数十后”。

《辑义》按曰：“此方亦非宋人所附，《外台·风痫门》引《崔氏》甚详，云：疗大人风引，少小惊痫瘛疭，日数十发，医所不能疗。除热镇心，紫石汤，方与本方同，右十二味，捣筛，盛以韦囊，置于高凉处，大人欲服，乃取水二升，先煮两沸，便内药方寸匕，又煮取一升二合，滤去滓，顿服之，少未满百日，服一合，热多者，日二三服，每以意消息之。永嘉二年，大人小儿，频行风痫之病，得发例不能言，或发热，半身掣缩，或五六日，或七八日死。张思惟合此散，所疗皆愈。此本仲景《伤寒论》方。《古今录验》，《范汪》同。《千金·风癫门》，紫石散即本方，主疗服法并同。由此观之，风引即风痫掣引之谓。而为仲景之方甚明，程氏、尤氏辈亦何不考也，但除热瘫痫四字，义未充。刘氏《幼幼新书》，作除热去瘫痫。痫，楼氏《纲目》作除热癫痫，王氏《准绳》同，其改瘫作癫，于理为得矣。”

《辑义》又按曰：“《巢源》‘脚经候’云：脉微而弱，宜服风引汤。”

防己地黄汤　《千金方》第十四卷“风眩门”云：“治语狂错，眼目霍霍，或言见鬼，精神昏乱。防己、甘草各二两，桂心、防风各三两，生地黄五斤别切，勿合药渍，疾小轻用二斤，右五味，㕮咀，以水一升，渍之一宿，绞汁，著一面取其滓著竹箦上，以地黄著药滓上，于三斗米下蒸之，以铜器承取汁，饭熟以向前药汁合绞取之，分再服。”

头风摩散方　《千金方》方名作“头风散方”。大附子一枚中形者，盐如附子大。无“已”字，“疢”作“顶”。

赵刊本、明刊本，“已摩疢上”作“已摩疾上”。

4.《脉经》沉“则”、弱“则”之“则”字在医统本皆作“即”字。

历节黄汗出,“历节”下《集注》有“痛”字。

6.《集注》曰:“古本少阴病,脉浮而弱,弱则血不足,浮则为风,风血相搏则疼痛如掣,宜桂枝汤加当归主之。即桂枝汤加当归二两。”

8.《脉经》“尪羸”作“魁瘰”。

《金鉴》按曰:“温温”当是“嗢嗢”。

9.《金鉴》按曰:“名曰断泄之“泄”字,当是“绝”字,始与下文相属,必是传写之讹”。

10.《脉经》作“疼痛不可屈伸”。

《金鉴》删去“治脚气疼痛,不可屈伸”。

矾石汤 《金鉴》不载此方,至篇末五方并删。《千金翼》“浸”下有“洗”字。

《古今录验》续命汤 《外台》“浮肿”作“洪肿”。《心典》“收”下有“持”字。

《千金》三黄汤 《千金方》与《千金翼》名曰“仲景三黄汤”,“拘急”作“拘挛”。《三因方》曰:“兼治贼风,偏风,猥退风,半身不遂,失音不语。麻黄去节汤一两一分、黄芪半两、黄芩三分、独活一两。”

《近效》术附汤 《外台》卷十五“风头眩”曰:“《近效》白术附子汤:白术三两、附子二枚炮、甘草二两炙、桂心四两。此本仲景《伤寒论》方。”《外台》按语,尚德按曰:“《伤寒论》名甘草附子汤。”

崔氏八味丸 《外台》卷十八曰:“又若脚气上入少腹,少腹不仁,即服张仲景八味丸方:干地黄八两、泽泻四两、附子二两炮,薯蓣四两、茯苓三两、桂心三两、牡丹三两去心、山茱萸五两,右八味捣筛,蜜和为丸如梧子,酒服二十丸。”

编者按:外台有脚气不随方五首,其中第四首即张仲景八味丸。可见是崔氏收录仲景之方。《旧唐书 · 经籍志》有《崔氏纂要方》十卷,为崔知悌撰。《新唐书 · 艺文志》为崔行功撰。

《千金》越婢加术汤 《千金方》卷七“风毒脚气门”中载有:“越婢汤治风痹脚弱方。麻黄六两、石膏半升、白术四两、大附子一枚、生姜三两,甘草二两、大枣十五枚。”

《外台》亦有附子。

【血痹虚劳病脉证并治第六】

1. 赵刊本、明刊本,“因”作“困”。《脉经》“血痹”下无“病”字。“遂得之”下有“形如风状”。

2.《脉经》“如风痹状”作“如风状”。《千金方》同。“黄芪桂枝五物汤”,《千金方》名“黄芪汤”,方中有人参。蜀黄芪、人参、芍药、桂心各二两。

3.《心典》作“脉极虚亦为劳”,多“脉”字。

4.《金鉴》按曰:“脉浮者,里虚也”句,当是衍文。

5.《脉经》作“时时目瞑,此人喜衄。”

6.《脉经》作“男子劳之为病”,有“男子”二字;“足酸削不能行”,有“足”字;“行”下有“少阴虚满”四字。《金鉴》:“‘阴寒精自出’之‘寒’字,应是‘虚’字,当改之。”

7.《脉经》“浮”作“微”。《辑义》按曰:[原注]一作泠。泠,水名,作泠为是。

8.《脉经》“脉得诸芤动微紧”另作一条,“桂枝”下有“加”字,“目眩”作“目眶痛”。

《金鉴》按曰:此条“脉得诸芤……”五句,与上文义不属,衍文也。另分一条……。

天雄散方 《外台》卷十六,载《范汪》疗男子虚失精,三物天雄散方。天雄三两炮、白术八分、桂心六分。右药捣下筛,服半钱匕,日三,稍稍增之,忌猪肉、冷水、桃李、雀肉、生葱。《张仲景方》有龙骨,《文仲》同。出第六十八卷中。

9.《脉经》作“喜盗汗出也”。

赵刊本、明刊本作“善盗汗也”。

10.《脉经》“若肠鸣”作“苦肠鸣”。

《金鉴》按曰:“‘若肠鸣’三字,与上下文不属,必是错简,当删之。侠瘿之‘瘿’字,当是‘瘰’字,且先劳后瘰,先瘰后劳者有之,从未见劳瘿先后病也,当改之。”

11.《辑义》按曰:“沈云‘喝’当作‘急’,非也。《灵枢·经脉》篇,喝喝而喘。”

12.《金鉴》按曰:“此条注详见《伤寒论·辨脉篇》内,故不复释。”

13.《外台》卷十七“虚劳心腹痛”曰:“《古今录验》疗虚劳,腹中痛,梦失精,四肢酸疼,手足烦热,咽干口燥,并妇人少腹痛,芍药汤方。”方中桂枝作桂心,生姜三两作四两,胶饴一升作饴糖一斤。方后注曰:“此仲景小建中汤方。”

赵刊本、明刊本生姜作“二两”。《伤寒论》生姜作“三两”。

14.《外台》黄芪作“三两”,芍药作“二两”,生姜作“四两”,饴糖作“一斤”。方后注云:“呕者倍生姜,腹满者去枣,加茯苓四两。忌生葱、海藻、菘菜。此本仲景方,恐是甘草二两,芍药六两,生姜三两也。”

15.《千金方》曰:“八味肾气丸,治虚劳不足,大渴欲饮水,腰痛,小腹拘急,小便不利方。”《千金》注曰:“仲景云:常服去附子加五味子。”

16.《千金方》卷十九“肾脏门”曰:大署预丸,主男子女人虚损伤绝,头目眩,骨节烦痛,饮食微少,羸瘦百病方。共二十四味,有泽泻、附子、黄芩、天门冬、石膏、前胡、干漆、五味子、大黄,无曲、芎䓖、麦门冬、柴胡、茯苓、防风等药。

17.《三因方》曰:“酸枣仁汤治霍乱,吐下增剧,虚劳烦扰,奔气在胸中,不得眠,或发寒热,头疼,晕闷。”有人参、桂心、石膏,无芎䓖。共七味。

18.《心典》:“荣”作“营”。干漆一两下有“烧令烟尽”四字。虻虫一升下有“去翅足熬”四字。水蛭百枚下有“熬”字。蛴螬作百枚,下有“熬”字。䗪虫半升,下有“熬”。酒饮服,无“饮”字。

《千金翼》炙甘草汤 《千金翼》卷十五补益有“复脉汤主虚劳不足,汗出而闷,脉结心悸,行动如常,不出百日,危急者二十一日死方。”

《肘后》獭肝散 《肘后》治尸注鬼注方,曰獭肝一具,阴干捣末,水服方寸匕,日三,一具未差更作,姚云神良。

【肺痿肺痈咳嗽上气病脉证治第七】

1.《脉经》“又被快药”作“数被驶药”,“曰:寸口脉数”上有“问”字,“向”下有“也”字,“为肺痿之病”上有“此”字,“咳即胸中”作“欬则胸中”,“数实者”上有“脉”字。

2.《脉经》“吐之则死”下有“后竟吐脓死”五字。《脉经》《千金》“血为”下无“之”字。《脉经》“捄”作“救”。赵刊本、明刊本“多唾浊沫”作“时唾浊沫”。

3.《辑义》按曰:“上气,诸家不释,考《周礼·天官》疾医职云:嗽上气。”

4.《脉经》《千金》"喘而躁者"作"躁而喘者"。

5.《脉经》"以温之"作"温其脏",无"若以下"九字。《千金》卷十七肺痿第六"若"下九字作"服汤已,小温覆之,若渴者,属消渴法"。

6.《外台》"喉中水鸡声"作"咽中如水鸡声",射干"十三枚"作"十二枚","麻黄"下有"去节"二字,"半夏"下无"大者"二字,方后注"以"字下有"东流"二字,"三服"下有"忌羊肉,饧生菜"六字。

7.《心典》"唾浊"作"吐浊"。

8、9.《心典》"脉沉者"上有"咳而"二字。《辑义》将"脉浮者"与"脉沉者"二条并作一条。

10.《二注》《心典》:"大逆上气"俱作"火逆上气"。《心典》无"者"字。

《金鉴》按曰:"大逆上气之'大'字,当是'火'字,文义病药始相属,当改之。"

11.《千金》卷十七,"葶苈"下无"熬令"等十字,有"三两末之"四字,大枣"十二枚"作"二十枚"。

12.《千金》卷十七,"咳而胸满"作"治咳胸中满","咽干"下有"而"字,"时"作"时时","如米粥者"作"如粳米粥是",桔梗"一两"作"三两",《集验》用"二两",《古今录验》用"一枚"。

13.《外台》"咳而上气,此为肺胀,其人喘"作"又肺胀者病人喘","浮大者"作"浮大也"。

14.《千金》作"咳而上气肺胀,其脉浮,心下有水气,胁下痛引缺盆,设若有实者必躁,其人常倚伏。"

《外台》炙甘草汤 《外台》卷十曰:"仲景《伤寒论》疗肺痿",有甘草干姜汤、炙甘草汤二方。

《千金》甘草汤 《千金》卷十七肺痿第六曰:"治肺痿涎唾多出血,心中温温液液,甘草汤方。"《千金翼》名"温液汤"。

《千金》生姜甘草汤 《千金》卷十七,大枣作"十二枚","味"字下有"㕮咀"二字,"三升"下有"去滓"二字,"分温三服"无"温"。

《千金》桂枝去芍药加皂荚汤 《千金》"沫"下有"不止"二字,大枣作"十二枚","味"下有"㕮咀"二字,"三升"下有"去滓"二字,"分"下无"温"字。

《外台》桔梗白散 《外台》卷十"肺痈门"曰:"仲景《伤寒论》,咳胸中满而振寒……”“如米粥”作“如粳米粥”,“则定”下有“忌猪肉、芦笋等”六字。

《千金》苇茎汤 《千金》卷十七肺痈第七,“胸中”作“胸心”,桃仁“五十枚”作“三十枚”,“服一升”后作“当有所见吐脓血”。

15.《千金》卷十七,“胸满胀”作“胸胁胀”,“香臭”下无“酸辛”二字,“主之”后又有“用前方先服小青龙汤一剂,乃进之小青龙汤方”。

【奔豚气病脉证治第八】

2.《脉经》“奔豚病”下有“者”字,“少”作“小”,“发作”下有“时”字,“复”下无“还”字,“惊恐得之”作“惊得”。

3.《脉经》“奔豚气”作“其气”,“往来”上有“及”字。

4.《注解伤寒论》无“发汗后”三字,“上至心”作“上冲心者”,“主之”作“更加桂二两”。

5.《注解伤寒论》卷三,“后”下有“其人”二字,茯苓、甘草、大枣量后有“味甘平”三字,大枣有“擘”字,桂枝有“去皮”二字,“甘澜水”上有“作”字,“甘澜水”后三十字皆作方后注正文。

【胸痹心痛短气病脉证治第九】

1.《脉经》“过不”二字之间有“与”字,“即”作“则”,“以其”下有“脉”字。《外台》卷十二胸痹短气门,“师曰”作“《千金》论曰”,“虚也”二字之间有“故”字,“以其”下有“脉”字。

3.《脉经》“紧数”下有“者”字,《外台》同。《外台》“寸口”作“其”字。方名作“栝楼汤”。《外台》方后注曰:“仲景《伤寒论》无生姜、枳实、半夏等三味。”

4.《外台》卷十二胸痹心痛方,方名作“栝楼薤白半夏白截浆汤”,“日三”下无“服”字。

5.《外台》卷十二,“胸痹”上有“范汪疗”三字,“痞气”作“痞坚”,“气结在胸”作“留气结于胸中”,“逆”作“逆气”,方名作“枳实汤”,“桂枝”作“桂心”,“三服”后有“除心气良”四字,文中无“人参汤亦主之”六字。

6.《千金》卷十三心脏门,曰“胸痹之候,胸中愊愊如满,噎塞习习如痒,喉中涩燥唾沫,宜此方:橘皮一斤、枳实四枚、生姜半斤。”又曰“治胸中气塞,短气,茯苓汤方”。茯苓汤方之药味与用量与茯苓杏仁甘草汤同。

7.《外台》卷十二,“胸痹”下有“偏”字,薏苡仁“十五两”作“一千五百枚”，方名作“薏苡仁散”。

8.《外台》卷七心下悬急懊痛方，曰：“仲景《伤寒论》：心下悬痛，诸逆大虚者，桂心生姜枳实汤主之方。”方同。

9.《外台》卷七心背彻痛方，文同。乌头作“二分，炮去皮”，附子作“一分，炮去皮”，赤石脂作“二分”，干姜作“二分”，蜀椒作“一分，汗”。

附方：九痛丸 《千金》卷十三心脏曰：“九痛丸，治九种心痛，一虫心痛，二注心痛，三风心痛，四悸心痛，五食心痛，六饮心痛，七冷心痛，八热心痛，九去来心痛，此方悉主之，并疗冷冲上气，落马堕车血疾等方。”附子、干姜作“二两”，“生狼牙一两炙香”作“生狼毒四两”，无“炙香”二字。

【腹满寒疝宿食病脉证治第十】

1.《脉经》“必”字下有“下部闭塞大”五字。

2.《玉函》“病者”作“伤寒”，“去”下有“宜大承汤”。

3.《脉经》“减”下更有“减”字。《金鉴》按曰：“此篇无治虚寒腹满之方。当与温药之下，当有‘宜厚朴生姜甘草半夏人参汤主之’十四字，必是脱简。阅《伤寒论·太阳篇》自知”，当补之。

4.《脉经》将此条列于《平呕吐哕下利篇》末，“胸中”作“胃中”，“利”上有“下”字。

《金鉴》按曰：“‘躁而不渴’当是‘燥而不渴’，文始通顺。‘胸中寒实’当是‘胃中寒实’，若是胸中寒实，如何曰下利不止者死”，当改之。

5.《脉经》“即”作“则”。

6.《千金》卷十六胃腑曰：“论曰，凡人中寒者，喜欠。”下同。

7.《千金》卷十六胃腑曰：“此人中寒。”多“此人”二字。“此人肚中寒”作“此人腹中痛”。

8.《千金》卷十六，“夫瘦人”作“凡瘦人”。

9.《千金》卷十六胀满第七曰：“厚朴七物汤，治腹满气胀方。仲景云：治腹满发热数十日，脉浮数，饮食如故者。”

10.《千金》卷十六，“雷鸣切痛”作“胀满肠鸣切痛”，附子无“炮”字。《外台》卷七，“气”下有“胀”字，“满”下无“呕吐”二字。

11.《脉经》卷八曰：“病腹满，发热数十日，脉浮而数，饮食如故，厚朴三物汤主之。”《千金》卷十六，本条条文同《脉经》。

12.《金鉴》按曰：“‘按之心下满痛’之下，当有‘有潮热’三字，若无此三字，则不当与大柴胡汤”，当补之。

13.《脉经》无“须”字,无“宜大承气汤”五字。

14.《千金》卷十六,“寒痛”间有“大”字,“食”下有“饮食下咽自知偏从一面,下流有声决决然,若”十八字,“腹中寒”下有“气”字,“上下痛而”作“上下而痛其头”,“心胸中”作“心胁中”。

15.《脉经》“偏痛”下无“发热”二字。《千金》“以温药”作“当以温药”。

16.《千金》卷十六,赤丸方作“茯苓、桂心各四两,细辛一两,乌头、附子各二两,射罔加大枣一枚”。

17.《脉经》作“寸口脉弦而紧,弦则卫气不行,卫气不行,则恶寒,紧则不欲食,弦紧相搏,则为寒疝”。为一条。第二条为“趺阳脉浮而迟,浮则为风虚,迟则为寒疝,寒疝绕脐痛,若发则自汗出,手足厥寒,其脉沉弦者,大乌头汤主之”。《千金》“脐”下有“苦”字,“发”上无“若”字,“则”作“即”,“津”作“汗”,“厥冷”作“厥寒”,“沉紧”作“沉弦”,“煎”作“汤”。

18.《外台》卷七,“及胁痛里急者”作“引胁痛及腹里急者”,“羊肉一斤”作“肥羊肉一斤去脂”。

19.《千金》卷十六,“寒疝”上有“大”字,“若”下有“一”字,“身”下有“尽”字,无“疼”字,无“抵当”二字,“乌头”作“秋干乌头”实中者五枚除去角,白蜜一斤。

20.《脉经》卷八,“其脉数”作“夫脉浮”,“脉紧大”作“脉双弦”,“有阴”下有“也”字。

附方

《外台》乌头汤 《千金》卷八贼风门,“人”下有“腹”字,“发作”上有“叫呼”二字。乌头十五枚,《要略》用五枚。芍药四两、甘草二两、大枣十枚、老姜一斤、桂心六两。

《外台》柴胡桂枝汤 《外台》卷七云:“又疗寒疝腹中痛者。”有“寒疝”二字,无“心”与“卒”二字。方后注中又曰:“人参汤作如桂枝法,加半夏、柴胡、黄芩,复如柴胡汤法,今著人参作半剂,忌海藻、菘菜、羊肉、饧、生葱。”

《外台》走马汤 见《外台》卷七卒疝方。王焘云:“又若不差,服诸利丸下之,走马汤亦佳,此名寒疝,亦名阴疝。张仲景飞尸走马汤方。”

21.《金鉴》按曰:“‘尺中亦微而涩’之‘微’字,当按《伤寒论》作

‘大’字是。”

22.《脉经》作“脉滑而数者实也,有宿食,当下之。”《千金》作“下利,脉滑而数,有宿食,当下之”,皆无“宜大承气汤”五字。

23.《脉经》《千金》皆无“也”字,无“宜大承气汤”五字。

24.《脉经》“脘”作“管”,无“宜瓜蒂散”四字。

25.《脉经》卷八,“脉”上有“寸口”二字,“无”字上有“左右”二字,“食”下无“也”字。

26.《脉经》“脉”上有“寸口”二字,“头”上有“即”字,“腹”上有“或”字,“化”下无“也”字

【五脏风寒积聚病脉证并治第十一】

1.《金鉴》按曰:“‘身运而重’当是‘头运而身重’,‘冒而肿胀’当是‘冒风而肿胀’,乃与文义始为相合”,当改之补之。《辑义》“肿”作“腹”。

2.《千金》卷十七肺脏,“寒”下有“者”字,“吐”上有“其人”二字。

3.《千金》肺脏脉论条文相同。

4.《千金》卷十一肝脏门肝脏脉论,“甘”下有“如阻妇状”四字。

5.《千金》卷十一,“两”上有“其人”二字,“本”下自注有“又作大”三字,“喜”作“善”,“食则吐而汗出也”作“时盗汗咳,食已吐其汁”。

《金鉴》按曰:“‘两臂不举,舌本燥’二句,‘而汗出’三字,文义不属,必是错简”,不可为后世法。不释。

6.《千金》“之”下有“中”字。

7.《千金》“其”下有“病”字。无“旋覆花汤主之。”

8.《千金》卷十三心脏,“食即呕吐”作“而欲食,食则呕”。

9.《千金》“人”下无“苦“字,“蒜”下有“虀”字,“如”上无“譬”字。

10.《千金》“伤”下无“者”字,“倦”下无“即”字,“而自烦”作“彻背自烦”,“跳”下有“手”字。

11.《千金》“丸豆”作“豆麻击手”。

12.《千金》“则畏”作“即畏”,“为癫”和“为狂”之上皆有“即”字。《金鉴》按曰:“‘阴气衰者为癫’之‘癫’字,当是‘狂’字;‘阳气衰者为狂’之‘狂’字,当是‘癫’字。《内经》曰:重阴者癫,重阳者狂。当改之。”

13.《千金》卷十五上,“目”作“肉”,“气”下有“也”字。

14.《千金》“大坚”作“大缓”。

15.《千金》“约”下有“脾约者,其人大便坚,小便利,而反不渴”十五字。

16.《千金》卷十九,本条文出现在“肾脏脉论第一”和“腰痛第七”中,今以后者为准校之。“之病”二字之间有“为”字,“如坐水中,形如水状”作“腰中冷如水洗状”,无“反”字,“饮食”作“食饮”,“病属下焦”作“是其证也”,“身”作“从”,“甘姜苓术汤”作“肾著汤”,白术作“四两”,干姜作“三两”,“腹重”一作“腰重”、一作“腹重”。

18.《注解伤寒论》平脉法第二,无“三焦竭部”四字,无“何谓也”三字,无“师曰”二字,“气未”之间有“中焦”二字,无“其气不和”以下十五字。成无己本下有一段长文。

19.《脉经》卷八,“师曰”作“问曰”。《千金》卷十八大肠腑,“大肠有寒者”无“者”字,无“多”字,“有热者”无“者”字。《千金》卷十四小肠腑无“者”字,“便”下有“脓”字。

20.《脉经》平五脏积聚脉证,“槃”作“繫”,自注曰:“繫一作縠”。“复发”上有“愈”字,“槃气”下有“夫病已愈不得复发,今病复发,即为繫气也”,“尺”下无“中”字,“冲”作“街”,“脉出左”之“左”上有“在”字,“脉出右”之“右”上有“在”字。

【痰饮咳嗽病脉证并治第十二】

1.《脉经》“痰饮”作“淡饮”。

2.《脉经》“气短”作“短气”。《巢源》卷二十,“沥沥有声”作“漉漉有声”。

3.《千金》卷十八痰饮第六,“在心”二字之间有“于”字,二“心”字之间有“其人”二字,“筑”下更有一“筑”字,“恶水”下有“而”字。

4.《千金》“在肺”二字之间有“于”字,“吐”上有“其人”二字。

5.《千金》卷十八,“在脾”二字之间有“于”字,“少”上有“其人”二字,“身重”作“身体尽重”。

6.《千金》卷十八,“在肝”二字之间有“于”字。

7.《千金》“在肾”二字之间有“于”字。

8.《脉经》卷八,“冷如水大”作“冷大如手”。《二注》作“冷如掌大”。《心典》《金鉴》皆作“冷如掌大”。

9.《脉经》“则辄已”作“转甚”。

10.《脉经》“脉沉”上有“其”字。

11.《脉经》“膈上病痰，满喘咳吐”作“膈上有病，满喘咳吐”，自注“目泣自出，一作目眩”。《千金》作“膈上之病”，“背痛”作“恶寒”。

12.《脉经》“水停心下”作“心下水停”。《千金》卷十八，“人”下有“卒”字，“喜虚”下有“耳”字。

13.《脉经》《千金》“苦”作“喜”。

14.《千金》“卧”作“眠”。

16.《脉经》“苓桂术甘汤”作“甘草汤”，自注“草一作遂”。

18.《脉经》卷八，“利”下有“者”字。《千金》芍药“五枚”作“三枚”，芍药、甘草下有“水一升，煮取半升”，方后注“右四味，以蜜半升，内二药汁，合得一升半，煎取八合，顿服之”。

22.《千金》“明日”作“明旦”。“糜粥自养”作“下后自补养”。赵刊本、明刊本作“九合”。《千金》《伤寒论》作“八合”。

23.《脉经》无“大青龙汤主之”“亦”七字。

24.《脉经》“木防己汤主之”之下无“虚者即愈”等三十一字。《千金》卷十八，“间”下有“有”字，“面”下无“色”字，“虚者即愈”等三十一字放入方后注中，“发”后有“发则”二字，无“者”字。

25.《外台》“苦冒”二字作“喜”，“分温再服”作“分为再服”，“分为”上有“又以水一升，煮取五合，合此二汁”十三字，“再服”下有“忌桃李雀肉等”。

26.《千金》卷十八，《外台》卷八，“支饮胸满”上有“夫酒客咳者，必致吐血，此坐久饮过度所致也，其脉虚者必冒，其人本有支饮在胸中也”，“满”下无“者”字。《千金》枳实作“四两”。《外台》厚朴作“一两，炙”，枳实作“四两，炙”。

28.《千金》条文作“呕家不渴，渴者为欲解，本渴，今反不渴，心下有支饮故也，小半夏汤主之”。《脉经》条文与《医统正脉》本相同。

29.《脉经》“舌”作“苦”，“气”下有“也”字，“己椒苈黄丸”作“防己椒目葶苈大黄丸”。《千金》无“舌”字，方名为“椒目丸”，葶苈下有“熬”字、作“二两”，方后注中“日三”下无“服”字，“津液”下有“止”字。

30.《千金》“眩悸”上有“目”字，下无“者”字。方后注中，“味”下有“㕮咀”二字，“合”下有“去滓”二字。

31.《脉经》“悸”上无“有”字，“眩”下有“者”字，“水”上无“此”字。

《千金》“悸”下有“者”字,“水”上无“此”字。《外台》泽泻作“五分”。

附方

《外台》茯苓饮 《外台》卷八中,“茯苓饮”上有“延年”二字并冠条文之首,“出水”作“水出”,人参用“二两”,橘皮用“二两半”,“进之”下有“忌酢物桃李雀肉等”。

32.《千金》“其”下有“人”字,“十”上有“可与”二字,“主之”作“下之”,“汤下之”后有“方见下,不能卧出者,阴不受邪故也”十四字。

33.《千金》卷十八,“一岁”上无“或”字,“宜”作“可与”二字。

34.《脉经》“死”作“不可治”。

35.《千金》“桂枝”作“桂心”,方后注有“弱者服半升。若渴,去半夏加栝楼根三两;若微痢,去麻黄加荛花如鸡子大;若食饮噎者,去麻黄加附子一枚;若小便不利,小腹满者,去麻黄加茯苓四两;若喘者,去麻黄加杏人半升。”

36.《千金》“厥逆”作“厥冷”,“桂枝”作“桂心”、用“三两”。赵刊本、明刊本作“分三温服”。

37.《千金》方名作“茯苓甘草五味子,去桂加干姜细辛”。

38.《千金》“支饮者”下无“者”字,“其水”后有“方”字,无方名。

39.《千金》“肿者”后作“应内麻黄,以其人遂痹,故不内麻黄,内杏人方”,“若逆而内之者,必厥”以下之文在方后注中,“之”作“麻黄”,“必厥”上有“其人”二字。

40.《千金》“其面”作“耳面”,无“以”字,“之”后有“方”字,无方名。

41.《脉经》“后”作“却”,“半”上无“小”字。

【消渴小便不利淋病脉证并治第十三】

1.《脉经》“吐蛔”无“蛔”。《注解伤寒论》辨厥阴病篇,“冲心”作“撞心”,“即”作“则”,“不肯止”作“利不止”。

2.《脉经》“劳则荣气竭”作“迟则荣气竭”,“而大坚”作“而紧”,“溲数即坚”作“溲数则紧”,“坚数相搏”作“紧数相搏”。

4.《注解伤寒论》卷三,“脉浮”前有“太阳病,发汗后,大汗出,胃中干,烦躁不得眠,欲得饮水者,少少与饮之,令胃气和则愈。若”三十四字,“渴者”后有“与”字,无“宜利小便,发汗”六字。

5.《注解伤寒论》“渴欲”上有“中风发热,六七日不解而烦,有表里证”十五字。

6.《注解伤寒论》卷四,“文蛤五两”后有“味咸寒”三字,无“杵”字,“散”后作“以沸汤和一钱匕服,汤用五合”。

7.《脉经》本条上有“师曰:热在下焦,则尿血,亦令人淋闭不通”十六字为冒。

8.《脉经》本条后有“少阴脉数,妇人则阴中生疮,男子则气淋”十六字为尾。

9.《金鉴》无“则”字。

10.《心典》“苦渴”作“若渴”。

11.《二注》“右三味”后有“以水四升,煮减半,去滓,温服七合,日三服”。《心典》“右三味”后有“先将茯苓、白术煎成,入戎盐再煎,分温三服”。《金鉴》作“上三味,以水五升,煮取三升,分温三服”。

【水气病脉证并治第十四】

1.《脉经》“恶风”上有“其人”二字,“身”下有“体”字。《千金》卷二十一,“不渴”上有“不满”二字,“头面肿”之“肿”上有“并”字,“胕”作“浮”。

2.《金鉴》按曰:“‘身体洪肿’之‘洪’字,当是‘浮’字。‘此为黄汗’四字,当是衍文。”

3.《脉经》《千金》无“蚕”字。《心典》作“窠上微肿”,作“如蚕新卧起状”。

4.《心典》“酸”作“痠”,“脾胀”作“肺胀”。

5.《脉经》“黄肿”作“洪肿”,“此亡”无“此”字。《脉经》注云:“一云皮水其脉沉,头面浮肿,小便不利,故令病水,假如小便自利,亡津液,故令渴也。”《金鉴》按曰:“‘越婢加术汤主之’七字,当在后‘太阳病,脉浮而紧条内,发汗即愈’之下,文义始属。必是错简在此。观其里有水之文,”岂有用越婢加术汤发表之药,自可知也。

7.《脉经》在“消谷”下注曰:“一作消渴”。

8.《脉经》“则热”“则潜”无“则”字,“即热”“即止”无“即”字。

9.《脉经》“即恶寒”之“即”作“卫气不行,则”五字。

10.《脉经》“脉得”上有“师曰”二字,“沉”下有“者”字。

12.《脉经》“因肿”作“阴肿”。《辑义》云:“‘因肿’,据答语云当病水,作‘阴肿’为是。”

13.《脉经》“其人阴肿”作“其阴大肿”。《千金》“其身重”作“其人身体重”,“阴肿”作“阴大肿”。

14.《脉经》“腹痛”作“腹中痛”,多“中”字。

15.《千金》“身”下有“体”字,“肿”下有“而”字。

17.《脉经》“面反瘦”作“面皮瘦”,注曰:“一云大便反坚”。

19.《脉经》注曰:“一云水分”。《脉经》卷九平妊娠胎动血分水分吐下腹痛证第二,“身肿”作“身体肿”。

20.《脉经》卷九,此条《脉经》分为两段,“此病难治”前为一段,“先病水”后为第二段。“病有血分水分何也?”作“病有血分何谓也?”“先病水”上有“问曰:病有水分何谓也?师曰”。“其经自下”作“其经自当下也”。《医统正脉》本缺此条。《心典》有此条,与本书同,与《脉经》不同。

21.《脉经》“脉之”上有“师”字,“肾气”作“紧气”,“胁下”作“胁上”,“攻击冲气”作“攻击卫气”。《心典》“当微”作“尚微”,“气击”作“气繫”,“后重”作“复重”,“浮咳喘逆”作“咳、喘逆”,无“浮”字,“攻击冲气”作“攻击卫气”。

22.《脉经》条文曰:“风水其脉浮,浮为在表,其人能食,头痛汗出,表无他病,病者言但下重,故从腰以上其和腰以下当肿及阴,难以屈伸,防己黄芪汤主之。”

23.《脉经》“无大热”作“而无大热者”。

24.《脉经》“为”上有“之”字。《外台》卷二十皮水方,“皮水为病,四肢肿”作“皮水如肿”,“聂聂”作“集集”,无“者”字,“防己茯苓汤”作“木防己汤”,“桂枝”作“桂心”。

25.《外台》卷二十,作两条。一曰:“《范汪》皮水,一身面目悉肿,甘草麻黄汤主之。”又一曰:“《古今录验》,皮水,越婢汤加术主之方。”方后注云:“已上三方,并本出仲景《伤寒论》。”

26.《脉经》无“脉沉者”之“脉”字,“宜”作“与”字,“麻黄附子汤”作“附子麻黄汤”。《注解伤寒论》卷六,方名作“麻黄附子甘草汤”,麻黄“三两”作“二两”。

28.《脉经》“之为病”作“之病”,“肿”上有“洪”字,“檗(蘖)”作“蘖”,“脉自沉”上有“其”字,“何从”作“从何”,“从何得之”上有“黄汗之病”。

29.《脉经》"腰髋弛痛"误作"腰宽驰痛"。《心典》无"卧"字,"荣"作"营","必汗出"无"必"字,"饮热"作"啜热"。

30.《脉经》卷八,"阳前""阴前"二字之间均有"气"字。

31.《心典》"旋杯"作"旋盘",无"水饮所作"四字。

32.《脉经》方名作"枳实术汤"。《肘后》治卒心痛方第八,曰:"治心下坚痛,大如椀,边如旋柈,名为气分,饮水所结。方枳实七枚、炙术三两,水一斗,煮取三升,分为三服,当稍软也。"《辑义》按曰:"柈,即盘字。"

附方

《外台》防己黄芪汤 《脉经》方名在后。"为和"在《脉经》中作"其和",误也。"其人"下有"能食"二字。"头"下有"痛"字。"病者"下有"言"字。

【黄疸病脉证并治第十五】

1.《脉经》"寸"上有"师曰"两字。

2.《脉经》"食即为满"作"食即满也","即发"作"则发",女劳疸、酒疸各为别条。

3.《脉经》"头眩"下有"者"字,"小便必难"作"必小便难"。《注解伤寒论》无"者"字,"发"作"微"。

5.《脉经》"靖言了"作"靖言了了"。《外台》"靖言"作"静言"。《金鉴》"靖言"作"谵言",无"了了"二字,"腹"上有"小"字。

6.《脉经》"吐之愈"作"吐之即愈"。

7.《外台》"爪"作"抓",无"虽黑微黄"四字。

8.《脉经》"以病发时"作"以发病时","面黄"作"而黄"。《金鉴》"两热所得"作"两热相得"。

11.《脉经》"黄疸"上有"师曰"两字,"以上"下有"为"字。赵刊本,"剧"作"极"。

12.《脉经》"疸"上有"又曰"二字,"阳部"上有"发于"二字。《千金》"其疸难治""其疸可治"的"疸"字皆作"病"字,"发热也"作"微热",无"也"字。

13.《千金》"大黄二两"作"大黄三两",方后注云:"右三味㕮咀,以水一斗二升煮茵陈,得五升,去滓,内栀子、大黄煎取三升,分服一升,日三,小便当利如皂荚沫状,色正赤,当腹减,黄悉随小便去也。"

14.《脉经》“腹满者难治”作“腹满不可治”。《千金》“黄家”下有“至”字,“膀胱”上有“当”字,“少腹”作“小腹”,“身”作“体”,“腹胀”之间有“胪”字,“如水状”作“而满如欲作水状”,“时溏”下有“泄”字,“此女劳之病”作“此女劳疸”,“硝石矾石散”上有“治女劳疸”四字,无“烧”字,“等分”作“各半两”,“日三服”无“服”字,下有“重衣复取汗”五字,无“是候也”三字。

15.《外台》引仲景《伤寒论》“酒黄疸”作“酒瘅者”。《千金》《外台》栀子作“七枚”,《千金》大黄作“三两”。

16.《千金》“家”作“疸”,“但”作“宜”,黄芪作“五两”。

17.《外台》引仲景《伤寒论》“乱发大如鸡子一枚,方后注云:右二味,内发膏中煎之,发消尽研,绞去膏细滓,分二服,病从小便去也”。

18.《外台》:“右二味和,先食白饮和方寸匕服之,日三。”

19.《外台》引仲景《伤寒论》,“疸”作“家”,“汗出”下有“者”字,“里实”下有“也”字,“当”作“宜”,“之”下无“宜”字,方名作“大黄黄檗皮栀子硝石汤方”。《千金》作“大黄汤方”。《外台》大黄作“四分”。《千金》《外台》“顿服”上皆有“先食”二字。

20.《千金翼》“黄疸”上有“治”字,下无“病”字,“变”作“异”。

《千金》麻黄醇酒汤 《千金》“治伤寒热出表发黄疸,麻黄淳酒汤方”,方后注云“以淳酒五升,煮取一升半,尽服之,温复汗出即愈,冬月寒时用清酒,春月宜用水”。《外台》引仲景《伤寒论》“黄疸,麻黄醇酒汤主之方”,麻黄作“一大把去节”,方后注又云“《古今方》云:伤寒热出表发黄疸,宜汗之则愈”。

【惊悸吐衄下血胸满瘀血病脉证治第十六】

1.《脉经》“即”作“则”。

2.《脉经》“师曰”上有“问曰:病衄连日不止,其脉何类?”十二字,“尺脉浮”作“脉来轻轻在肌肉,尺中自溢”,“未”上有“必”字。《金鉴》“尺”作“夫”。

3.《脉经》“又”作“师”,“衄者”上皆有“发”字。

4.《脉经》“不可”下有“发其”两字,“额上陷”作“额上促急而紧”,无“脉紧急”三字,“直视”下有“而”字。

5.《脉经》“衄”下有“也”字。《心典》“无血色”作“无色”。《巢源》“无寒热”作“时寒时热”,无“脉沉弦者衄”“烦咳者,必吐血”二句。

6.《巢源》“咳逆”作“喘咳”,“脉数”下有“浮大”二字。

9.《脉经》《注解伤寒论》“亡血”下有“家”字,《脉经》“发”作“攻”。

10.《脉经》“但欲”上有“其人”二字,“有瘀血”下有“当出汗不出,内结亦为瘀血”十一字。

11.《心典》“如”下有“有”字。

12.《二注》“洗去腥”无“去”字。

13.《肘后》无方名,又曰“半夏,汤洗去滑干”。《二注》无“等分”二字。《心典》作“各等分”。

14.《外台》“柏叶”作“青柏叶”,干姜作“二两”,方后注“右三味,以水五升,煮取一升,去滓,别绞取新出马通汁一升相和,合煎取一升,绵滤之,温分再服”。

15.《脉经》“先”“后”两字下皆有“见”字。《千金翼》:“凡下血者,先见血后见便,此为远血,宜服黄土汤。”

16.《脉经》“先”“后”两字下皆有“见”字。《千金翼》:“先见便后见血,此为近血,宜服赤小豆当归散。”当归作“三两”,方后注“右二味,捣筛为散,浆服一方寸匕,日三”。

17.《千金》“不足”作“不定”。“右三味”下有“㕮咀”两字,无“顿”字。

【呕吐哕下利病脉证治第十七】

1.《脉经》“脓”下有“者”字。

2.《脉经》无“此属支饮”四字。《千金》“此属饮家”作“小半夏汤主之”。

3.《脉经》“故也”之间有“吐”字,“脉弦者”以下另作别条。《千金翼》无“问曰”“何也”“师曰”,“以发”之间有“医”字,无“令”字,“脉乃数”作“脉则为数”。

5.《千金》“脉紧”上有“趺阳”二字。《辑义》“涩则伤脾”作“虚则伤脾”。

7.《玉函》“视”作“问”。

8.《注解伤寒论》“茱萸”上有“吴”字,“水五升”作“水七升”,“取三升”作“取二升”,“二升”下有“去滓”两字。《千金翼》“日三服”下有“得汤反剧者,属上焦也”九字。

9.《千金翼》“头痛”上有“而复”二字,下无“者”字,“茱”上有

“吴”字。

11. 赵刊本、《注解伤寒论》芍药作“二两”。明刊本芍药作“三两”,半夏作“半斤”,生姜作“四两”。《注解伤寒论》生姜作“一两半”。

13.《外台》无“而”字与“解”字,“后”下有“必”字。《千金》猪苓、茯苓、白术各作“三两”。

16.《千金》《外台》半夏作“三升”。《千金》人参作“二两”。《外台》“水”作“泉水”,“余分再服”作“日再服”,下并有“忌羊肉饧”四字。

17.《肘后》“治人胃反不受食,食毕辄吐出方”。《肘后》《千金》《外台》甘草皆作“二两”。《千金》“味下”有“㕮咀”两字。《肘后》“分温”作“分为”。

18.《外台》“甘草(炙)一两”,“桂枝”作“桂心”用“三两”,生姜作“三两”,“煮取三升”作“煮小麦三升,取五升”,“内泽泻”作“去滓,内茯苓等”,无“温”字,“日三服”作“日再”。

20.《千金》“右二味㕮咀,以浆水一升半,煮取七合,顿服之,日三”。

21.《外台》“胸中”作“胸内”,“哕”下无“彻”字,“无奈”作“彻无聊赖”,“生姜半夏汤”作“生姜汁半夏汤”,“煮半夏取二升”作“煎半夏取一升”,“小冷分四服”作“绵漉小冷,分二服”,“日”下作“一日一夜服令尽,呕哕一服得止者,停后服,禁羊肉饧”。

22.《千金》“厥者”之间有“冷”字,“味”下有“㕮咀”两字,“温服一升,下咽即愈”作“分三服不止,更合服之”。

24.《脉经》“利”上有“下”字。

25.《脉经》“脉大”上有“其”字。

26.《脉经》无“冷”字,“无脉者”无“者”字。

27.《脉经》“而渴”作“其人渴”。《千金翼》无“今”字。

28.《千金》《千金翼》“有”作“若”,“微热汗出”作“微发热,汗自出者”,无“今”字,“脉紧”之间有“复”字。

29.《千金》“渴”作“浮”。《千金翼》“脉”下有“反”字。

32.《脉经》无“者”字。

33.《脉经》“胀满”下有“脏寒者,当温之”六字。

34.《脉经》《千金翼》“病人”作“其人”,无“必”字。

35.《千金翼》“厥”下无“冷”字,“生”下无“脉”字。

36.《千金翼》无“胀”“者”二字。《注解伤寒论》“稀”上有“热”字，“淋漓”下有“病必不除”。

37.《脉经》:“下利后，脉三部皆平，按其心下坚者，可下之。”

38.《脉经》“急”作“当”。

40.《脉经》:“下利差，至其年月日时复发，此为病不尽，当复下之。”

41.《脉经》“利”下有“而”字，“有”上有“为”字，“也”下有“宜下之”三字，无“小承气汤主之”。《千金翼》无“者”字。

42.《注解伤寒论》“剉”作“全用”，“温”下有“服”。

43.《千金翼》无“者”字，“愈”作“差”，“更服”下有“忌猪肉冷水”。

44.《注解伤寒论》“枚”下有“擘”字，“分”下有“为”，“得吐则止”作“得吐者，止后服”。

45.《千金翼》无“者”字。《注解伤寒论》“生用”下有“去皮，破八片”五字，“再服”下有“其脉即出者愈”。

46.《本草图经》“肺痈”二字，作“者”一字。

【疮痈肠痈浸淫病脉证并治第十八】

1.《千金》无“应”字，“洒淅恶寒”作“洗洗恶寒”，“当发其痈”作“当结为痈”。《注解伤寒论》无“反”字，“痛处”下有“饮食如常者”五字，“当发其痈”作“畜积有脓也”。

2.《脉经》“有脓”下有“与”字。

4.《脉经》无“痞”字，“即痛如淋”作“则痛”，“小便自调”作“小便数如淋”。《千金》牡丹作“三两”，瓜子作“一升”，芒硝作“二两”，方后注:“右五味㕮咀，以水五升，煮取一升，顿服之，当下脓血”。《心典》“瓜子”作“冬瓜仁”。

5.《脉经》无“浮”字，“若汗出”作“若从出”，“斧”作“器”。《心典》“不汗”下有“出”字。

【趺蹶手指臂肿转筋阴狐疝蛔虫病脉证治第十九】

1.《金鉴》“趺”作“跌”。

2.《二注》“此”作“其”。

3.《千金翼》“鸡屎白末，以水六合，煮取汤，服方寸匕”。

7、8.《二注》“令”作“今”，“闻”下无“食”字。《金鉴》“此”应作“非”。《注解伤寒论》“川椒去汗”作“蜀椒去子”，“臭等食”作“臭食等”。

【妇人妊娠病脉证并治第二十】

1.《脉经》"名妊娠"作"名为躯","当有此证"作"当有娠","则绝之"下有"方在伤寒中"五字。

2.《脉经》"妇人妊娠,经断三月而得漏下,下血四十日不止,胎欲动在于脐上,此为妊娠","六月动者"以下文句相同。《二注》"衃也"作"不血也"。

3.《脉经》"其胎愈胀"作"其胎踰腹","腹痛恶寒者,少腹如扇"作"腹痛恶寒,寒者小腹如扇之状"。

4.《脉经》"半产"作"半生","胞阻"作"胞漏"。

5.《二注》"怀娠"作"怀妊"。

7.《脉经》"妊"上有"妇人"两字。

8.《脉经》"妊"上有"妇人"两字,"洒淅"作"洒洒"。

9.《脉经》"主之"下有"即易产,无疾苦"六字。

10.《外台》白术、芎䓖各作"四分",牡蛎作"二分","杵为散"作"捣为筛","日三服,夜一服"无"服"字,"心烦吐痛"作"吐唾","大"下无"者"字,"服之后"无"后"字,"更"上有"复"字,"以"上有"亦"字,"已后"下有"其人若"三字,"愈"下有"尽"字,"勿置"下有"忌桃李雀肉等"六字。

11.《玉函》"伤胎"作"伤寒","关元"作"小肠之募","小便微利"无"微"字。

【妇人产后病脉证治第二十一】

1.《脉经》"新产"下有"亡"字。

3.《脉经》"日"下有"而"字,"此为胃实"作"此为胃热气实",无"大"字,"主之"下有"方在《伤寒》中"五字。

4.《脉经》"产后"上有"妇人"二字,"当归"上有"可与"两字,无"主之,并治腹中寒疝,虚劳不足"十二字。

6.《脉经》"腹痛"下有"烦满不得卧"五字,无"以"字及"主之"两字,"宜"作"与",无"亦主经水不利"六字。

7.《脉经》从"不大便"以下的文句为"不大便四五日,趺阳脉微实,再倍其人发热,日晡所烦躁者,不能食,谵语利之则愈,宜承气汤。以热在里,结在膀胱也,方在《伤寒》中。"

8.《脉经》"产后风"作"产得风","心下闷"作"心下坚","阳旦证”以下的文句为“阳旦证续在,可与阳旦,方在《伤寒》中,桂枝是也。”

9.《千金翼》“喘而”作“喘气”。

10.《脉经》“乳”作“产”。

11.《脉经》作“妇人热利重下,新产虚极”。《千金翼》“虚极”上有“兼”字。

《千金》三物黄芩汤 “草蓐”无“草”字,“蓐”下无“自发露”,“四”上有“盖”字,“烦热”下接“皆自发露所为”六字,“头痛者”作“若头痛”,“烦者”作“烦热”,“此汤主之”作“与三物黄芩汤”。方后注:“右㕮咀,以水八升,煮取二升,去滓,适寒热,服一升,日三服,多吐下虫。”

《千金》内补当归建中汤 “刺”作“疞”,“少腹”作“小腹”,“摩痛引腰背”无“摩”字,“食饮”作“饮食”,“强壮宜”作“丁壮方”,“桂枝”作“桂心”,生姜作“六两”,大枣作“十枚”,“味”下有“㕮咀”两字,“三升”下有“去滓”两字,“加饴糖”作“内饴糖”,“暖令”无“暖”字,“若无生姜,以干姜代之”接在“饴消”之下,“去血”之上有“其人”两字,“衄”作“竭”,“味”作“种”,“八味”下有“去滓”两字。

【妇人杂病脉证并治第二十二】

1.《注解伤寒论》“续来”作“续得”,“经水适断”下有“者”字。

2.《脉经》“明了”作“了了”,“状”下无“者”,“无犯”上无“治之”,“及”作“若”,“必”下有“当”字。

3.《脉经》“得”下有“之”字,“凉”下无“和”字,“胸胁满”作“胸膈下满”,“谵”上有“其人”两字,“室”下无“也”字,“随其”下有“虚”字。《注解伤寒论》“满”上有“下”字。

4.《脉经》“下血”下有“而”字,“语”下无“者”字,“泻”作“写”,“愈”上有“则”字。《注解伤寒论》无“当”字。

5.《脉经》“脔”作“腐状”二字。《千金》“干苏叶”无“干”字,“味”下有“㕮咀”两字,无“温”字,“一”下无“服”,下有“不差,顿服”四字。

6.《脉经》“躁”作“燥”,无“伸”字。《心典》“温分”作“分温”。

7.《千金》:“治妇人霍乱呕逆,吐涎沫,医反下之,心下即痞,当先治其涎沫,可服小青龙汤,涎沫止,次治其痞,可服甘草泻心汤方。”

8.《二注》“未”作“来”。

9.《脉经》“暮即”作“暮则”,“里急”下有“痛”字,“掌”下无“烦”字,“少腹”下有“中”字,“当以”作“当与”。《心典》“取”作“治”。

10.《本草纲目》土瓜条引此,“一月”上有“或”字。《金鉴》曰:“再”字当是“不”字。

13.《脉经》“如敦状”作“如敦敦状”,“俱结在血室也”作“并结在血室”。

19.《脉经》“师曰”以下的文句为“得病转胞不得溺也,何以故?师曰:此人故肌盛,头举身满,今反羸瘦,头举中空感一作减,胞系了戾,故致此病,但利小便则愈,宜服肾气丸,以中有茯苓故也”。

20.《脉经》:“妇人阴寒,温中坐药,蛇床子散主之。”

21.《脉经》“即”作“则”,“阴中蚀疮烂者,狼牙汤洗之”另作一条。

22.《脉经》“胃气”上有“师曰”两字,“阴吹”无“阴”字,“导”上无“煎”字。

【杂疗方第二十三】

2.“诃梨勒”下,赵刊本有“煨”字。

3.《千金翼》:“右叁味等分,先捣大黄干姜下筛,研巴豆如脂,内散中合捣一千杵,即用之。蜜和为丸亦佳,蜜器贮之勿令歇。主心腹暴病,若中恶客忤,心腹胀满刺痛,口噤气急,停尸卒死者,以水若酒服大豆许三四枚,捧头起令得下喉,须臾不差,更服三枚,腹中转鸣得吐利,即差。”《金鉴》“莫令歇”作“莫令泄气”。

4.《千金翼》有“人参一两”,“服”下有“三”字。

5.《千金翼》“活卒魇死方,捣韭汁灌鼻孔中,剧者灌两耳。注:张仲景云灌口中”。

又方:《肘后》“雄鸡冠割取血”作“割丹雄鸡冠血”,“鸡肝”作“鸡冠”。

6.《肘后》无“以”字。

7.《肘后》“骑”作“牵”,“灌”下有“之”字,“荚”下无“末”字。《千金》“吹皂荚末鼻中”作“末皂荚,吹鼻中”,无“立效”两字。

8.《肘后》“张口反折”作“张目及舌”。《千金》“巴豆者”下有“良”字。

9.《肘后》“牛洞”下无“稀粪也”三字,“口中”下有“洞者稀粪也”五字。《千金》《外台》“洗之”作“洗足”。

10.《肘后》“救”上有“若”字，“方”作“者”，“狗屎”作“马矢”，“灌”作“吞”。

11.《肘后》冠以“张仲景云”四字，“蹶”上有“一”字，“舌下”下有“又云扁鹊法治楚王效”九字。《千金》“内”作“纳”。

又方：《肘后》无“取”字，“方”下有“二”字，“酒和”作“以酒”，“起”下有“也”字。《千金》无“剔”字。

12. 又方：《肘后》乌梅作“二十个”，吴茱萸作“半斤”，“取”作“得”，“去滓分饮之”作“与饮之”。《外台》“水一斗”作“劳水一升”。

13.《外台》“救”作“仲景云”三字，“忿气”作“阴气”，“可治”作“可疗”，“可治之方”作“犹可活”，“数动”作“微动”，“须臾”作“须令”，“桂汤”作“桂心汤”，“及稍止”作“乃稍止”，“若向”作“兼令”，“两人”下有“各”字，“罙”作“弥”，“此法”无“法”字，“无不活也”作“无不活者，并皆疗之”。

14.《外台》“屈草带”作“屈革带”，“屈”上有“以”字，“两”作“四”，“溺”作“尿”，“热泥和屈草”作“泥土屈草”，“按及”作“若脱”，“暍人”下有“脐上”两字，“须”作“不”，“流去”下有“而已”两字，“卒”作“急”，“当令”下有“人”字，“其中”下有“仲景云”三字，“若”下有“有”字，“与之”下有“仲景云”三字，“不可”作“不用”，“泥土”作“土泥”。

15.《外台》引《小品》云：“疗溺死若身尚暖者方”。

【禽兽鱼虫禁忌并治第二十四】

13.《肘后》：“鸟兽自死，口不开者，不可食。”

20.《肘后》“犬”作“人”，“韭”作“薤”，“韭汁”下有“二三升，各连取以少水和之”十一字。

21.《肘后》：“此是郁脯煮大豆一沸，饮汁数升即解，兼解诸肉漏毒。”

25.《外台》“酸”作“骏”。

28.《千金》：“黄帝云：白马玄头，食其脑，令人癫。”

29.《千金》：“白马青蹄，肉不可食。”

33.《肘后》：“食马肝中毒，取牡鼠屎二七枚，两头尖者是，水和饮之，未解者更作。”《千金》：“治生食马肝毒杀人方。”

又方：《外台》“方寸”作“一钱”，“服之佳”作“立差”。

34.《千金》：“治食马肉血洞下欲死方。豉二百粒，杏人二十枚。右二味吹咀，蒸之五升，米下，饭熟捣之，再服令尽。”

又方:《千金》“饮之良”作“饮以浴即解”。

42.《肘后》“草”下有“饮汁一二升”,无“饮之即解”。

53.《外台》:“麋脂不可合梅李食。”

60.《外台》:“兔肉不可杂獭肉鸡心食。”

62.《外台》:“鸟兽自死,口不开,翼不合,不可食。”

64.《外台》作“鸡有六翮不可食”,无“四距者”“之”四字。

70.《金鉴》“雀肉”下有“饮酒”两字。

82.《外台》“合”下有“白”字。

84.《外台》:“鳀鱼不可合鹿肉食之。”

87.《外台》:“龟肉不可合瓜及饮酒。”

88.《肘后》无“陷”字。《外台》“又”作“鳖”,“有”下有“如”字,无“形者”两字。《金鉴》“及厌”作“及腹”。

89.《肘后》“其”作“鳖”。

93.《金鉴》“鲙食之,在心胸间不化,吐复不出”作“脍食在胃不化,吐不出”。

94.《外台》:“疗食鲙过多,冷不消,不疗必成虫瘕方。马鞭草捣,绞取汁,饮一升即消去,亦宜服诸吐药吐之。”

95.《千金》:“治食鱼中毒,面肿烦乱者。”又“浓煎汁服之,即解”作“煮橘皮停极冷饮之,立验”。

98.《肘后》“三升”下作“以子汁饮之,亦治凡蟹未经霜多毒”。

99.《外台》“者”作“煮”。

【果实菜谷禁忌并治第二十五】

4.《金鉴》“病淋沥寒热”作“寒热淋沥病”。

5.《金鉴》:“一云:杀人。”

10.《千金》:“金疮产妇勿食,令人萎困寒中。”

13.《千金》:“动痰饮,令人恶心吐水吐食。”

14.《千金》“生枣”下有“味甘辛”三字,“寒”上有“若”字。

15.《千金》:“治食野菜马肝肉诸脯肉毒方。”“猪骨烧灰”作“烧猪骨末之”,“匕”下有“日三服”。

18.《金鉴》“柱”作“树”,“哭”作“笑”。

20.《肘后》:“蜀椒闭口者有毒,戟人咽,气便欲绝,又令人吐白沫。多饮桂汁,若冷水一二升,及多食大蒜,即便愈。慎不可饮热,杀人,比见在中椒毒，含蒜及荠苨，差。”

25.《千金》“勿食韭”下有“损人滋味”。

26.《千金》冠以“黄帝云”三字，“一切生菜”作“一切菜”。

27.《千金》“气”下有“起伏气”三字。

28.《千金》“神”下有“损寿”两字。

29.《千金》“伤心脉”作“伤血脉”。

30.《千金》：“十月、十一月、十二月勿食生薤。”

31.《千金》：“四季之月，土王时勿食生葵菜，令人饮食不化，发宿病。”

32.《千金》：“时病差后未健，食生青菜者，手足必青肿。”

34.《千金》无“生”字，“光”下有“泽”字，“目涩”下无“痛”字，“腰疼，或发心疟，疟发时”作“又疟发心痛，腰疼，或致心疟发时”，“委”作“痿”。

39.《千金》：“生葱共鸡犬肉食，令人谷道终身流血。”

43.《千金》冠以“黄帝云”三字，“病”作“疾”。

45.《千金》冠以“黄帝云”三字，无“内”字。

46.《千金》：“黄帝云：不可共酪食，必作虫。”

51.《千金》“动病”作“动宿冷”。

54.《金鉴》“咳”作“核”。

58.《千金》：“㕮咀，以水六升，煮取三升，冷如人体，服五合，日三夜二，凡煮荠苨惟令浓佳。”

60.《肘后》“手背腹满”作“手青肚满”，“各”作“作”，下无“治之方”三字，“硬糖二三升”作“服硬糖三二升”，无“右一味”“服之”，“三五枚”作“三二个”，“差”上有“便”字。

61.《肘后》“黎”作“黍”。

64.《千金》“啖”作“食”。

65.《千金》“作癖”作“多力健行”。

68.《千金》无“人”字，“肺”下有“喜咳，令人色肤黑，损筋力”十字。

79.《千金》“已”作“竟”，“吐”下有“或成霍乱”。

方剂索引